シンプルでわかりやすい

薬歴・指導記録の書き方

改訂2版

明石医療センター 薬剤科
寺沢匡史 編著

南山堂

執筆者一覧

寺 沢 匡 史　　明石医療センター 薬剤科

吉 田 敏 人　　明石医療センター 薬剤科

中 村 有 理　　淀川キリスト教病院 薬剤部

三 沖 大 介　　神戸市立医療センター中央市民病院 薬剤部

岩 崎 克 也　　明石医療センター 薬剤科

中 尾 佳 那 子　　明石医療センター 薬剤科

山 村 真 依 子　　明石医療センター 薬剤科

改訂2版の序

　2019年11月に初版が出版され，3年が経過しました．この3年間はまさにコロナ禍で生活スタイルが大きく変わった3年間であったと思います．行動制限等の生活スタイルの変化だけでなく，薬剤師の業務も感染対策に留意した患者対応，ワクチンや治療薬への対応など多くの変化があったと思います．また，研修会や学会などもオンラインとなり，薬剤師が勉強する形も大きく変化しました．そのような中で本書をみなさんに手に取って読んでいただけるのか大きな不安がありました．しかし，不安とは逆に多くの方に読んでいただくことができ，このたび改訂2版を出版することになりました．

　本書を読んでいただいた方からは日々の業務に使用できる誰もがすぐに使える内容であるとご意見をいただき，身近に感じてもらえたところがよかったのではないかと思っています．そのため改訂2版も基本的なコンセプトや内容は変えずに症例を中心に変更して違う切り口で薬歴・指導記録を記載するコツを紹介する内容となっています．

　前述のように，研修会などがオンラインとなり，個人的には旧知の仲間に会えないので物足りなさを感じています．しかし，これまでなかなか遠方の研修会などに参加できなかった薬剤師や，時間の都合で参加が難しい薬剤師からは，参加しやすくなったと肯定的な意見も多く出ているようです．研修会などに簡単に参加しやすくなったという観点からはよかった一面もあるとあらためて感じました．また，薬学専門書を販売している書店は身近にあまりありませんが，インターネットでの買い物が一般的になり専門書の購入も身近になったと感じています．

　本書のコンセプトとしては「みんながすぐに使えて，身近に感じてもらえる」ものをお届けできればと思い執筆しました．本書の症例はその分野で特に専門に関わっている薬剤師ではなく，病棟の一担当者として業務を行っている薬剤師が執筆しています．その症例に精通した専門的な知識をもっている方からすれば少し物足りない内容と感じられる点もあるかと思います．日々薬剤師が業務を行うにあたっては新人も含め，どのような症例に遭遇するかはわかりません．そのような中で各著者の薬剤師がどのように関わり，どのように記録を書いたのかということを共有していただき，読者のみなさんと一緒に症例や記録を考えることができればと思っています．

　記録の記載に関する考え方はさまざまであり，ルールや理論に縛られる必要はないと思います．本書の中でみなさんがよいと思った点をアレンジして使っていただければ幸いです．

　私は記録を記載する上で最も重要なことは読む人に伝わることだと思っています．記録は「簡潔でわかりやすく，ほかの人に伝わる」ことを意識して記載し，みなさんが業務の中で記載した記録が他職種への情報となり，何らかの形で患者の薬物治療に貢献することができればと願っています．

　2023年1月

明石医療センター　薬剤科長　寺沢 匡史

初版の序

　薬剤師の役割が臨床業務にシフトしていく中で，さまざまな専門分野の薬学や医学の書籍はありますが，薬剤師の薬歴・指導記録に関する書籍は少ないような気がします．薬歴・指導記録に関しては大学で少し習うだけで，働いてからは教えてもらっていないという声もよく聞きます．新人，若手，中堅，ベテランを問わず指導記録の記載に悩んでいるという方はたくさんおられるかと思います．そこで2017年1月から2018年12月まで雑誌「薬局」で「薬立つブレイクスルー！メディカル・レコード書き方講座」として病院薬剤師が記載する「記録」について記載するためのコツや記載例について連載をさせていただきました．連載では若手薬剤師目線で症例に介入し，指導記録を記載した事例を紹介し，指導記録が身近でそんなにも難しくなく，誰でも簡単に記載できるものだと感じていただければと思い，執筆してきました．

　本書は連載の内容を整理し直し，POSやSOAPの基礎をはじめ，病院薬剤師がさまざまな場面で記録を記載するためのコツと現場の薬剤師の記録に関する悩みや疑問点をまとめたものです．本書で紹介する記録の記載のコツや症例への関わりはあくまでも一例であり，100点満点の模範解答ではありません．

　薬剤師は「記録はほかの人に見てもらうもの」という意識が低いような気がします．その一方でほかの人はどのような指導記録を書いているのか気になっている方も多いのではないでしょうか．本書で紹介している記録は読者のみなさまと同じく臨床業務を悩みながら日々取り組んでいる薬剤師が記載したもので，決して手の届かないような特別な記録ではありません．どのように記載しようか悩んだとき，ほかの人ならどのように書くのだろうというときに本書が参考になれば幸いです．

　記録はPOSやSOAPの理論やルールにこだわり，記載するのに悩むなど振り回されてはいけません．逆にPOSやSOAPは「ツール」として自分の使いやすいようにアレンジして使うことをお勧めします．本書で紹介した内容をすべてそのとおりにするのではなく，読者のみなさま自身がよいと思ったところや自分で使えそうなところを参考にしていただければと思います．

　記録で最も重要なことは人に伝わることです．記録は「簡潔でわかりやすく，ほかの人に伝わる」ことを意識して記載し，薬剤師の記録が他職種への情報となることで，何らかの形で患者の治療に貢献することができればと願っています．

2019年10月

明石医療センター 薬剤科　寺沢 匡史

目　次

本書を読む前に

薬剤師の診療録メディカル・レコードとは

　薬剤師にとっては「診療録」は「指導記録」という感覚が強いのではないでしょうか？「診療録」はイコール「指導記録」なのでしょうか？

　診療録は医療に関してその診療経過などを記録したものです．つまり，「診療録＝指導記録」というわけではありません．薬剤師は指導記録，特に薬剤管理指導業務や病棟薬剤業務のような診療報酬の算定に必要な記録を記載することが薬剤師の診療録だと思ってしまっているような気がします．しかし，医療に関しての診療経過などを記録したものが診療録ということなので指導記録はあくまでもその一部にすぎません．

薬剤師が診療録を記載するのはどのようなときか

　指導内容（薬剤管理指導や外来指導など）の記録時は当然のこととして，それ以外の場面でも患者に関わったときに記録を記載することで「薬剤師の関わり」を他職種に伝え，情報共有することが必要です．具体的には下記のようなさまざまな場面があります．

- ・疑義照会を行ったとき
- ・TDM を行ったとき
- ・持参薬鑑別を行い，医師の処方計画を確認したとき
- ・病棟薬剤業務の中でカルテで処方内容を確認したとき（患者との直接の面談はなし）
- ・DI 業務や病棟，調剤室で医師や看護師から質問を受けたとき
- ・外来の患者と何らかの関わりがあったとき

など，個別の患者に対して何らかの関わりをもったときに薬剤師が「何をしたのか」「どう関わったのか」を記録したものが診療録となります．

　指導料の算定の有無に関係なく，薬剤師の患者への直接的な関わりだけでなく薬物治療の経過などを記録に残していくことが本当の意味での診療録の記載ということになります．本書では薬剤師の記載するさまざまな場面での診療録について，さまざまな薬剤師が記載した実例を紹介していきたいと思います．患者背景と薬剤師と患者の会話から記録の記載例を紹介しますので，みなさんも一緒に自分ならどのような記録を書くのかを考えていただければと思います．

第1章
記録の書き方
〜 POS と SOAP の基礎 〜

記録は何のために書くのか

　診療録とは患者の治療の経過を記載しているもので，医療を行う上でなくてはならないものです．薬剤師の記録，例えば薬剤管理指導記録などの記載は診療報酬を算定するためだけに記載するのでしょうか．そんなことではいけません．法律的にも2014年に薬剤師法第25条が改正され，「情報提供義務」は「情報提供および指導義務」へと変更になりました．その指導記録に関しても外来・入院を問わず診療録に添付することが望ましいとされています．つまり，診療報酬の算定に関係なく薬剤師の指導内容（患者への関わり）は 何らかの形で診療録に残すことが求められています．

薬剤師の記録のあるべき姿

　みなさんが病棟業務などで患者に関わる前は必ず，カルテで医師や看護師の記録をみて，情報収集をしてから患者を訪問すると思います．カルテに記載されている診療記録はさまざまな医療従事者の情報源となります．つまり，薬剤師の記載する記録も他職種の情報源にならないといけないということです．そのためにはわかりやすく簡潔に記載し，他職種にみてもらえる記録を記載しなければいけません．また，診療報酬を算定するときにだけ記載するのではなく，患者に何らかの指導や介入を行ったとき，薬剤師としての関わりを足跡としてしっかりと記録に残していくことが必要です．

1 臨床薬剤業務とPOS

　本書のテーマは「記録」ですが，良い記録を書く前にまずは患者への介入や指導を行わなければ何も記載できません．まずは薬剤師が患者にどのように介入し，どのように指導することが求められているのかを考えたいと思います．

● 求められる薬剤師とは

　昨今，臨床薬剤業務とか臨床薬剤師という言葉がよく使われますが，臨床薬剤業務とは何をすることなのでしょうか．臨床薬剤師と病棟薬剤師は何が違うのでしょうか．
　辞書で調べると「臨床医」という言葉には，以下のような説明がされています．

> 【臨床医】患者に接して診察・治療をする医師（入院，外来関係ない）

　臨床薬剤業務は一般的には医師と協働し有効で安全な薬物療法を支えて，患者の健康とQOL（quality of life，生活の質）の向上につながる業務であり，病棟業務だけではなく，患者の薬物療法に直接的または間接的に薬剤師が貢献していくこと，それが臨床薬剤業務ではないかと思います．
　そこから考えると，

> 【臨床薬剤師】患者の薬物治療に介入（貢献）する薬剤師（入院，外来関係ない）

ということになるのではないでしょうか．

● 薬物治療への貢献とは

　臨床薬剤業務は薬物治療への貢献だということは理解できたと思いますが，では何をすることが薬物治療への貢献なのでしょうか？　患者への介入とは服薬指導（薬の説明）をするだけでよいのでしょうか？
　いまだに薬剤管理指導業務のことを服薬指導と思われている方もあるようですが，薬剤管理指導業務は，「患者QOLの改善を目的とし，そのために責任をもって直接患者に薬物療法に関するケアを提供する」ことです．薬剤管理指導業務の位置づけに関しては日本病院薬剤師会の「薬剤師の病棟業務の進め方」にまとめられていますのでご参照ください．薬剤管理指導業務は診療報酬においても算定が認められている代表的な臨床薬剤業務であ

り，薬物治療への貢献が求められていることが理解できると思います.

　現在はインターネットや書籍，薬の説明書など薬の情報はさまざまなところから得ることができます．患者によっては自分の服用薬についてはかなり調べており，副作用など薬剤師より細かいところまで調べていることがあります．そこから考えても「服薬指導」だけでは十分でないことがよくわかると思います．薬剤師の病棟業務の中で「服薬指導」はほんの一部にすぎません.

　そのようなことから考えていくと

> 薬剤管理指導業務などの臨床薬剤業務≠服薬指導
> 薬剤管理指導業務などの臨床薬剤業務≒薬物治療への貢献

ということが理解できると思います.

　つまり，薬剤師はただ薬の説明をするだけではなく，

> 「問題意識をもった患者への介入」

が求められているということです．そのためにはPOSという考え方が非常に有用となります.

POS（problem oriented system）とは何か

　ご存知の方も多いと思いますが，ここでPOSとは何か確認しておきたいと思います[1]．POSとは，「患者の問題点に焦点をあて，患者中心の全人的ケアを医師，看護師，薬剤師が一体化し，ほかの医療従事者と共に患者とその家族の問題点をみつけ，それを解決するために行動化することを重要視する考え方」です.

　これをみると少し難しそうだと敬遠してしまう方もいるかと思いますので，もう少し簡単に表現したいと思います.

> POS（problem oriented system）➡問題志向型システム[2]
> ・Problem：患者の問題点を（患者が困ったり，苦しんだりしていること）
> ・Oriented：患者の気持ちになって（立場に立って）
> ・System：取り組む（考える）システム

　このように表現すれば少し身近に感じていただけるのではないでしょうか？ つまり，患者の問題点（プロブレム）を明確にし，その問題点を解決していくという考え方です.

　例えば，患者が痛がっていれば，痛みを軽減させるためにはどうすればよいか考え，医師に痛み止めの提案などを行いますよね．それで患者の痛みが軽減すれば，問題は解決し，患者は薬剤師に相談してよかったと信頼にもつながります.

　現在，さまざまな医療従事者がSOAPで記録を記載することが主流となっており，多く

の薬剤師も SOAP で記録を記載しています（SOAP に関しては第1章2「指導記録と SOAP」（p.10）で紹介します）.

　そこで，たまにみられるのは，"POS = SOAP" という勘違いです．SOAP で記録を書いていてもそれは POS をやっているわけではありません．このような勘違いをされている方も多くおられるようです．正しくは "POS ≠ SOAP" です．これだけは間違えないように意識しておきましょう.

▶ POS の構成

　POS は，①情報の収集，②問題の明確化，③初期計画，④実施・経過記録，⑤監査・修正のサイクルで構成されています．これを聞くと「POS って何だか難しそう」と思ってしまうかもしれません．しかし，普段の病棟業務にあてはめてみると，実はみなさんはすでに POS を実行しているのです.

> ①情報の収集
> 　当然ながら患者を訪問する前にカルテで情報収集をします．また他職種や患者から直接情報収集することもあります.
> ②問題の明確化
> 　「痛みが強そうだな」「コンプライアンスが悪そうだな」というような感じで問題点を挙げていると思います.
> ③初期計画
> 　問題点は解決しないといけません．「鎮痛薬は変更した方がいいだろう」とか「入院中の薬は看護師さんに管理してもらおう」など，問題解決に向けた計画を考えると思います.
> ④実施・経過記録
> 　その計画を実施し，記録します.
> ⑤監査・修正
> 　その指導の監査や修正まではやってないよと言われるかもしれませんが，薬剤部に戻ってから同僚や先輩・後輩と病棟での出来事を話したり，相談したりしますよね．それを次回以降の指導に活かすことが監査・修正にあたります.

　このように考えると POS のサイクルはみなさんがすでに普段から行っていることなのです．この POS のサイクルは病棟業務だけでなく，旅行の計画，料理を作るとき，飲み会の企画など日常のいろいろな場面で自然に使っているのではないでしょうか？ これでご理解いただけたと思いますが，POS はあくまでも概念です．記録を書くことではありません．また，みなさんがすでに自然に行っていることが POS なのです．新たに勉強したり，

覚えたりすることは何もありません.

このあと POS を構成している①情報の収集, ②問題の明確化, ③初期計画, ④実施・経過記録, ⑤監査・修正について1つずつ事例を交えながら紹介していきたいと思います.

● POS を用いた記録の書き方の基本

現在はさまざまな職種が POS の考え方や SOAP を用いた診療記録を記載しています. 指導記録は下記のように見出しとして問題点を明確にし, その後に SOAP を記載しています.

> **#** (問題点)：・・・・
> **S**：・・・・・・・・
> **O**：・・・・・・・・
> **A**：・・・・・・・・
> **P**：・・・・・・・

電子カルテの記録や薬剤師の指導記録を記載するシステムはこのような形式のフォーマットになっています. 具体的には次のようになります.

> **#1**：術後の疼痛コントロール
> **S**：痛みはましにはなってきたけど, まだ痛い時もあります.
> **O**：ロキソプロフェンナトリウム水和物錠 60mg 頓用 10 回分
> **A**：疼痛は落ち着いてきている. ロキソプロフェンの頓用で対応してもらう.
> **P**：ロキソプロフェンは1日3回まで. 空腹時は多めの水で服用することを説明した. 次回, 疼痛とロキソプロフェンの服用状況を確認する.

● 症例

ここまで述べてきたことを踏まえて, 次の症例の薬剤師と患者の会話から SOAP と問題点を考えてみましょう.

> K さん, 72 歳, 男性.
> **身長**：160cm, **体重**：50kg, **BMI**：19.5
> **現病歴**：胃癌, それ以外なし
> **アレルギー歴・副作用歴**：なし
> ▶ **入院経緯と経過**
> 　X−3年 I 病院にて胃癌の手術施行. その後, 再発があり, 化学療法 [TS-1 +

シスプラチン（CDDP）] を数クール実施していた．X 年 Y 月後半より倦怠感，疼痛が強くなり，食事摂取も低下し，体重が 5 kg 減少した．大型連休となりその間は我慢していたが，連休明けの Z 日に I 病院の外来受診し，疼痛コントロール目的で入院となった．

▶ 持参薬

（持参薬は続行指示あり）

ロキソプロフェン 　ナトリウム水和物錠（60mg）	1 回 1 錠	1 日 3 回	毎食後
テプレノンカプセル（50mg）	1 回 1 ｶﾌﾟｾﾙ	1 日 3 回	毎食後
酸化マグネシウム錠（330mg）	1 回 1 錠 自己調整可	1 日 3 回	毎食後

▶ 入院後の処方（X 年 Y 月 Z 日～）

オキシコドン塩酸塩水和物 　徐放錠（5 mg）	1 回 1 錠 7 日分	1 日 2 回	12 時間ごと	
オキシコドン塩酸塩水和物散（5 mg）	1 回 1 包	疼痛時	10 回分	
ベタメタゾン錠（0.5mg）	1 回 2 錠	1 日 1 回	朝食後	7 日分
プロクロルペラジンマレイ ン酸塩錠（5 mg）	1 回 1 錠 7 日分	1 日 3 回	毎食後	

▶ 臨床検査値（X 年 Y 月 Z 日）

AST 12U/L, ALT 13U/L, SCr 1.20mg/dL, CRP 1.26mg/dL, WBC 4,800/μL, RBC 310 万/μL, Hb 9.8g/dL

▶ 医師からの情報

麻薬の服用については抵抗を感じている様子．オピオイドの投与量調整が必要．

▶ 看護師からの情報

家では薬剤は自己管理しており，入院中も自己管理となる．麻薬のみ看護師が 1 回分ずつ配薬．

初回面談（X 年 Y 月 Z 日）

薬剤師　こんにちは，薬剤師の○○です．痛みはいかがですか？ 入院してから薬が追加になっていますが…．

K さん　ついに麻薬だってさ．もうダメなのかな．まだ 1 回飲んだだけだから何とも言えないけどね．痛い時に飲む薬もあるけど薬にばかり頼るのも嫌だし．入院前に飲んでいた痛み止めも 1 日に 3 回は飲まないようにしていたんだよ．

薬剤師　麻薬と聞くと少し抵抗がありますが，分類上麻薬ということで強めの痛み止めだと

思ってください．

Kさん これまで病気もしなかったし，薬を飲むこと自体に抵抗があるんですよね．でもこの何とも言えない痛みを何とかしてほしい．今はそれだけです．麻薬の痛み止めが増えたけど，前から飲んでいるロキソプロフェンも飲むんですね．2種類もいるの？

薬剤師 オキシコドンとロキソプロフェンは作用が違います．違った痛みにそれぞれ効果があります．オキシコドンはどちらかといえば鈍痛に，ロキソプロフェンは鋭い痛みに効くといわれています．

Kさん そうか…．それなら両方飲んだ方がいいのかな…．痛みに関してはすっきりしないとしか言いようがないなぁ．

薬剤師 オキシコドンには気分が悪くなるとか，眠い，便秘などの副作用があるといわれています．まだ飲んだのは1回で何とも言えないと思いますが，何かいつもと違う感じはありますか？

Kさん 便秘はもともとあるし，最近，あまりご飯が食べられていなかったから…．便は2，3日出ていないかな．気分が悪いとか吐き気はないですね．眠気？今のところ大丈夫．

薬剤師 副作用の吐き気予防にプロクロルペラジンという薬を飲んでもらっています．これから排便の状況や眠気の状況も教えてくださいね．

Kさん わかりました．やっぱり痛みをとりたいので痛いときは我慢せずに薬を飲むことにします．頓服の薬は1回飲んだら6時間とかあけないとダメなの？

薬剤師 頓服を飲む回数や間隔は決まっていません．頓服を1日何回飲んだかを考慮して，その回数から考えて1日2回飲むオキシコドンの量を検討します．ですから我慢せずに痛いときは飲んでください．

Kさん ところでベタメタゾンっていう薬はステロイドって書いてあって，説明書にも副作用がたくさん書いてあるけど，何のために飲むの？ただでさえ麻薬を飲んでいるのに，副作用の多い薬を飲むのはいやだなぁ．

薬剤師 ベタメタゾンは痛みを和らげるだけでなく，食欲不振や倦怠感にも効果があります．

Kさん 食欲はないし，倦怠感があるからねぇ．

薬剤師 ベタメタゾンはステロイドの中でも比較的副作用が少ないといわれています．ただ，この説明書に書いてあるような副作用が現れることもありますので，何か変わったことがあれば言ってくださいね．ほかに何か聞いておきたいことはありませんか？

Kさん 今は痛みをとってもらうこと…．それだけかな．今後の治療はその後に考えます．

薬剤師 それではまた来ますね．頓服の服用状況や薬を飲んで何か変わったことがあったら教えてください．お大事になさってください．

記載例

#：オピオイドによる疼痛コントロール ❶

S：薬を飲むこと自体に抵抗があるんです． ❷

　　でも痛みをとりたいので痛いときは我慢せずに薬を飲むことにします．

　　便秘はもともとある．食欲はなく，倦怠感があります．

O：オキシコドン塩酸塩水和物徐放錠 5mg 2錠2×，オキシコドン塩酸塩水和物散 ❸

　　5mg 頓服

　　CCr 39mL/min

A：疼痛コントロール不良．薬剤に対する抵抗感がある． ❹

　　もともと便秘があるので，今後のオピオイドの増量でさらに悪化する可能性もある．

　　腎機能が悪いので下剤の選択には注意．

P：新規処方について用量・用法，副作用を説明した．オキシコドン散の服用方法を ❺

　　説明した．

　　疼痛コントロール，食欲，倦怠感確認．レスキュードーズの服用状況確認．オピ

　　オイドの副作用（便秘，吐き気，眠気）確認．

　この記載はあくまでも筆者の回答例です．SOAP の記載に関してはこの後のセクションで詳細に解説したいと思います．違ったアセスメントや問題点が挙がった方もおられると思います．**S**と**O**は同じような記載になった方も多いと思います．ポイントはどれだけわかりやすく簡潔に記載できるかです．**S**は問題点に関することを中心に記載し❷，**O**はキーになる薬剤，検査値だけを記載しました❸．**A**をみると，疼痛コントロールだけでなく，麻薬への抵抗感，便秘，オピオイドの副作用，腎機能の評価を記載しており❹さまざまな問題点を挙げることができると思いますが，「オピオイドによる疼痛コントロール」を問題点としてまとめ，薬剤師の介入ポイントを明確にしました❶．**P**に関しては説明内容と次回確認事項を簡潔に記載しました❺．このように問題点を明確にしてその後に SOAP を記載するスタイルで記録を書けば，今薬剤師が何に関わっているかが他職種に伝わりやすいということが理解していただけると思います．

まとめ

　ここでは薬剤師の指導記録はどうあるべきかということと，POS がどのようなものであるかということを学びました．患者の問題点を明確にし，解決することが POS です．そうすることで患者の薬物治療に貢献することができます．SOAP で指導記録を書くことが POS ではありません．しっかりと SOAP を書くことが問題点を明確にし，POS を取り組むための第一歩となります．

引用文献

1）井上忠夫ほか：臨床薬剤業務における POS：その理論と実際，p.8，日総研出版，1999.
2）木村 健：薬剤師のための POS の考え方と導入の仕方：標準ケア計画の実践編―高脂血症，p.9，じほう，2002.

2 指導記録と SOAP

POS は「情報の収集」「問題の明確化」「初期計画」「実施・経過記録」「監査・修正」の
サイクルで構成されています．順番から考えると「情報の収集」から紹介するべきなのか
もしれませんが，本書では「経過記録」の書き方を先に紹介したいと思います．その理由
は経過記録（SOAP）を書くことにより問題点が明確になり，POS に取り組むための第一
歩となるからです．

● 経過記録と SOAP の記録

経過記録とは，薬剤師が実際に行った活動を記録として残すものです．POS の基本は経
過記録を SOAP などを利用して，誰が読んでもその経過がわかるような記録を残すことで
す．経過記録はどのような形式で書いても構いません．SOAP で記載しないと薬剤管理指
導料を算定できないということはありません．しかし，施設内での統一は必要です．現
在，さまざまな医療従事者が記載する記録は SOAP が主流となっています．SOAP で記載
する場合も簡単に記載するための各施設でのルールがあった方がよいでしょう．

ここでは SOAP を記載するための「コツ」を紹介したいと思います．

● なぜルールづくりが必要か

薬剤師の行ったことは **S** **O** **A** **P** のどこに入れますか？　例えば，「薬剤 B の薬効，用
量・用法を説明した」などです．SOAP について書かれた本はたくさんあります．本によっ
てそれは **O** に記載するとしているものもあれば，**P** に記載するとしているものもあります
が，それはどちらに入れても間違いではありませんし，そこが違っていたら薬剤管理指導
料が算定できなくなるというものでもありません．ただ，各施設で統一するべきだと思い
ます．ある人は **O** に書き，ある人は **P** ではおかしいですよね．ちなみに明石医療センター
薬剤科では **P** に入れることにしています．それ以外で，患者の家族が話した言葉は当院で
は **S** に入れています．「患者自身の話した言葉ではないから主観的情報ではなく，客観的情
報の **O** なのでは？」と思われる方もいると思いますが，直接お話しできない患者の家族と
話したときなどは本人の代弁者と考え，当院では **S** に入れています．

● SOAP 記載のワンポイントアドバイス

　ここで SOAP の記載について，一般的なルールと簡潔にわかりやすく書くためのポイントを紹介したいと思います．

S（Subjective）：主観的情報

一般的なルール

　患者の訴えを聞き，患者が話した内容を記録する（当院では家族の話も **S** に入れます）．

> **ワンポイントアドバイス**
>
> ・長々と書くと他職種が見てくれません．簡潔に書きましょう．
> 　⇒余計なことは書かない．
> ・記載内容は薬の管理状況，症状，薬の効果の実感など，問題点となりそうなことを中心に記載しましょう．特に薬剤管理指導料1（ハイリスク薬）の算定の場合は該当薬剤に関する発言を中心に記載しましょう．
> ・**O** **A** **P** と関連していることは記載しましょう．
> 　⇒例えば **A** で「排便コントロール良好」とすればと，**S** には「便は出ています」と関連したことを記載する．

O（Objective）：客観的情報

一般的なルール

　客観的情報を個人の判断や解釈を入れずに事実を記載する（処方内容や検査値を記載）．

> **ワンポイントアドバイス**
>
> ・処方内容や検査値などは基本的にカルテ参照とし，可能な限り省略しましょう．
> 　⇒指導の中でキーになる薬剤，検査値のみ記載する．具体的には，計算した CCr，ワルファリンと PT-INR，抗がん薬の投与量，TDM 時の投与量と血中濃度など．
> ・持参薬の再開指示，医師，看護師からの情報，病名，治療の予定なども **O** に記載しますが，省略できるものは省略しましょう．書いておけば次の指導の時に役に立つものは書きましょう．

A（Assessment）：評価

一般的なルール

　S と **O** の情報を分析，統合し薬剤師として判断・評価を行う．

> **ワンポイントアドバイス**
>
> ・薬剤師として思ったことや考えたこと感じたことを記載しましょう．
>   ⇒医師，看護師など他職種に薬剤師の考えを伝えるための記載です．
> ・たまに **A/P** というように **A** と **P** とまとめて記載する方がいます．薬剤師の意見をア
>   ピールできるのが **A** です． **A/P** で逃げずにアセスメントを記載しましょう．
> ・薬剤師のしたことを書く場所ではありません． **A** に記載していても薬剤管理指導料
>   を算定する上で問題ではありませんが，あくまで **A** は薬剤師としての考えを書くと
>   ころです．薬剤師のしたことを書くところではないことは明確です．

アセスメントについては次項でもう少し詳しく解説したいと思います．

P（Planning）：計画

一般的なルール

A に基づいた計画を具体的に記載する（当院では薬剤師の行ったことは **P** に入れます）．

> **ワンポイントアドバイス**
>
> ・患者に説明したこと，介入したことは明確に記載しましょう．
>   ⇒説明内容，確認した項目など．
> ・医師への処方提案やその結果を記載しましょう．
> ・次回，確認すべき項目，介入すべき項目は明確に記載しましょう．
>   ⇒具体的に何を確認するのか，どの検査値をみるのか．
> ・問題点と関係なくても次回確認した方がよさそうな項目は記載しましょう．
> ・アセスメントしたことは次回の確認事項になります．
>   ⇒「コンプライアンスに問題あり」とアセスメントすれば， **P** は「服用状況確認」
>   となります． **A** と **P** は関連づけましょう．

SOAP：全体を見て

下記のように， **S** **O** **A** **P** はそれぞれ関連づけて書くとイメージしやすくなります．

> **S** ：まだ痛みはあります．
>
>   　　↓
>
> **O** ：セレコキシブ錠（100mg）　4錠　1日2回　朝夕食後
>
>   　　↓

> **A**：セレコキシブ錠服用後も痛みあり．しばらくは鎮痛薬の定期服用が必要だろう．
> 　　　　↓
> **P**：次回，疼痛確認．

　これはあくまでも一例です．**S** **O** **A** **P** は関連していることが望ましいのですが，実際，**O** は省略する場合もありますし，すべてをそれぞれに関連づけて書くことはできないと思います．あくまでも悩んだときにイメージとしてもっていればいいと思います．

症例

　ここまで述べてきたことを踏まえて，次の症例の薬剤師と患者の会話からSOAPと問題点を考えてみましょう．下記の形式で記載してみてください．

> **#（問題点）**：・・・・
> **S**：・・・・・・・
> **O**：・・・・・・・
> **A**：・・・・・・・
> **P**：・・・・・・・

> Ｄさん，65歳，男性．
> **身長**：162cm，**体重**：65kg，**BMI**：24.8
> **現病歴**：くも膜下出血
> **既往歴**：なし
> **アレルギー歴・副作用歴**：なし
>
> ▶ **入院までの経緯**
> 　既往歴は特になく，血圧が少し高いと健康診断で指摘された程度であった．Ｘ年Ｙ月Ｚ日に突然強い頭痛を訴えＩ病院に救急搬送され，くも膜下出血の診断にて緊急クリッピング術を施行された．
>
> ▶ **現在の状況**
> 　術後3週間が経過し，当初嚥下困難があったが，リハビリにて改善し，錠剤の嚥下は可能になった．コミュニケーション（視覚，聴覚問題なし，言語障害なし）はとれるが右手に麻痺がある．薬剤は1日分ずつ配薬し，服用もれはなかったので，今週の定期薬より1週間分を自己管理することとなった．本人はあまり話をしないが妻はよく話をする．夕食を食べ終わるまで妻は付き添っている．

▶ **処方薬**

〈入院前の処方〉

なし

〈現在の処方〉

アムロジピンベシル酸塩 OD 錠（5mg）	1回1錠	1日1回	朝食後
カンデサルタンシレキセチル錠（8mg）	1回1錠	1日1回	朝食後
バルプロ酸ナトリウム R 錠（200mg）	1回2錠	1日2回	朝・夕食後
ファモチジン OD 錠（20mg）	1回1錠	1日1回	夕食後
酸化マグネシウム錠（500mg）	1回1錠	1日2回	朝・夕食後

▶ **臨床検査値（X 年 Y 月 Z+21 日）**

AST 28U/L，ALT 12U/L，SCr 0.98mg/dL，RBC 382 万/μL，WBC 6,800/μL，Hb 11.8g/dL，BP 139/80mmHg

初回面談（X 年 Y 月 Z+21 日）

　今週末に退院する予定であり，退院後の薬剤の管理についての指導目的に訪問した．

薬剤師 D さん，こんにちは．週末に退院予定ですが調子はどうですか？ お薬は飲みにくくないですか？ 眠気とかありませんか？

D さん 調子はいいよ．血圧も 140 くらい．先生もそのくらいでいいと言ってたよ．頭痛もないしね．薬も飲んでいますよ．眠気とかないよ．

D さんの妻 薬は私も確認しているから大丈夫です．ただ，あの大きい薬，けいれんの薬でしたっけ？ あれが飲みにくいようなんです．飲めないことはないのですが，喉に詰まらないかと思って．割ったりしてもいいのかしら？

薬剤師 大きい薬．（バルプロ酸ナトリウム R 錠を見せて）これですか？

D さんの妻 そうそう．

薬剤師 この薬は徐々にお薬の成分が溶け出してけいれんを抑える作用があります．割ったり，つぶしてしまったりすると薬が一気に効き過ぎてしまいます．飲みにくいようであれば先生に相談して同じ成分の顆粒に変えてもらいましょうか？

D さん 顆粒？ 粉みたいなものやね．粉の方がいいかな．

薬剤師 わかりました．それでは先生に相談してみますね．

処方変更

バルプロ酸ナトリウム R 錠（200mg）	1回2錠	1日2回	朝・夕食後
→バルプロ酸ナトリウム R 顆粒（400mg）	1回2包	1日1回	朝食後　へ変更

薬剤師 D さん，バルプロ酸ナトリウム R 顆粒という薬に変えてもらいました．粉薬です．

1日1回朝食後に2包飲んでもらうことになります.

Dさんの妻 わかりました. そのほかの薬は飲めているみたいなので大丈夫です. それより薬を飲み忘れないか心配で. 昨日も私が忙しく, 朝来るのが遅くなったのですが, 飲み忘れていましたからね. まあその1回だけですけど. その時は看護師さんに聞いてすぐに飲ませました. あと一包化してもらっていますが, 右手が不自由なので開けにくいみたいなんです.

薬剤師 そうですか. もし薬を飲み忘れたら, 思い出した時に服用してくださいね. 忘れたからといって次の服用時間に2回分は飲まないでください.

Dさん そうそう. 1日分ずつセットしておいてくれたら大丈夫なんですけどね.

薬剤師 それでは家でも1日分ずつセットして服用できるようにしましょう. まずは1日分の薬をトレーに自分でセットする練習をしましょう. 一包化の袋にハサミで少し切り込みを入れておけば開けやすいかと思います.

Dさんの妻 主人の調子もよくなったら私も外出するときもあるでしょうし, 自分でやってもらわないとね. じゃあ練習しましょう. 一包化や顆粒の袋には切り込みを入れておきます.

Dさん 大丈夫. できるできる.
でも, 入院してから毎日便が出なくなった. 以前は毎日出ていたからちょっと気になるなぁ.

薬剤師 便秘ですか? 何日くらい出てないのですか?

Dさんの妻 とはいっても2日に1回は出ていますよ. 食事も柔らかいし, 軟らかめの便ですけどね. これまで毎日出ていたから気になるだけですよ.

薬剤師 そうですか. 酸化マグネシウム錠は便を軟らかくするお薬です. 軟らか過ぎたら薬の回数を減らすなど調節しても構いません. 便秘が気になるようでしたら言ってくださいね. 違う薬を検討します.

Dさん そうだね. 下剤増やして下痢になったら嫌だからなぁ. 出てないわけじゃないからね. 様子をみます.

Dさんの妻 いろいろありがとうございます.

薬剤師 バルプロ酸ナトリウムR顆粒以外は前回と同じです. 説明書を渡しておきますね.

Dさん そうそう. ありがとう.

薬剤師 お大事にしてください.

記載例

#：薬剤の自己管理❶

S：（本人）調子はいいです．頭痛もない．眠気もない．薬は 1 日分ずつセットしていれば飲める．便が 2 日に 1 回くらいしか出ないのが気になる．
（D さんの妻）大きい薬が飲みにくそう．一包化の袋が少し開けにくそう．自分で 1 日分ずつセットしてもらいます．❷

O：バルプロ酸ナトリウム R 錠（200mg）　　　　　1 回 2 錠　1 日 2 回　朝夕食後
　→バルプロ酸ナトリウム R 顆粒（400mg）　　　　1 回 2 包　1 日 1 回　朝食後
　　へ変更
CCr 69mL/min，BP 139/80mmHg（Y 月 Z 日）
薬剤の管理は自分で 1 日分ずつセットして服用

A：❸ バルプロ酸ナトリウム R 錠による眠気などの副作用はみられない．大きな錠剤の嚥下に不安があるため，バルプロ酸は錠剤より顆粒の方が無難だろう．もともと薬を服用する習慣がないため，薬剤の自己管理に不安がある．右手が不自由なこともあり，退院後も妻の介助が必要だろう．ファモチジン OD 錠を朝にし，用法を朝に統一する方がよいか．便秘を気にしている．続くようであればセンノシド錠などの下剤の追加も検討が必要か．

P：バルプロ酸ナトリウム R 錠→R 顆粒へ変更．本人，ご家族へ説明した．
退院後の薬剤も 1 日分ずつセットすることを勧めた．
次回：薬剤の服用状況，血圧値，排便状況を確認する．
退院時処方の用法に関して医師と相談する．

　本症例は妻がよく話をするので，患者の代弁をしているようなところがあります．本人が話した内容ではありませんが，妻の会話も**S**としました❷．前述のとおり，当院では基本的に家族との会話も**S**としていますが，客観的情報として**O**に記載しても間違いではありません．問題点は「ノンアドヒアランス」でも悪くないと思いますが，本症例では自分で薬を管理できるようになることが本人の治療にも大きく影響するので，問題点は「薬剤の自己管理」としました❶．また，アセスメントしたことから考えると問題点としてはそのほかにも「薬の嚥下」「血圧のコントロール」「便秘」などいくつか挙げることができると思います❸．問題点をいくつか挙げるのはよいことですが，いくつも挙げると記録に時間がかかったり，消化不良になってしまったりします．いくつかの問題点がある場合は優先順位をつけて，患者にとって最も切実なものを問題点としましょう．今回は患者自身にとっても家族にとっても自己管理ができるようになることが一つの目標になると考え，優先的に解決する問題点として挙げました．

まとめ

　ここでは SOAP の記載について学びました．まずは悩み過ぎずに SOAP を書き，その中で特にアセスメントをしっかりとすることで患者の問題点が明確になっていきます．経過記録 (SOAP) は堅苦しく考えず，以下のポイントを意識して記載しましょう．

① SOAP は他職種の情報源になるように簡潔にわかりやすく書きましょう．

② S・O・A・P はそれぞれ関連づけて書きましょう．

③ A には薬剤師の考えをしっかり書きましょう．

④ 薬剤師の「したこと」はしっかりと記録に残しましょう．貢献の足跡を残しましょう!!

⑤ 考え過ぎずとにかく書きましょう．S・O・A・P が少し入れ違っているくらいは問題ありません．ルールにとらわれ過ぎず，読む人に伝わるわかりやすい記録を書くことを心がけましょう．

　次項では，書くことが難しいといわれているアセスメントについて，もう少し詳しく解説したいと思います．

3 薬剤師のアセスメント

　SOAP の記載の仕方は学生時代に習っている方も多いと思いますが，アセスメントの書き方は難しいとよくいわれます．**S**，**O**は誰が書いても大体同じようになります．しかし，アセスメントはその薬剤師の知識や経験によって変わってくると思います．ここでは「アセスメント」を記載する上での「コツ」を詳しく紹介したいと思います．

●記録の中でのアセスメントの重要性

A（Assessment）：評価とは
Sと**O**の情報を分析，統合し，薬剤師として判断・評価を行う．
⇒薬剤師として思ったことや考えたこと，感じたことを記載する．
⇒医師，看護師など他職種に薬剤師の考えを伝えるための記載である．

　病棟業務などを行うときに私たち薬剤師は他職種からの情報としてカルテに記載してほしいのはどのような情報でしょうか？ 例えば医師の記録であれば，処方内容や検査値よりもどのような診断をし，どのような治療方針なのかが必要な情報なのではないでしょうか．薬剤師の記録も同じです．患者の薬物治療に対して薬剤師がどう評価したか（どう思っているか，どう感じているか）を他職種は知りたいのではないでしょうか．アセスメントは難しいといわれますが，薬剤師としての考えを示すアピールポイントであることを意識しましょう．

●アセスメントのどこが難しい？

　具体的にはどのような状況のアセスメントを書くのが難しいのでしょうか？ アセスメントする上での問題点は下記のようなものが挙げられます．

①思ったことを自信がないから書けない．
②プランなら書けるけどアセスメントは難しい．
③Do 処方が続いているので書くことが思いつかない．
④「問題なし」「著変なし」でいいのか．

　ここでは，この 4 つの問題点を解決するための方法を 1 つずつ解説していきます．

思ったことを自信がないから書けない

よくある事例

> ・薬剤 A を飲み始めてから気分不良があるが，副作用なのか？
>
> 　自信がない気持ち→たぶん副作用だと思うけど，自信がないなぁ．薬剤師が絶対そうだと言い切れないなぁ．
>
> ・薬を 1 回飲み忘れたことはノンアドヒアランスになるの？
>
> 　自信がない気持ち→確かに飲み忘れたことはノンアドヒアランスだけど，たまたまの 1 回飲み忘れたのなら…．
>
> ・肝機能障害が発現したが本当に薬剤 B が原因なのか？
>
> 　自信がない気持ち→薬剤 B が処方されてから肝機能障害が出たと思うんだけど．医師は気を悪くしないかなぁ．
>
> ・疼痛コントロールに不安がある様子だが，鎮痛薬は追加・変更する方がいいのだろうか？
>
> 　自信がない気持ち→口では大丈夫と言っているけど不安そう．医師は大丈夫と思って処方は変更していないみたいだけど…．

　もちろん知識や経験によって違ったアセスメントになるのは当然です．よいアセスメントをするために知識を身につけることが必要です．それはさておき，せっかく薬剤師が考えた（感じた）情報は他職種に伝わらないと意味がありません．アセスメントに自信がなければ最後に「？」をつけるような感じで断定するのではなく「〜か」というように記載してみるのはどうでしょう．実際に「？」をつけるのではなく「疑っているよ」というような表現です．具体的には

> **A**：薬剤 A を飲み始めてから気分不良があるが副作用なのか？
>
> 　　　　↓
>
> **A**：気分不良は薬剤 A の副作用か．

というように記載すれば，薬剤師が薬剤 A を副作用の原因かもしれないと「疑っている」ことは伝わるのではないでしょうか．

記載例

S：調子はよくなっています．だるいとかもありません．

O：ランソプラゾール OD 錠（30mg）　1 回 1 錠　1 日 1 回　朝食後
　　　AST 79U/L，ALT 93U/L

> 入院して 5 日間オメプラゾール注を使用.
> ランソプラゾール OD 錠開始前：AST 19U/L，ALT 20U/L
> **A**：オメプラゾール注使用時，肝機能は特に問題がなかったよう.
> 　肝機能障害の原因はランソプラゾール OD 錠か.
> 　他の PPI に変更した方がよさそうか.
> **P**：医師と相談の上，ランソプラゾール OD 錠からオメプラゾール錠へ変更となった.
> 　次回，肝機能と薬剤の服用状況を確認する.

このように断定せずに「疑っているよ」という表現でも他職種への情報提供になります. このような記載であれば多少自信がなくてもアセスメントに記載できるのではないでしょうか. 記載しないと何も伝わりません.

プランなら書けるけどアセスメントは難しい

プランならアセスメントより先に書けるという方が結構います. 例えば,

> ・服用状況（アドヒアランス）確認
> ・疼痛コントロール確認
> ・排便状況確認
> ・腎機能に応じた薬剤の投与量を確認

などのプランなら書けるのではないでしょうか？ プランが書けるということは頭の中ではアセスメントができているということです. **A**→**P** は関連づいているのです. つまりアセスメントで感じたことを次回確認しようとしているのです. 具体的には,

> **P**：服用状況確認
> 頭の中で「薬の飲み忘れがありそうだな」と感じているのだから
> 　　　　　↓
> **A**：ノンアドヒアランスの可能性がある. 薬の自己管理に不安あり

> **P**：疼痛コントロール確認
> 頭の中で「痛みは大丈夫と言っているけど少し不安そうだな」と感じているのだから
> 　　　　　↓
> **A**：疼痛コントロールできている. 頓用でもいけるか

> **P**：排便状況確認
> 頭の中で「便秘でしんどそうだな」と感じているのだから
> ↓
> **A**：便秘あり．下剤必要か

> **P**：腎機能に応じた薬剤の投与量を確認
> 頭の中で「腎機能悪そうだな．抗菌薬の量は…」と考えているのだから
> ↓
> **A**：腎機能障害あり．薬剤の投与量に注意

と書けるでしょう．ということで，**P**が書けるということは**A**も書けるということなのです．

Do 処方が続いているので書くことが思いつかない

「Do 処方の記録はどうしたらいいの？」とよく言われます．**S** **O**は誰でも書けます．結局悩むのは**A**（アセスメント）です．薬学的なアセスメントをする場合難しく考えずに，まず服用中の薬をみましょう．そしてその薬剤に関連する症状，検査値をアセスメントすればいいのです．具体的には

> ・鎮痛薬を服用していたら
> ⇒痛みの状況をアセスメント
> ・血糖降下薬を服用していたら
> ⇒血糖（糖尿病）に関してアセスメント
> ・吸入薬を使用中であれば
> ⇒吸入手技，喘息などの症状についてアセスメント

などです．それ以外にも患者の訴えの多い，疼痛，排便，睡眠などについて確認することもアセスメントへの足がかりになります．悩んだらまず処方内容やその薬剤に関連する症状を確認してみましょう．

記載例

大腿骨頸部骨折（術後）の患者

処方薬

〈持参薬服用中〉

バイアスピリン® 錠（100mg）	1回1錠	1日1回	朝食後
カンデサルタンシレキセチル錠（8mg）	1回1錠	1日1回	朝食後
アダラート®CR 錠（20mg）	1回1錠	1日1回	朝食後
クレストール® 錠（2.5mg）	1回1錠	1日1回	夕食後

〈入院処方〉

ロキソプロフェンナトリウム水和物錠（60mg）　1回1錠　疼痛時

臨床検査値

BP 123/72mmHg

S：痛い時だけ痛み止めを飲んでいます．1日1回くらいです．持ってきた薬は忘れずに飲んでいますよ．

O：持参薬続行

ロキソプロフェンナトリウム水和物錠（60mg）　1回1錠　疼痛時

BP 123/72mmHg

A：疼痛はロキソプロフェンナトリウム水和物錠の頓用でコントロールできている．持参薬のアドヒアランスは良好で，血圧のコントロールもできている．

P：服用状況確認．次回，疼痛，服用状況，血圧確認．

　このように，服用している薬剤の評価をしましょう！入院を契機に関連した薬物治療だけでなく，その患者の薬物治療すべてに薬剤師は介入しないといけません．

「問題なし」「著変なし」でいいのか

　「問題なし」も大切なアセスメントです．いつも有害事象をみつけないといけないということはありません．薬剤師が「問題なし」と思っているアセスメントを他職種に伝えることも大切な情報提供なのです．具体的には，

・疼痛コントロール良好．
・下剤を自己調整していて排便のコントロール良好．
・ステロイドによる副作用はみられず．
・飲み忘れは1回あったが，アドヒアランス良好．

・抗菌薬の投与で炎症所見は改善傾向.

などです. 有害事象がなく薬物治療に関して問題がないことはよいことです. 問題がない
かどうか確認することも薬剤師の大切な仕事です.「何が」問題ないのかを明確に記載しま
しょう.

記載例

S：痛みは落ち着いています. 頓用は飲まなくても大丈夫です.
　　眠気もないし, 便も出ていますよ.

O：オキシコンチン® 錠（5mg）　1回2錠　1日2回　12時間ごと
　　オキノーム® 散（5mg）　　　疼痛時　1包ずつ

A：疼痛コントロールできている.
　　オピオイドによる副作用はみられず.

P：処方薬について用量・用法・副作用を確認した.
　　疼痛コントロール, レスキュードーズの服用状況確認. オピオイドの副作用（便
　　秘, 吐き気, 眠気）確認.

　問題がないことを含め, 薬剤の効果や副作用などの有害事象の確認は薬剤師の大切な仕
事です.

症例

次の症例のSOAPと問題点を考えてみましょう.

> Zさん, 57歳, 男性.
>
> **身長**：165cm, **体重**：67kg, **BMI**：24.6
>
> **現病歴**：総胆管結石, 高血圧, 脂質異常症
>
> **アレルギー歴・副作用歴**：なし
>
> ▶ **入院の経緯**
>
> 　総胆管結石を他院にて指摘. 今回, 腹腔鏡下胆嚢切除術の目的にて紹介入院と
> なった.
>
> ▶ **常用薬**
>
> アムロジピンベシル酸塩錠（5mg）　　　1回1錠　1日1回　朝食後　7日分
>
> アトルバスタチンカルシウム　　　　　　1回1錠　1日1回　夕食後　7日分
> 　水和物錠（10mg）

▶ **入院後の処方**

〈手術当日のみ〉

セファゾリンナトリウム 1 g　　　　　　　1日2回点滴

〈手術翌日から〉

ロキソプロフェンナトリウム水和物錠（60mg）　1回1錠　1日3回　毎食後

レバミピド錠（100mg）　　　　　　　　　　1回1錠　1日3回　毎食後

▶ **臨床検査値（入院前）**

AST 3 U/L，ALT 21U/L，SCr 0.76mg/dL，T-Cho 173mg/dL，TG 229mg/dL

初回面談 ⋯⋯⋯⋯⋯⋯⋯⋯⋯⋯⋯⋯⋯⋯⋯⋯⋯⋯⋯⋯⋯⋯⋯⋯

薬剤師 薬剤師の○○です．これから手術の時に使うお薬を準備するのですが，お話をうかがってもよろしいですか？

Zさん よろしくお願いします．

薬剤師 普段飲まれているお薬を見せてもらってもよろしいでしょうか？

Zさん 朝に血圧，夕方にコレステロールの薬を飲んでいます．これだけです．

薬剤師 わかりました．Zさんは薬を飲んでぶつぶつができたり，注射をしてしんどくなったり，薬が合わなかったことはありますか？

Zさん 合わない薬はありません．何でも大丈夫と思います．

薬剤師 わかりました．手術当日は麻酔と化膿止めの点滴をします．翌日から痛み止めと胃薬を毎食後に3日分出します．痛みには強い方ですか？

Zさん 痛みには弱いかも．心配ですね．痛み止めの薬は3日間で終わりですか？

薬剤師 痛みがあれば追加で出せますのでおっしゃってください．

Zさん 持ってきた薬はどうしたらいいのかな？

薬剤師 今晩は飲んで手術当日だけ中止になります．翌日からは食事が始まるのでそれから再開してください．

Zさん わかりました．

薬剤師 それでは手術を頑張ってくださいね．

Zさん ありがとうございます．

記載例

#：術後の薬物投与管理①

S：血圧とコレステロールの薬を飲んでいます．合わない薬はありません．
痛みは心配ですね．

O：CCr 102mL/min

持参薬→手術当日のみ中止

〈手術当日のみ〉

セファゾリンナトリウム1gを1日2回点滴

〈手術翌日から〉

ロキソプロフェンナトリウム水和物錠（60mg）　　1回1錠　1日3回　毎食後

レバミピド錠（100mg）　　　　　　　　　　　　1回1錠　1日3回　毎食後

A：理解良好．薬剤の自己管理問題なし．

手術前後の薬剤の投与量問題なし．❷

痛みに対して不安あり．

P：持参薬を確認した．中止と再開について説明．

手術前後に使用する薬剤について説明した．

持参薬の服用状況，術後の疼痛確認．

　本症例は，問題のあまりない患者の術前の初回面談です．アセスメントに関しても特に大きな問題がないというより，まだ手術前なので疼痛などの問題は出ていません❷．みなさんが関わる症例は，問題だらけのものよりも，それほど問題のないものの方が多いかもしれません．問題のない場合でも，患者の状態や服用薬を確認しながらしっかりと薬学的アセスメントを行い，他職種に薬剤師の考えを伝えることができるようにしましょう．問題点の挙げ方の詳細は後で紹介しますが，今回の問題点は「術後の薬物投与管理」を挙げました．術後の疼痛や服用薬の再開など，術後の薬剤の管理に薬剤師が関わっていくということです❶．

まとめ

　ここでは「アセスメント」について解説しました．難しく考えずに症状や薬をみて薬剤師が感じたことや思ったことを書きましょう．問題がないときは何が「問題ない」のかを明確に記載しましょう．当然ながらよいアセスメントをするためにはしっかりと自己研鑽し，薬物治療や病態の知識をつけていくことが必要です．また，多くの患者に出会い，多くの症例を経験することも大切でしょう．書きにくいこともあると思いますが，とにかく書かないと他職種に薬剤師の考えが伝わりません．患者の薬物治療への貢献を目指してしっかりアセスメントしていきましょう．

4 情報の収集

　ここではPOSのサイクルの中の「情報の収集」について述べたいと思います．本書は「記録」がメインテーマなので「情報の収集」は関係ないと思われるかもしれませんが，そんなことはありません．よい記録を書くためにはよい患者への介入をしなければいけません．よい患者への介入を行うためには「情報の収集」を的確に行わなければいけません．的確に患者情報を収集することで患者の問題点が見えてくるでしょう．

● 情報の収集の位置づけ

　みなさんが1人の患者に薬剤管理指導を行うときはどのような流れで行いますか？

　　カルテからの情報収集　→　患者面談・指導　→　指導記録の記載

という流れが一般的でしょうか．情報の収集はカルテからだけではなく，患者面談での会話の中からも情報を収集することはできます．記録にはカルテから得た，治療方針や検査値などを記載することから考えても，記録を記載するためには「情報の収集」は切っても切り離すことができないものとなります．

　ここでは特にカルテからの情報収集のコツについて紹介したいと思います．

● 情報収集にかかる時間は…

　みなさんは患者に介入する前，カルテから情報収集するのにどのくらいの時間をかけていますか？時間をかければさまざまな情報を収集することができますが，時間は無限にあるわけではありません．

　各施設で状況は違うと思いますが，例えば1時間に3人の患者に介入しようと思えば1人あたりの介入時間は20分になります．

　前述したカルテからの情報収集，患者面談・指導，指導記録の記載の一連の流れを20分で行うということです．患者面談・指導に5分かかれば残り時間は15分です．情報収集と指導記録の記載を15分で行わなければいけません．つまり，それぞれ10分もかけられないということになります．

　もちろん，初めて介入する患者と何回も介入している患者では情報収集にかかる時間は違います．やはり，時間がかかるのは初めて介入する患者の情報収集でしょう．

　ここで述べた時間はあくまでも一例です．しかし患者面談の時間を削減させることは難しいと思います．削減できる時間は情報収集と指導記録の記載の時間です．効率よく情報収集と指導記録の記載を行えば，同じ時間で多くの患者に介入することができるようになります．

● 一般的な患者介入時の情報収集の項目 [1]

患者介入前にカルテより収集できる情報

　患者氏名，生年月日，性別，入院年月日，カルテ番号，主治医，入院までの経過，投薬・注射歴，副作用歴，アレルギー歴，嗜好品（サプリメント，健康食品），医師の入院時指示，日常生活動作（ADL），職業，生活のリズム，入院目的，治療方針，患者面談時の注意事項，入院生活の状況など

患者面談によって得られる情報

・過去の治療内容，投薬・注射歴，持参薬の有無
・OTC 医薬品および健康食品摂取の有無，副作用歴，アレルギー歴の再確認
・服薬に関する理解度（薬品名，薬効，用量・用法，アドヒアランス状況，使用上の注意点）
・病気，入院目的，治療方針に対する理解度
・患者の治療に対する関心度や医療スタッフに対する信頼度
・薬剤師に対する信頼度，薬剤服用や副作用に関する不安など
以上が一般的な情報収集の項目となります．

● 効率よく的確な情報収集を行うためには

　前述した「一般的な患者介入時の情報収集の項目」をすべて漏れずに収集しようと思うと，いくら時間があっても足りません．図1-1 は当院で実務実習の学生が患者介入前に，カルテから情報収集するときに使用している「患者介入前情報収集シート」です．ほかにも必要な情報があるのではないかというご指摘があるかもしれませんが，まずは最低限その情報があれば患者と面談できる情報をカルテから収集できるようにしています．

　このシートを埋めるだけでもカルテから欲しい情報の記載が見つからない（もしかしたら記載がない）場合もあります．その場合は探すことは諦めて患者面談の時に直接聞くことが近道かもしれません．具体的には副作用歴やアレルギー歴の記載がなくても直接面談時に聞けばいいということです．

　ここで紹介した「患者介入前情報収集シート」はあくまでもメモです．正式に記録とし

患者名	年齢		部屋番号	カルテ番号
入院病名	診療科			
現病歴・既往歴				
アレルギー, 副作用歴				
常用薬	体重		CCr	
入院の経緯・内容				
この 1 週間の経緯, 直近の処方内容, 検査値				

図1-1 患者介入前情報収集シート

　て残すものではないので自分自身がわかっていればすべてを記載する必要はありません
し，慣れてくればシートなどは使用しなくても必要事項のみをメモに記載しておけばいい
のです．自分がわかればいいのであえて性別は入れていませんし，使いやすいようにカル
テ番号や部屋番号を記載できるようにしています．特に決まりは何もありませんので自分
の使いやすいように使えばいいだけです．

　施設によって電子カルテであったり紙カルテであったり，電子カルテに関してもメー
カーが違ったり，バージョンが違ったり状況はさまざまです．どこに何が書いてあるかな
どは診療科や医師によっても違いますし，患者の状況や疾患によっても必要な情報は変
わってきます．「コツ」とまでは言えないかもしれませんが，やはり多くの患者に介入し，
情報収集した経験が「慣れ」となり，情報収集の効率化につながるのです．

カルテから効率よく的確な情報収集を行うためのコツ

・図 1-1 のような「患者介入前情報収集シート」を使用しましょう．
　→自分自身もしくは各施設で使いやすいものを作っておくのもよいでしょう．
・必要な情報が見つからない場合は探すのは諦めて，患者または医師，看護師などの他職種に聞く．ずっとカルテを見ている時間はもったいないです．
・収集した情報はあくまでもメモです．きれいに整理する必要はありません．
・カルテからの情報収集は慣れです．どこに書いてあるのかなどは経験が解決してくれます．
・当たり前のことですが，入院初日などの早い段階ではカルテの記載もまだ少ないので情報収集が短時間でできます（入院が長期となった患者のカルテを最初から見るとかなり時間がかかります）．

　あとは医学，薬学の知識を身につけることで，そのときの患者の介入に必要な情報だけを重点的に収集できるようになるのです．

情報収集例

　本書では各項の「症例」で，患者背景を紹介している部分はカルテから情報収集したものになります．この後もさまざまな薬剤師が経験した症例を紹介していますので参考にしてください．
　ここでは図 1-1 の「患者介入前情報収集シート」に従って収集した情報を紹介します．

カルテより収集した情報

名前：A さん（女性），年齢：67 歳
部屋番号：○○○，カルテ番号：×××××
入院病名：総胆管結石，診療科：消化器外科（主治医：○○先生）
現病歴・既往歴：高血圧症，脂質異常症，狭心症
副作用歴，アレルギー歴：なし
体重：68.3kg，CCr：84mL/min
常用薬（X 年 Y 月 Z−7 日）：
アムロジピンベシル酸塩 OD 錠（5 mg）　　　1回1錠　1日1回　朝食後
アトルバスタチンカルシウム水和物錠（10mg）　1回1錠　1日1回　夕食後
アスピリン腸溶錠（100mg）　　　　　　　　　1回1錠　1日1回　朝食後

▶ **入院の経緯・治療内容**

　胆管炎にて他院で入院，保存的加療をされていた．手術目的〔腹腔鏡下胆嚢摘出術（ラパ胆）〕で当院を紹介され，入院となった．

▶ **入院の経緯・治療内容の経緯，直近の処方内容，検査値**

手術当日のみ　セファゾリンナトリウム1g　1日2回

AST 29U/L，ALT 30U/L，SCr 0.7mg/dL

持参薬は手術翌日の食事開始後に再開（アスピリン腸溶錠も含む）

　「患者介入前情報収集シート」を使用したとしても情報収集はあくまでもメモです．今回は性別，検査値の単位や薬の単位など記載しましたが，記載がなくても自分自身がわかればいいのです．もちろんこのシートの記載事項以外に必要なことがあれば余白などに記載すればいいだけです．くり返しになりますが，このようなシートを使うのは初めだけで，慣れてくれば必要事項だけを自分自身がわかるメモで十分でしょう．自分自身で迅速に的確な情報収集ができるように工夫をしていきましょう．

まとめ

　医師の記載しているカルテにおいてもきっちり整理されて記載されている場合は情報収集がしやすいと感じますよね．また，医師のカルテ記載が少なければ患者の現在の状態がよくわからないと感じることがあるのではないでしょうか？　逆の立場で考えてみてください．薬剤師の介入の内容がその記録を見て他職種に的確に伝わるでしょうか？薬剤師の記録も他職種の情報源になるのです．そのためには他職種が情報収集しやすい記録を記載することが必要です．この後も本書では他職種に伝わる記録を記載する「コツ」を紹介していきたいと思います．

引用文献

1）木村 健：薬剤師のためのPOSの考え方と導入の仕方：標準ケア計画の実践編—高脂血症，じほう，2002.

5 患者の問題点の抽出

　ここでは POS（problem oriented system）の要となる問題点（プロブレム）の挙げ方について学びたいと思います.

　ここでもう一度 POS とは何かを再確認しておきます.『臨床薬剤業務における POS：その理論と実際』[1] には下記のように定義されています.

> POS とは，患者の問題点に焦点を合わせ，患者中心の全人的ケアを医師，看護師，薬剤師が一体化し，ほかの医療従事者と共に患者とその家族の問題点を見つけ，それを解決するために行動化することを重要視する考え方である.

　本書の第1章1「臨床薬剤業務と POS」[p.2] でも述べましたが，SOAP で記録を書いていたら POS をやっていると勘違いしている方も多くおられるようです.

> POS ≠ SOAP
> POS ＝患者の問題点を見つけ，それを解決するために行動する考え方

です. これだけは間違えないように意識しておきましょう. 病院薬剤師が POS を取り組む上で薬剤管理指導業務がその中心となるでしょう.

※本書では「問題点」と「プロブレム」を同じ意味の表現として使用しています.

▶ 薬剤管理指導業務と POS

　薬剤管理指導業務のことを「服薬指導をすること」だと思っている人がいます. まず，薬剤管理指導業務について確認しておきます. 薬剤管理指導業務とは,「患者 QOL（quality of life）の改善を目的とし，そのために責任をもって直接患者に薬物療法に関するケアを提供する」ことです.

　まずは

> 薬剤管理指導 ≠ 服薬指導

ということが基本になります. そのことから考えると，薬剤管理指導における POS とは

> 患者の薬学的な問題点を明確にし，解決していくことによって，薬物治療に貢献していくこと

ということになります．POS は薬剤管理指導を行う上でとても重要な考え方です．患者の問題点（プロブレム）を挙げて（問題点を明確にして）初めて「POS」をやっているということになります．

● POS を用いた指導記録

　POS を用いた患者指導を行う上で，記録には問題点を明確に記載することが大切です．問題点を記載しなくても特に診療報酬の算定に影響があるわけではありません．しかし，医師のカルテには必ず問題点（病名，疑い病名も含む）の記載がありますし，看護師の看護記録にも看護問題が記載されています．薬剤師も薬剤師が何に関わっているかを明確にするために薬学的問題点を記載しましょう．

　POS を用いた指導記録の基本は

> 問題点＋SOAP

となります．ここでいう問題点（プロブレム）とは，

> 患者が最も困っていること，苦しんでいること，また解決すれば治療していく上で患者にとって大きなメリットになること

です．問題点を挙げれば，指導記録を見なくても問題点を見れば現在担当の薬剤師が患者にどのように介入しているかが明確になり，他職種にも薬剤師が問題と考えているポイントが伝わりやすいと思います．POS の正式な経過記録の書き方は，問題点を挙げて経過記録を書く場合，問題点ごとに SOAP を書くことになっています．

```
#1：・・・・・・・・    #2：・・・・・・・・    #3：・・・・・・・・
S：・・・・・・・・・    S：・・・・・・・・・    S：・・・・・・・・・
O：・・・・・・・・・    O：・・・・・・・・・    O：・・・・・・・・・
A：・・・・・・・・・    A：・・・・・・・・・    A：・・・・・・・・・
P：・・・・・・・・・    P：・・・・・・・・・    P：・・・・・・・・・
```

　実際は複数の SOAP を記載するのは大変なので，最優先の問題点を挙げて，その SOAP の中に問題点以外の指導に関することを記載するのが現実的です．例えば，次のように指導記録に記載すると，薬剤師は「オピオイドによる疼痛コントロール」に関わっているということが明確になります．

記載例

#：オピオイドによる疼痛コントロール

S：痛みはましになったのですが，薬が増えてから便が出なくて．気分不良や眠気は
ありません．

O：オキシコドン塩酸塩水和物徐放錠（5mg）　2錠 2× → 4錠 2×へ増量
CCr 41mL/min

A：疼痛コントロールはまずまずできている．
酸化マグネシウム330mgを1日3回服用中だが，便秘あり．
今後オピオイドの増量でさらに悪化する可能性もある．
腎機能が悪いので下剤の選択には注意していく．

P：疼痛コントロール，オピオイドの副作用確認．
センノシド錠の追加処方を提案 → 処方あり．
次回，疼痛，排便コントロール確認．

● 問題点（プロブレム）の挙げ方

　患者の問題点は簡単に見つかるのか？ と感じる方は多いのではないでしょうか．難し
く考えなくても大丈夫です．SOAPを記載すれば**A**の「アセスメントしたこと」が問題点
になります．具体的には，

A：アドヒアランス不良
　　→問題点：ノンアドヒアランス

A：痛みが強いようだ．
　　→問題点：疼痛コントロール

といったように「アセスメント≒問題点（プロブレム）」となります．
　薬剤師が問題点とすべき項目としては，以下のものが挙げやすいと思います[1]．

・ノンアドヒアランスに関する問題
・症状緩和に対する問題（痛み，睡眠管理，排便管理などの問題）
・薬物治療に対する問題（副作用，相互作用などに関する問題）
・薬物治療に対する薬物の体内動態（腎機能，肝機能などからみた薬剤に関する問題）
・薬物治療に対する効果的因子（薬物投与計画，薬物投与管理，剤形の選択などの問題）

> **注意事項**
> ・薬剤師からみた問題点ではなく，患者目線で問題点を挙げましょう．
> ・患者からみた問題点でも，薬剤師が解決できる問題点を挙げましょう．
> ・無理なく問題点を挙げましょう！
> 　⇒欲張ってはいけません．優先順位をつけて最優先の問題点から挙げましょう．
> 　⇒解決できない大きな問題ではいけません．
> 　⇒問題点は焦点を絞ってわかりやすいものを挙げましょう．

　POS は薬剤師中心（薬中心）ではなく，患者中心に考えることを意識しましょう．

問題点（プロブレム）のネーミング

　問題点はみる人がわかりやすい表現で記載すべきです．

（原因・成因）　＋　に関連した　＋　（問題の状況）

という形式で挙げるとわかりやすいとされています[2]．例えば，「ノンアドヒアランス」よりも「生活のリズムに関連したノンアドヒアランスの可能性」とした方がひと目で問題の状況がわかると思います．しかし，ネーミングにこだわるあまり記録を書くことに時間をかけ過ぎてしまうのも考えものです．教科書的なきっちりしたネーミングをした問題点でなくても構わないと思います．今，薬剤師が患者の何に関わっているか明確にすることが重要です．「ノンアドヒアランス」と挙げただけでも，薬剤師が患者のアドヒアランスに介入しているということは十分わかると思います．したがって，「原因・成因＋に関連した＋問題の状況」という形式にこだわる必要はありません．しかし，「疼痛コントロール」と挙げるより，少し工夫して「術後の疼痛コントロール」とか「オピオイドによる疼痛コントロール」とした方が問題点はさらに明確になります．このように，ほかの人が見て薬剤師が何に介入しているかわかりやすいように記載することが重要です．

問題点が絞れない場合

　その薬物の服用で，有害事象が出現する可能性がある場合や，ノンアドヒアランスはもちろんのこと，服用意義や副作用の理解が患者の治療に大きく関わる場合があります．また，その薬剤を服用すること自体が問題点になる場合があります．例えば，ステロイドや抗がん薬を服用している患者の場合，アドヒアランスだけでなく，副作用や効果，投与量などさまざまな問題点に介入しなければいけません．そのようなときは，

| 薬物投与管理：プレドニゾロン |
| 薬物治療管理：TS-1 |

などと挙げ，ステロイド療法の管理や TS-1 での薬物治療に薬剤師が関わっていることを明確にすればいいでしょう．細かい話になりますが，「薬物投与管理」「薬物治療管理」の使い分けは特にありません（見栄えだけの違いです）．見る人に伝わればどちらでもいいと思いますし，わかりやすい表現であれば何でもいいと思います．「#：プレドニゾロン」でもステロイド治療に関するであることがわかります．

　このような問題点の挙げ方は「患者中心ではなく，薬中心にみているんじゃない？」と思われるかもしれませんが，あくまで POS はツールです．使いやすいように使いましょう．患者の薬物治療への貢献という意味では悪くないと思います．しかし，薬剤師はついつい薬に目が向いています．患者の訴えを傾聴し，薬剤師の介入で患者の薬物治療に貢献できることを問題点として明確にしましょう．

●症例

次の症例の SOAP を書いて，問題点（プロブレム）を考えてみましょう．

Bさん，50歳，女性．

身長：145cm，体重：50kg，BMI：23.8

現病歴：胃潰瘍，高血圧，骨粗鬆症

アレルギー歴・副作用歴：なし

▶ **持参薬**

アムロジピンベシル酸塩錠（5 mg）　　　　1回1錠　1日1回　朝食後

アレンドロン酸ナトリウム　　　　　　　　1回1錠　1日1回　起床時　週1回

　水和物錠（35mg）

▶ **入院の経緯**

　X 年 Y 月 Z 日に腹痛があり嘔吐．嘔吐物に血液が混じっていた．救急外来を受診し，緊急上部消化管内視鏡（GF）施行．止血術を施行後入院となった．

▶ **入院後の処方（X 年 Y 月 Z 日）**

オメプラゾール注（20mg）　1日2回

X 年 Y 月 Z+3 日よりランソプラゾール OD 錠（30mg）　1回1錠　1日1回 朝食後へ

▶ **臨床検査値（薬剤師訪問日：X 年 Y 月 Z+7 日）**

AST 28U/L，ALT 12U/L，SCr 0.68mg/dL，CCr 78mL/min，RBC 382 万/μL，Hb 9.8g/dL，BP 118/68mmHg

---

継続のランソプラゾールを配薬するため薬剤師が訪問した時の面談（X 年 Y 月 Z ＋ 7 日）

薬剤師　薬剤師の○○です．今，服用されている薬はもう今日の分で終わりですよね．明日からの薬を持ってきました．

B さん　薬は今朝の分でなくなりました．調子はよくなってきたけど，この薬はずっと飲まないといけないの？

薬剤師　そうですね．調子がよくても潰瘍ができるのを予防するために，医師の指示通り服用してくださいね．そうそう，持参された薬は飲んでいますか？

B さん　ずっと絶食だったし，血圧も上がっていないから飲んでいません．先生もそれでいいんじゃないかって．骨の薬も今は飲んでいませんよ．

薬剤師　確かに今は血圧は安定していますね．入院中は毎日血圧を測りますので，再開のときはお知らせしますね．ところで胃の痛みはないですか？吐血がみられましたが，貧血の症状とかはありませんか？ふらふらするとかありませんか？

B さん　痛みはないですね．ふらつき？特にないですけどね．

薬剤師　わかりました．出血があったため貧血の数値は低いので，急に立ち上がったりすると，ふらつきがあるかもしれないので注意してくださいね．それから痛み止めが胃潰瘍の原因になる場合があるのですが，市販薬も含めて鎮痛薬は飲まれますか？

B さん　頭痛もちなので市販の痛み止めを飲みますね．胃潰瘍の原因になるんですね．市販のなら弱いから大丈夫だと思っていました．

薬剤師　市販のものでも病院でもらう痛み止めと同じものもあります．購入する時は必ず胃潰瘍になったことを薬剤師に伝えて購入してくださいね．入院中も頭痛があったらおっしゃってください．

B さん　わかりました．

薬剤師　それではお大事にしてくださいね．

B さん　ありがとう．

記載例

S：この薬はずっと飲まないといけないの？持ってきた薬は飲んでいません．お腹の痛みはありません．ふらつきもないです．頭痛もちで市販の痛み止めを飲みます．

O：ランソプラゾール OD 錠（30mg）　1 日 1 錠　1 日 1 回　朝食後
X 年 Y 月 Z ＋ 7 日：BP 118/68mmHg（降圧薬の内服なし），Hb 9.8g/dL，CCr 78mL/min

A：胃潰瘍の症状はないが薬剤は継続する必要がある．

> 服用意義を理解されれば服用に関しては問題なさそう.
>
> 現在は降圧薬の服用なしで血圧はコントロールできている.
>
> Hb 値はやや低めであるが貧血の自覚症状なし.
>
> 頭痛で市販の鎮痛薬を常用. 今回の胃潰瘍の原因となった可能性もある. 頭痛時の服用薬の選択に注意していく必要がある.
>
> **P**：調子がよくても胃潰瘍の再発予防のためにランソプラゾール OD 錠は指示通り服用するように説明した. 鎮痛薬が胃潰瘍の原因となることを説明した.
>
> 次回アドヒアランス, 頭痛の状況, 血圧（→持参薬の再開）, 貧血の症状を確認.

アセスメントから考えて何がプロブレムとなるか考えてみましょう.

> ・**アドヒアランス**
>
> ⇒この薬はずっと飲まないといけないのかという **S** はあったが, 服用意義さえ理解できれば問題なさそう.
>
> ・**血圧のコントロール**
>
> ⇒血圧の状況をみながら再開を検討.
>
> ・**貧血**
>
> ⇒ Hb 値は少し低いが自覚症状はない.
>
> ・**頭痛**
>
> ⇒今後も鎮痛薬は服用するだろう. 鎮痛薬によっては胃潰瘍の再発のおそれがある.

優先順位の高いものはどれか考えると,

#：**鎮痛薬による胃潰瘍再発の可能性**

としてはどうでしょうか？ もちろん, ほかの問題点を挙げても構わないと思います. 患者にとっては胃潰瘍が再発することが（特に今回の入院としては）大きな問題点となると思います. そのためにはプロトンポンプ阻害薬のアドヒアランスも重要ですが, B さんの場合, 服用意義を理解できれば継続して服用できるのではないかと考えました. 胃潰瘍が治っても頭痛は継続的に起こる可能性があり, 鎮痛薬の選択は胃潰瘍再発の観点から考えると非常に重要だと思い, この問題点を挙げました. もちろん, 問題点は複数挙げても構いません. しかし, 現実は業務をこなしながら記録を書かないといけませんので時間があまりありません. 優先順位の高いものから問題点として挙げて解決していくことをお勧めします.

まとめ

　問題点を挙げるためには，まず SOAP を書いてみてアセスメントしたことから考えてみることが近道です．第 1 章 3「薬剤師のアセスメント」（p.18）でも述べましたが，問題点を挙げるためにもしっかり自己研鑽を積んで，薬物治療や病態の知識を身につけていく必要があります．また，多くの患者に出会い，多くの症例を経験することも大切でしょう．患者に関わるとき，患者の立場に立って何が問題点か立ち止まって考えることが POS の実践になります．まずは一症例ずつでも構わないので，患者の「問題点（プロブレム）」を挙げることを意識していきましょう．

引用文献

1）井上忠夫ほか：臨床薬剤業務における POS：その理論と実際，p.8, p.38, 日総研出版，1999.
2）木村 健：薬剤師のための POS の考え方と導入の仕方：標準ケア計画の実践編—高脂血症，p.9, じほう，2002.

問題解決に向けた計画

ここでは POS（problem oriented system）における問題点（プロブレム）の解決に向けての考え方について学びたいと思います．問題点を挙げる（問題点を明確化する）ことが POS であるということは述べてきましたが，当然ながら挙げた問題点は解決しないと意味がありません．POS は「情報の収集」「問題の明確化」「初期計画」「実施・経過記録」「監査・修正」のサイクルで構成されています．今回は「初期計画」について述べたいと思います．

初期計画とは

「初期計画」とは問題点の解決に向けた具体的な計画のことです．つまり初期計画を実施していくことにより問題点を解決していくということです．初期計画は①観察計画，②ケア計画，③教育計画の3つに分けられます[1]．

①**観察計画（observation plan：OP）**：患者の話から聞き取った情報や，客観的な患者の状態・症状・検査データや副作用の発現などを収集し，観察すること．
⇒問題点を解決するために薬剤師が観察する項目

②**ケア計画（care plan：CP）**：薬物治療が効果的に行えるように，使用する薬物の形態，投与ルート，用法・用量，種類など，薬物治療とそれに関連する事項について介入すること．
⇒問題点を解決するために薬剤師がアプローチする項目

③**教育計画（education plan：EP）**：患者や家族への指導や教育のことで，服薬指導はここに入る．
⇒問題点を解決するために薬剤師が患者に指導していく項目

具体例として，問題点「 **#** ：生活のリズムに関連したノンアドヒアランスの可能性」の初期計画を考えると，以下のようになります．

OP 1：薬剤の服用状況を確認する．
OP 2：生活のリズム（仕事の状況など）を確認する．
CP 1：服用状況に応じて薬剤，用法・用量の変更が可能か医師と検討する．
CP 2：生活のリズムにあわせた薬剤，用法・用量を医師と検討する．

> **EP 1**：服用を忘れたときの対応を説明する．
> **EP 2**：服用できないことがあれば申し出るよう指導する．

　「初期計画」は，解決に向けての計画を SOAP の経過記録の**P**などに「OP」「CP」「EP」に分けて具体的に記載するものです．これが出てくると「何か難しそうだ」と POS に対してアレルギーが出る方もいるかもしれません．

　初めにお断りしておきますが，当院薬剤科では SOAP の**P**を「OP」「CP」「EP」に分けた初期計画の記載はしていません．入院期間の短い急性期病院においては初期計画の作成は時間的にも難しいですし，じっくり計画を立てて長期に関わることができません．どちらかというと慢性期病棟や保険薬局で長期に患者に関わる場合，この初期計画があれば担当者が代わっても同じ視点で患者に関わることができ有用だと思います．ただし，初期計画の考え方が急性期病院ではまったく関係ないというわけではありません．「OP」「CP」「EP」に分けて記載しなくても，問題をどのように解決していくかの計画は頭の中にはあるはずです．急性期病院での在院期間は短いので，時間をかけて計画するというより，問題点にはすぐに関わり，解決しないといけません．大切なことは，「患者によって問題点もさまざま，解決方法もさまざま」ということです．つまり，「ノンアドヒアランス」という同じ問題点に関わる場合も，

> ・年齢（高齢者，若者，子供）
> ・苦手な剤形，薬の大きさ
> ・視力障害
> ・生活のリズム
> ・治療への理解不足
> ・医療従事者からの説明不足

などでそれぞれまったく違う解決に向けた計画を立てることになるでしょう．患者は十人十色で，すべての患者に同じような問題であっても，その関わり方は同じではないことは理解しておくべきです．本書の中で紹介する記録は，特に「OP」「CP」「EP」に分けて初期計画の記載はしていませんが，初期計画は不要だということではありません．考え方としてはとても重要です．初期計画ほど細かく記載する必要はありませんが，SOAP の**P**には問題解決に向けた次回の確認項目を具体的に，そして明確に記載することを心がけましょう．

▶症例

　次の症例の SOAP と問題点（プロブレム）を考えてみましょう．

Cさん，70歳，女性．

身長：155cm，体重：65kg，BMI：27.1

現病歴：気管支喘息，高血圧

アレルギー歴・副作用歴：なし

喫煙歴・飲酒歴：なし

▶ 入院までの経緯

気管支喘息の既往があり，近医で治療中であった．2週間ほど前から，かぜを契機に咳嗽，鼻汁，喀痰を認め，近医を受診し投薬を受けていた．しかし症状の改善はなく呼吸器症状が悪化したため，X年Y月Z日にI病院の救急外来を受診した．救急外来にて気管支拡張薬のネブライザー吸入とステロイド点滴，酸素投与を受けたが改善が不十分と判断され，気管支喘息急性増悪の治療目的で入院加療となった．

▶ 臨床検査値（入院時：X年Y月Z日）

WBC 7,900/μL，AST 23U/L，ALT 17U/L，K 3.7mEq/L，SCr 0.64mg/dL，BUN 8.7mg/dL，CRP 0.62mg/dL

BP 136/84mmHg，BT 36.1℃

▶ 持参薬

アドエア® ディスカス（250）	1回1吸入	1日2回
メプチンエアー®（10μg）	1回2吸入	呼吸困難時
ムコソルバン®L カプセル（45mg）	1回1カプセル	1日1回　朝食後

別のクリニックからの降圧薬と市販の鎮痛薬（持参なし）

→ムコソルバン® L，アドエア® ディスカスは続行の指示

▶ 入院後の処方

ベネトリン® 吸入液（0.4mL）＋ビソルボン® 吸入液（1.2mL）＋生理食塩液（1.8mL）

以上の混合液をネブライザー吸入　1日3回吸入（中止の指示があるまで継続）

メチルプレドニゾロンコハク酸エステルナトリウム静注用（125mg）　1日2回点滴

→X年Y月Z+2日まで処方あり

初回面談（入院翌日：X年Y月Z+1日に訪問）

薬剤師 こんにちは，薬剤師の○○です．お体の調子はいかがですか？

Cさん 入院したときよりはましになりましたよ．

薬剤師　それはよかったです．薬のことで少し話をおうかがいしますが，いつも使っている薬は，すべて持っていらっしゃいましたか？

Cさん　さっき，夫が持ってきてくれました．この薬（ムコソルバン® L）は最近飲み始めました．そういえば少し前に血圧が高くなってしんどくなったときに，かかりつけの病院が休みだったのでほかの病院にかかりました．だから降圧薬だけほかの病院でもらっているのですが，その薬だけ忘れてきました．市販の頭痛薬もたまに飲むのですが持ってきていません．この前，かぜをひいたときに1日に2〜3回飲みました．今は頭痛はありません．

薬剤師　今は血圧は安定していますが，血圧の薬も服用した方がいいと思います．持ってきてもらうことはできますか？ 血圧の薬が喘息を悪化させる場合もあるので確認させてもらいますね．そのクリニックの先生には喘息があることを言いましたか？

Cさん　土曜日の夕方に急に血圧が上がって慌てて行ったから，喘息のことは言ったかどうか覚えてないです．その後1回薬をもらいに行ったけど血圧は安定していたから安心していました．もともと血圧は少し高めと言われていたのですが，薬を飲むほどではないようでした．

薬剤師　とりあえず血圧の薬を持ってきてもらったら確認しますね．その時に市販の痛み止めもどのようなものを飲んでいたのか確認したいので持ってきてもらえますか？ 痛み止めも喘息を悪化させる場合があるんですよ．

Cさん　そうなんですか．全然知りませんでした．

薬剤師　それから薬を飲み忘れたり，使い忘れることはありますか？

Cさん　それはありません．吸入もだいたい毎日していました．あまり効いてるような気はしなかったけど….

薬剤師　頓服の吸入薬（メプチンエアー®）は1日何回くらい使われていましたか．

Cさん　普段は使っていませんでした．発作が起こった時に3〜4回使ったけど治らなかったから救急を受診しました．

薬剤師　定期的に使う吸入薬（アドエア® ディスカス）が，しっかりと効いていなかったかもしれませんね．これは吸うと少し甘い味がするんですが，何か味はしましたか？

Cさん　どうだったかしら….味は感じなかったような気がします．言われたとおりにやっていたつもりなんですけどね．

薬剤師　この薬はある程度の吸う力が必要なのですが，もしかしたら吸う力が足りていなかったのかもしれません．一度吸う力を試してみましょうか．

〜ディスカストレーナー（笛）を用いて吸入力を確認〜

薬剤師　吸い込む力が少し弱いようですね．必要な薬が吸えていなかった可能性があります．Cさんにはスプレータイプの方がいいかもしれないですね．

Cさん　そうですか．また別のものですか？

薬剤師 そうですね．頓用のメプチンエアー® と同じようなスプレータイプです．

～医師に処方提案し，アドエア® ディスカスからフルティフォーム® エアゾールに変更～

〈新規処方〉
フルティフォーム® エアゾール（125）　1回2吸入　1日2回

～薬剤の変更について説明し，吸入指導を実施～

薬剤師 これなら吸入できそうですね．

Cさん 吸うタイミングが難しいですね．忘れないようにします．お薬が変わったけど，これも喘息がよくなるまでの辛抱ですね．

薬剤師 この吸入薬は発作を予防するためのものなので，調子がよくても続けることが大事なんですよ．

Cさん そうなんですか．調子がよくても続けるのですね．忘れずに毎日続けるようにします．

薬剤師 また様子を見に来ますね．吸入の後のうがいも忘れないでくださいね．あと，血圧のお薬を持ってこられたら見せてくださいね．

Cさん わかりました．よろしくお願いします．

記載例

#：ステロイド吸入による喘息のコントロール❶

S：血圧と頭痛の薬も服用しているが，持ってくるのを忘れました．
喘息のことは他院では言ってなかった．
薬は忘れずに使っていました．吸入薬を吸っても味はしなかったように思います．
調子がよくても吸入は続けないといけないのですね．

O：CCr 84mL/min，BP 136/84mmHg
アドエア® ディスカス（250）→フルティフォーム® エアゾール（125）に変更

A：吸入力不足のためアドエア® ディスカスの吸入は困難であり，加圧噴霧式定量吸入器（pMDI）への変更がよいと考えられる．吸入薬をうまく吸入できていなかったことが喘息発作を起こした原因か．
吸入薬の定期使用の必要性も理解してもらう必要がある．
降圧薬はβ遮断薬を使用していた可能性は低く，鎮痛薬が原因で喘息が悪化したとも考えにくいが，常用薬を確認する必要がある．❷

P：持参薬を確認した．薬剤の変更について説明した．フルティフォーム® エアゾール吸入指導．病棟看護師に吸入の見守りを依頼．
次回：吸入手技再確認，アドヒアランス確認．喘息症状確認．常用薬，血圧値を確認．

　長い会話の症例ですが，問題点を中心に SOAP を記載しました．患者にとっては喘息が
コントロールでき再入院にならないことが一番のポイントと考え，問題点として「ステロ
イド吸入による喘息のコントロール」を挙げました．それ以外にも「不適切な処方による
喘息悪化の可能性」などの問題点も挙げることができるかもしれません．この症例におい
ては，『高血圧治療ガイドライン 2019』[2)] において高血圧に対して β 遮断薬が第一選択か
ら外れていることから，この症例では β 遮断薬の処方の可能性が低いと考えました．ただ
し，実際の薬剤を確認しない限り断定はできないので確認はする必要があります．また，
ソル・メドロール® のような「コハク酸エステルステロイド製剤」やビソルボン® 吸入液に
含まれる添加物もアスピリン喘息の悪化の原因となります[3, 4)]．しかし，主治医が処方し
ていることからアスピリン喘息ではないという診断であると考え，鎮痛薬が原因での喘息
の悪化は考えにくいと考えました❷．これらのことから，喘息発作の原因は副腎皮質ステ
ロイド吸入のノンアドヒアランスによって起こったと考え，問題点を「ステロイド吸入に
よる喘息のコントロール」に絞りました❶．

問題点の解決に向けた取り組み

　「ステロイド吸入による喘息のコントロール」を解決するために，どのように患者に介入
すべきでしょうか．C さんの場合，ステロイド吸入を継続して定期使用でき，喘息の発作
を予防することが目標です．いろいろな解決方法が考えられると思いますが，C さんに
あった解決方法を考えてみましょう．

　まず，吸入力が弱いということですが，若い患者であれば再度指導を行い，適切に吸入
できるように練習するというのも一つの解決策だと思います．しかし，C さんは高齢であ
り，レスキュードーズとして使用したこともあるので，pMDI への変更をすぐに行いまし
た．この症例では受診した病院でアドエア® エアゾールが採用されていないという設定で
す．採用薬の中からその患者に適切な薬剤を処方提案できるようになることも薬剤師とし
ての必要なスキルです．また，薬剤師が毎回，吸入手技や実施状況を確認することは難し
いので看護師にも協力してもらい，問題解決を目指すことも大切です．

問題点の解決に向けた初期計画

　先ほども述べたように当院では初期計画の作成は行っていませんが，この症例の問題点
「ステロイド吸入による喘息のコントロール」を解決するための初期計画を作成してみま
した．SOAP の中に入れるのであれば 🅿 に入れることになります．

OP 1：使用状況（アドヒアランス）の確認．

> **OP 2**：吸入手技，吸入力の確認.
>
> **OP 3**：喘息の症状の確認.
>
> **CP 1**：使用状況や吸入手技の状況に応じて別のデバイスや吸入以外の薬剤への変更
> を検討し提案する.
>
> **CP 2**：正しく吸入できているのに喘息コントロールができていなければ投与量の増
> 量や処方の追加を検討し提案する.
>
> **EP 1**：症状がなくても定期的に使用するように指導する.
>
> **EP 2**：定期的に吸入手技を確認し，吸入指導を行い家族の声かけや介助を依頼する.
>
> **EP 3**：薬剤の追加・変更時は可能な限り家族へも説明する.
>
> **EP 4**：レスキューの使用方法を再確認する.❸

理論的には OP で観察したことを CP でどのようにケアし，EP で患者にどのように指導するかを計画することが初期計画となります．つまり OP 1 → CP 1 → EP 1 の流れで関連づけられていることが望ましいとされていますが，そこまで悩まず関連していなくても観察した方がよい項目は OP に入れればよいと思いますし，必要な指導は EP に入れればよいと思います．今回の初期計画であれば EP 4 は問題点と関係が薄いかもしれませんが，発作時のレスキューの使用については C さんにとって大事なポイントになるのであえて入れました❸．ほかにも「吸入後のうがいについても入れたら」「吸入手技の確認のポイントを具体的に書いた方が」などさまざまなご意見が出ると思います．時間をかければもっと具体的に確認項目や指導項目を記載して充実したものにできます．しかし，初期計画も時間や労力を考えながら作成しなければいけませんので，「伝わる」ものであればよいと思います．初期計画は何度も使用するものなので，まずは作成して，患者と関わる中で修正したり，追加すればよいのではないでしょうか．具体的には関わるうちに吸入器を押すところに不安があれば OP に加えたり，問題なく定期使用ができているのであれば毎回聞く必要はないので EP 1 は削除するなどの変更を加えながら使用していくということです.

　初期計画も理論やルールにこだわり過ぎずに，自分で使いやすいように使えばよいのではないでしょうか.

> **まとめ**
>
> 　くり返しになりますが，POS は問題点を挙げるだけでなく，挙げた問題点は解決しなければいけません．そのためには初期計画という考え方が重要です．問題点を解決するために，患者の何を観察するのか，どういう介入をするのか，どういう指導を行うのかを考えることが必要です．「OP」「CP」「EP」という形式で指導記録を記載することにこだわる必要はありませんが，その患者にあった解決方法で介入することを心がけ，P には介入したことや次回のプランを明確に記載しましょう．

引用文献

1）木村 健：薬剤師のための POS の考え方と導入の仕方：標準ケアの計画の実践編─高脂血症，p.9，じほう，2002.
2）日本高血圧学会高血圧治療ガイドライン作成委員会 編：高血圧治療ガイドライン 2019，日本高血圧学会，2019.
3）日本アレルギー学会喘息ガイドライン専門部会 監修：喘息予防・管理ガイドライン 2018，pp.178-181，協和企画，2018.
4）谷口正実：アスピリン喘息（NSAIDs 過敏喘息）．日本内科学会雑誌，102：1426-1432，2013.

7　オーディット（監査・修正）

　多くの施設で，薬剤師の病棟業務は 1 人で実施されており，新人においてもある程度の研修期間を経た後は 1 人で実施されているのではないでしょうか．病棟業務は薬剤師の業務の中では最も重要な業務の一つであるにもかかわらず，他の業務と比べ，監査はなく個人の裁量に任せられているのが現状です．マンパワーの問題もあると思いますが，1 病棟に常に 2 人の薬剤師を配置して，若手薬剤師を指導していくことは難しいのではないでしょうか．ここでは指導記録から患者への関わりに対して新人（若手）薬剤師を教育していくことを考えながら，オーディット（監査・修正）について解説したいと思います．

POS におけるオーディットの位置づけ

　POS におけるオーディットとは計画立案時にあらかじめ設定した患者目標と，薬剤師が行ったケアの結果を比較することで，目標の達成度を判定し計画の適否を判断することです[1]．この文章だけでは理解が難しいと思います．第 1 章 1（p.2）でも紹介しましたが，POS の構成全体についてもう一度復習しながら，オーディットの位置づけを考えたいと思います．

POS の構成

　POS は，①情報の収集，②問題の明確化，③初期計画，④実施・経過記録，⑤オーディット（監査・修正）のサイクルで構成されています．以下に実際の現場での薬剤管理指導業務にあてはめて確認していきたいと思います．

①情報の収集（第 1 章 4 ［p.26］）

　患者を訪問する前はカルテで情報収集をします．また，他職種や患者から直接情報収集することもあります．

②問題の明確化（第 1 章 5 ［p.31］）

　患者と関わって，「痛みが強そうだな」「コンプライアンスが悪そうだな」というように問題点を挙げます．

③初期計画（第 1 章 6 ［p.39］）

　挙げた問題点は解決しないといけません．「鎮痛薬は変更した方がいいだろう」「入

院中の薬は看護師管理の方がよさそうだ」など問題解決に向けた計画を考えます.
④実施・経過記録（第1章2［p.10］）
　その計画を実施し，指導記録を書きます.
⑤オーディット（監査・修正）
　その指導の監査や修正まではやっていないと言われるかもしれませんが，患者指導の後，薬剤部に戻ってから同僚や先輩，後輩と，患者との関わりや病棟での出来事を話したり，相談したりしますよね. それを次回以降の指導に活かすことがオーディットにあたります.

　オーディットとは POS のサイクル「情報の収集」「問題の明確化」「初期計画」「実施・経過記録」が適切であったか，また修正点はないか検討し，次回以降の患者との関わりに活かしていくことなのです.

● オーディットの実施方法

　オーディットの実施方法にはさまざまなものがあります. 筆者はチェックリストを用いて薬剤部全体で症例検討をしていたこともありましたが，そのやり方ではなかなか多くの症例をオーディットすることができませんでした（症例検討会という位置づけであれば悪くはない方法と思いますが…）.

　オーディットは後輩薬剤師の育成，病棟業務の監査の一つの方法として，情報収集の状況や実際の患者指導，指導記録を確認し，修正点があればフィードバックすることが望ましいと思います. しかし，多くの症例において上級薬剤師が実際の指導を見に行くことは難しいでしょう. そこで今回は指導記録から簡潔にオーディットする方法を紹介したいと思います.

　オーディットは記録の監査・修正と捉えるのではなく，ケアの監査・修正と考えることが必要です. 記録のオーディットは取り組みやすいかもしれませんが，記録の不備の指摘だけで終わらないように注意しなければいけません. またオーディットをする側の負担になってはいけません. 継続して多くの症例をオーディットすることが望ましいので，堅苦しく考えず次の指導の参考になればという気持ちで行えばいいのではないでしょうか.

● 指導記録からオーディットを行うときのポイント

　オーディットを実施するときは該当患者のカルテを熟読したくなりますが，カルテは目を通す程度にしておきましょう. 熟読することはいいことなのですが，時間がかかり過ぎると多くの症例を見ることができません.

指導記録からオーディットを実施するときにカルテで確認しておきたい項目は，

> ・患者の入院目的と経緯
> ・患者の常用薬や現在の服用薬，投与薬

以上の2点で，最低限，この2点だけを押さえて，後は実際の薬剤師の指導記録を見ましょう．指導記録からオーディットをする場合は，まずその記録を見て薬剤師がどのような関わりをしていたかがわかるかどうかがポイントです．患者への関わりの良し悪しはさておき，どのような関わりを行ったかが指導記録を見て伝わらなければスタート地点にも立てません．

指導記録のチェックポイントとしては本書では何度も述べていますが，やはり**A**（アセスメント）が最も重要です．つまり，その薬剤師がその患者との関わりでどのように評価したかを確認することがポイントになります．そのアセスメントから「必要な検査値をみているか」「具体的な症状を聞き取れているか」など情報収集の不足している点などを確認していきます．また，「その時の実際の関わりや指導」「次回の確認事項」が適切かを確認し，実際にはどのように関わったかをその薬剤師に尋ねながらその症例を振り返ることが重要です．

初めにも述べましたが，オーディットをする側の薬剤師はカルテをざっと見る程度で，指導記録を中心に確認することがポイントです．そうしないと多くの症例を確認することは大きな負担となってしまいます．

▎● オーディットチェックリスト

オーディットを行うときのポイントを紹介しましたが，客観的に他人の記録をじっくり見てみるといろいろなことが見えてきたり，指摘したいことがたくさん出てくると思います．あれもこれもと欲張ってしまうと，時間もかかりますし，本来の「オーディット」の趣旨から離れた「あら探し」になってしまうかもしれません．

そんなときにどのような視点で指導記録を確認したらいいのかのオーディットチェックリストがあればわかりやすいと思います．筆者が指導記録からオーディットするときにチェックする項目を簡単にまとめたものを表1-1に示しています．

筆者自身は慣れているのでチェックリストを使わずに行いますが，ほかの薬剤師がオーディットを行ったときに同じようなポイントでオーディットしてもらえるようにチェックリストを作成しました．筆者自身の確認ポイントで作成しているので，みなさんがこのままこのチェックリストを使用するときは空欄になってしまったり，違った視点での指摘事項を書いてもよいと思います．

チェックリストは本書で紹介した以外に他の書籍にも掲載[2,3]されていますので，参考に

表1-1 **オーディットチェックリスト**

実施日：　　　　病棟：　　　担当者：　　　　　　　指導薬剤師：

指導記録確認項目
・S：記載に観察者の解釈が入っていないか？（できるだけ患者の言葉で記載しているか？ 簡潔に記載しているか？） 　ポイント：記載内容から患者の状態，状況，理解度などを把握することができるか？
・O：客観的な情報であるか？（必要な処方や検査値を簡潔に記載しているか？）→不要な記載はないか？ 　ポイント：SAP と関連づけた O 情報を記載しているか？
・A：SとOより理論的に導き出されているか？ 計画の実践を評価しているか？ 　ポイント：患者の理解度，薬剤の管理状況が評価できているか？ 　　　　　　処方内容を評価しているか？ 何が「問題ない」のか評価できているか？ 　　　　　　薬剤師としての意見や考えが他職種にも伝わるか？ 　　　　　　薬剤の効果や副作用に関する症状や検査値を評価しているか？
・P：指導内容を記載しているか？ 次回の計画は具体的であるか？ 　ポイント：指導（説明）した内容，処方提案の内容を具体的に記載しているか？ 　　　　　　次回確認事項が別の薬剤師にも伝わるか？
・問題点：表現は適切か？ 　ポイント：問題点の見落としはなかったか？（その他に挙げることができる問題点はなかったか？） 　　　　　　薬剤師が解決できない問題点を挙げていなかったか？
その他の確認項目（介入に対するアドバイス） ・情報収集に漏れはなかったか？（患者の症状，処方内容，検査値，副作用，アレルギーなど） ・処方内容に関するアセスメントの適否 ・患者指導内容，処方提案内容の適否 ・医師や看護師，その他職種との関わりについて
良かった点，頑張っていた点
指導薬剤師からのコメント

してください．チェックリストは便利ですがオーディットよりもリストをチェックすることに捉われないように注意して使用しましょう．チェックリスト以外の項目でも指摘した方がいいこともあるかもしれません．無理に使用しなくてもいいですし，使うなら自分自身やそれぞれの施設で使いやすいように活用してください（本書の第4章「指導記録のオーディット」[p.219]で，若手薬剤師の指導記録からオーディットを行った事例を紹介しますので，あわせて読んでいただければと思います）．

オーディットは次の指導に活かせるのか

本来はその該当患者の指導やケアをオーディットして，次回以降の指導に活かしていくことが目的ですが，忙しい業務の合間にタイムリーにオーディットを実施することは難しいと思います．

担当した患者への関わりは退院してしまうと終了かもしれませんが，薬剤師はこの後もさまざまな患者に関わっていきます．そういう意味でも退院してしまった症例における注意すべき点や介入に関してのオーディットを実施することで別の患者になるかもしれませんが，次回以降の薬剤師のケアの向上につながると考えます．

オーディットする上での注意点

本書で紹介するオーディットは指導の監査・修正というより，後輩薬剤師への指導という面が強いかもしれません．どちらにしてもオーディットは記録や患者との関わりのあら探しになってはいけません．あら探しになるとオーディットされる側は嫌になってしまいますし，オーディットする側も続きません．あくまでも同僚との相互の成長や，後輩の育成という目的で，オーディットする側は良かった点を評価し，他の薬剤師の指導内容を参考に，自分自身も勉強するという意識で取り組みましょう．

指導記録を見ながら簡単にディスカッションをすることで，患者との関わりを振り返ることができます．堅苦しく考えず，オーディットを積み重ねることが，薬剤師のスキルアップにつながっていくでしょう．

まとめ

　オーディットはする側にとってもされる側にとっても負担にならないようにしなければいけません．負担が少なく継続できる方法でオーディットを行うことが重要です．また，記録の添削や揚げ足取りになるとお互いに嫌になり継続することがしんどくなります．記載した指導記録を基に，行った患者指導を振り返り，次回に向けて少しでもよい指導につなげられるように，完璧を目指さず，お互いの勉強になるという程度に考えて行えば，もっと気楽にオーディットできるのではないでしょうか．

　みなさんもほかの人がどのような指導記録を書いているのか気になると思います．今回は「教育」という面でのオーディットの紹介になりましたが，ほかの人の記録を見ることで自分の記録やケアの不足している点などに気づくこともできますので先輩や後輩，同僚の記録を見ることをお勧めします．

引用文献

1）木村 健：薬剤師のための POS の考え方と導入の仕方：標準ケア計画の実践編―高脂血症, p.58, じほう, 2002.
2）井上忠夫ほか：臨床薬剤業務における POS：その理論と実際, p.95, 日総研出版, 1999.
3）木村 健：薬剤師のための POS の考え方と導入の仕方：標準ケア計画の実践編―高脂血症, pp.86-87, じほう, 2002.

第2章
記録の書き方
～実践編～

　本章ではさまざまな場面で薬剤師の行ったことが他職種やほかの薬剤師に伝わるような記録の書き方のコツや工夫を紹介したいと思います．患者指導を行い，指導料を算定する場合でもさまざまなパターンがあると思います．多くの場面において第1章で紹介した「POS」の基礎と「SOAP」の書き方が基本となります．

　また，指導料の算定の有無にかかわらず，直接，患者に指導をしていない場合や，医師への情報提供なども状況に応じて記録に残す必要があると思います．その場合，記録はSOAPで記載できないかもしれませんが，患者の問題点を意識した「POS」の考え方は忘れてはいけません．

　記録はこう書けば完璧だという答えはありませんし，多くの記録をする中で，いつも完璧なものを記載することはできないと思います．今回，紹介する記録の書き方のコツや工夫も完璧なものではありません．読者のみなさんが「こんな書き方もあるんだな」と参考にしていただき，よかったと思うところをご自身でアレンジして活用していただければ幸いです．

1 初回面談

　ここでは薬剤師の病棟業務の中でも特に重要な初回面談時の記録について学びたいと思います．初回面談においても，基本はここまで学んできた POS の考え方で SOAP を用いて指導記録を作成していきます．

薬剤師の初回面談とは [1]

　初回面談（初回問診という施設もあります）とは，入院初日（夜間や休日の場合，入院翌日になる場合もある）に患者を訪問し，入院前服用薬や服用状況の確認，アレルギー歴，副作用歴の確認，入院中に使用する薬剤の説明などを行うことです．病棟薬剤師は可能な限りすべての患者に初回面談を実施することが望ましいと考えます．

　入院初日に初回面談を行う利点として，

①入院初日なのでカルテを見る時間（情報収集の時間）が短いこと
②家族が一緒の場合も多く，家族からの情報収集がしやすいこと
③入院初日から薬剤師が訪問することで，チーム医療の中での病棟薬剤師をアピールできること
④薬剤管理指導料を効率よく算定できること

などが挙げられます．

　病棟常駐の有無にかかわらず，病棟で薬剤師がまずすべきことは「初回面談」と言えるでしょう．

薬剤師が初回面談で必ず確認すべき項目 [1]

　初回面談で確認すべき項目はたくさんあると思いますが，筆者らの施設で，必ず確認している4つの項目を紹介します．

常用薬の確認

　持参された薬やお薬手帳を確認しながら，家での服用状況や薬剤に対する理解度を確認します．

持参した薬剤の服用計画の確認

　中止すべき薬剤を中止しているかだけでなく，手術や検査による中止期間や再開時期の確認，服用続行薬の確認などを行います．

アレルギー歴，副作用歴の確認

　すでに他職種が聴取してカルテに記載されているかもしれませんが，薬剤師が再度確認して初めてわかる場合もあります．また，抗菌薬などにアレルギーがある場合，代替薬の提案などを行う必要があります．

腎機能，肝機能の確認

　薬剤師が確認すべき検査値はたくさんあります．また，患者の疾患や服用薬剤によって確認すべき検査値は異なります．薬剤師としてはまず，薬剤の消失過程（代謝・排泄）に関連した腎機能と肝機能を確認しましょう．腎機能に関しては腎機能に応じた薬剤の用法・用量の提案，肝機能に関しては初回に確認することによって入院後に処方された薬剤による薬物性肝障害の早期発見につながります．

$$\text{クレアチニンクリアランス（mL/min）} = \frac{(140 - \text{年齢}) \times \text{体重}}{72 \times \text{SCr（血清クレアチニン値）}}$$
（女性の場合はこの値に×0.85）

※腎機能の評価に関してはさまざまな見解があると思いますが，本書では Cockcroft-Gault の式で計算したクレアチニンクリアランス（CCr）で統一しています．

　上記の項目の確認を的確に行い，可能な限り全患者の初回面談を実施することを目指しましょう．この4項目以外にも，疾患や使用する薬剤によってさまざまな確認項目があると思いますが，この4項目は最低限押さえておく必要があります．

　4項目を含めた情報収集はカルテからだけではなく，患者から直接聴取しないといけない情報もあります．筆者らの施設では表2-1のような初回面談時の患者聞き取りのためのチェックリストをテンプレートとして作成し，指導記録（SOAPのO情報）に貼り付けられるようにしています（チェックを入れた部分のみカルテに表示されます）❶．

● 初回面談の記録を書くポイント

　前述の4項目をしっかりと確認した上で，「問題点（プロブレム）＋SOAP」の形式で記載しましょう．初回面談の記録を的確かつ簡潔に書くためのポイントを紹介したいと思います．

表2-1 初回面談チェックシート

聞き取り：□本人　□家族（　　　　　）　□問診不可　□その他（　　　　　）
持参薬関連：□持参薬報告確認　□薬未確認　□なし　□インスリン持参あり（□薬剤・単位数確認済み） 　　　　　　□インスリン持参なし　□入院中はお薬手帳・薬情等を持ち帰らないように依頼済み 　　　　　　□入院直前になくなった薬の有無を確認済み
中止薬：□あり（□中止できている　□中止できていない）　□なし
入院前の管理状況：□自己管理　□家族（　　　　　）　□その他（　　　　）
入院前の管理方法：□PTPシート　□一包化　□薬ケース　□その他（　　　　）
入院前のコンプライアンス：□良好　□不良（　　　　　　　　　　　　　　）
お薬手帳：□なし　□あり
アレルギー・副作用：食品　□なし　□あり（　　　　　　　　　　　　） 　　　　　　　　　　薬　　□なし　□あり（　　　　　　　　　　　　）
サプリメント・市販薬：□なし　□あり（　　　　　　　　　）
その他：（　　　　　　　　　　　　　　　　　　　）

※持参薬報告の中で中止薬の有無を確認している.

Sの記載ポイント

　家での薬の管理状況, 薬に対する理解度, 現在の症状などを中心に記載しましょう. アレルギー歴, 副作用歴がある場合は, 具体的な状況をSに記載してもいいですし, Oに記載しても構いません. SまたはOのどちらか一方に記載すればOKです.

Oの記載ポイント

　持参薬に関しては, ほかに報告の記載があるならすべて記載する必要はありません. 中止している薬剤や, ほかの報告の記載後に中止・再開された薬剤などを記載します.

　検査値に関しては, その疾患や使用される薬剤に対してキーとなる検査値のみを記載しましょう. 例えば, 腎機能の確認のために計算したCCrなどを記載します.

Aの記載ポイント

　アセスメントに関しては入院前の薬の管理状況や理解度を踏まえて, 自己管理できるかどうかの評価を記載します. また, 現在の症状に関するアセスメントも記載しましょう. 処方されている薬剤の用法・用量を, 腎機能を考慮して評価し, 何か問題があれば記載しましょう（特に問題がなくても, 「薬剤の用法・用量問題なし」などと問題がないことを確認したということを明確に記載しておく方がよいでしょう）.

Pの記載ポイント

　初回面談で行ったことを簡潔に記載します. 例えば, 「持参薬を確認した」「手術前後に使用する薬剤について説明した」「鎮痛薬をアセトアミノフェンに変更することを提案した」などです. 次回の確認事項（薬剤の管理状況, 中止薬の再開, 確認すべき症状, 検査値など）を具体的に記載しましょう.

問題点（プロブレム）を挙げるためのポイント

初回面談では問題点がみえないこともあります．問題点とは言えないかもしれませんが，薬剤師が何に関わっているかを明確にしておきましょう．

例）内科的な薬物治療の場合

> **#**：薬物治療管理：プレドニゾロン
> **#**：薬物治療管理：S-1

など，入院目的である薬物治療から考えると挙げやすいでしょう（第2章2「退院時指導の記録」[p.63] の症例をご参照ください）．

例）手術前でまだ痛みなどは出ていない場合

持参薬の服用管理も含めて，

> **#**：術後の薬物投与管理

というのはどうでしょうか（このセクションの症例をご参照ください）．

例）緩和ケアなど目的が明確な場合

> **#**：オピオイドによる疼痛コントロール

などが挙げられるでしょう（第1章1「臨床薬剤業務とPOS」[p.2] の症例をご参照ください）．

例）薬の自己管理ができるかどうかという場合

> **#**：薬剤の自己管理

などはどうでしょうか．

例）1泊2日や2泊3日の検査，手術入院で薬剤師が明らかに1回しか関われない場合

> **#**：検査前後の薬物投与管理

場合によっては，

> **#**：初回面談

と挙げても構わないと思います．何を問題点に挙げるのか時間をかける必要はありません．あまり悩まずに形式上「**#**：初回面談」とし薬剤師は初回面談を行ったということを示しておけばいいと思います．しっかりとした「問題点（プロブレム）」がなくても他職種に伝わる記録であればOKです．

初回面談時は入院目的（ステロイドでの治療なら「薬物治療管理：プレドニゾロン」，手

術目的の入院なら「術後の薬物投与管理」など）が問題点となってしまうかもしれませんが，患者と関わる中で問題点をしっかりと絞っていき，解決していくことが薬物治療への貢献につながります．

　以上のように，初回面談でも「問題点（プロブレム）＋SOAP」の記録を基本とします．

症例

次の症例のSOAPと問題点を考えてみましょう．

Lさん，75歳，男性．

身長：160cm，体重：65kg，BMI：25.4

現病歴：S状結腸癌，心房細動，脂質異常症

アレルギー歴・副作用歴：なし（カルテからの情報）

▶ 入院経緯と経過

　健康診断で便潜血陽性を指摘され，内視鏡検査施行．S状結腸癌と診断され，腹腔鏡手術目的でX年Y月Z日に入院となった．

　手術当日を含め3日間セフメタゾール1gを1日2回点滴．

▶ 持参薬（△△クリニックより）

エドキサバントシル酸塩水和物錠（30mg）	1回1錠	1日1回	朝食後
ビソプロロールフマル酸塩錠（2.5mg）	1回1錠	1日1回	朝食後
ベラパミル塩酸塩錠（40mg）	1回1錠	1日3回	毎食後
ロスバスタチンカルシウム錠（2.5mg）	1回1錠	1日1回	夕食後
イコサペント酸エチルカプセル（900mg）	1回1包	1日2回	朝・夕食後

（X年Y月Z−1日から中止：エドキサバントシル酸塩水和物錠）

（X年Y月Z−6日から中止：イコサペント酸エチルカプセル）

　一包包装（朝：14包，夕：18包）とベラパミル塩酸塩錠16錠を持参

▶ 医師の持参薬への指示

　絶食の間は中止し，食事再開後の状況をみて再開を検討

▶ 臨床検査値（X年Y月Z−21日）

AST 16U/L，ALT 12U/L，SCr 1.29mg/dL，BUN 24.8mg/dL，RBC 450万/μL，WBC 7,700/μL，Hb 12.5g/dL，PLT 16.1万/μL

㊝回面談（入院日：Ｘ年Ｙ月Ｚ日（手術前日）に訪問）⋯⋯⋯⋯

薬剤師 こんにちは，入院中のお薬の管理をさせていただきます，薬剤師の○○です．よろしくお願いします．

Ｌさん よろしくお願いします．

薬剤師 Ｌさんは，普段から飲んでいる薬を持っていらっしゃいましたか？ お薬手帳も一緒に見せてもらってよろしいでしょうか？
あと入院前の外来で中止するようにお伝えしていた薬は中止されているでしょうか？

Ｌさん うん，持ってきたよ．中止するのは不整脈とコレステロールの薬ね．血をさらさらにする薬と顆粒の薬は言われたとおり止めて，ほかは飲んでいるよ．

薬剤師 市販薬やサプリメントは飲んでいましたか？

Ｌさん 飲んでいるのはクリニックからもらっている薬だけだよ．持ってきた分で全部です．

薬剤師 入院中も持ってきてもらったお薬は服用してもらいますので，お薬手帳も一緒に持っておいてくださいね．
薬を飲み忘れることはありますか？

Ｌさん たまに飲み忘れる時がありますね．

薬剤師 どのくらい飲み忘れるのですか？

Ｌさん 朝は忘れることはないんだけど，外出するとね．外出する時には薬は持っていかないから．でも昼よりも夜の方がよく忘れるかな．自治会の集まりとかで遅くなった時とか，友達と飲みに行ったりしたときはね．帰ってきてから飲もうとは思うんだけど忘れちゃう．うーん，忘れるのは多くても週に２回くらいかな．

薬剤師 わかりました．入院中はちゃんと飲めそうですか？

Ｌさん それは大丈夫．入院中は出かけたりすることもないし，朝食後と夕食後は一つにまとめてもらっているからややこしくもないしね．

薬剤師 わかりました．ではお薬はお返ししておきますね．ほかの人からも何度か聞かれていると思いますが，薬を飲んでぶつぶつができたり，注射をしてしんどくなったりしたことはありませんか？

Ｌさん すごく昔の話だから言ってなかったんだけど，40年くらい前にかぜのときにもらった薬で顔が真っ赤に腫れたことがある．薬の名前も覚えてないけどね．痛み止めか解熱剤かな．

薬剤師 それ以外で何か変わったことはありますか？ 最近かぜをひいた時にもらった薬ではどうでしたか？ 抗生物質など服用しても何か変わったことはありませんでしたか？

Ｌさん それ以外は特に何もありません．抗生物質も歯医者でもらったこともあるけど何もなかったよ．

薬剤師 手術当日から術後の３日間，感染予防のために抗生物質の点滴を行います．特に問

題はないと思いますが，点滴を開始して何か変わったことがあればすぐに言ってください ね．そのほかの薬剤を使用したときも何かあれば言ってくださいね．

Lさん　わかりました．

薬剤師　それでは持ってきていただいた薬の服用について説明しますね．手術当日は朝食を 摂らずに手術に行っていただきますので，今日の夕食後に服用したら，食事が始ま るまで薬は中止の予定です．予定ではＺ＋４日から流動食が始まる予定ですが，食 事の状況や傷の状態，血圧を見ながら再開を検討しますので，再開の時にお伝えし ますね．

Lさん　とりあえず明日の朝からは薬なしだね．わかりました．痛みがどうなるのか心配だねぇ．

薬剤師　痛みがあれば我慢せずすぐに言ってくださいね．その時の状態に合った痛み止めを 準備します．

Lさん　よろしくお願いします．

薬剤師　それでは手術，がんばってくださいね．

記載例

#：術後の薬物投与管理 ②

S：たまに昼と夜の薬は飲み忘れる．

　　血をサラサラにする薬と顆粒の薬は言われたとおりにやめています．

　　昔，痛み止めか解熱剤で顔が腫れたことがある．痛みが心配です．

O：

> 初回面談チェックシート ❶
>
> 聞き取り：本人
>
> 持参薬関連：持参薬報告確認
> 　　　　　　インスリン持参なし
> 　　　　　　入院中はお薬手帳・薬情等を持ち帰らないように依頼済み
> 　　　　　　入院直前になくなった薬の有無を確認済み
>
> 中止薬：あり　中止できている
>
> 入院前の管理状況：自己管理
>
> 入院前の管理方法：PTP シート　一包化
>
> 入院前のコンプライアンス：不良（昼・夕の飲み忘れあり　　　　　　　）
>
> お薬手帳：あり
>
> 　アレルギー・副作用：食品　なし
> 　　　　　　　　　　　薬　　あり（不明の薬剤（鎮痛薬・解熱剤？）で顔面紅潮　　　　）
> 　サプリメント・市販薬：なし

持参薬の再開は食事再開後の状況を見て検討．

CCr 49mL/min

A：理解はまずまず．中止薬も問題なく中止できている．入院中の薬剤の自己管理は 問題なさそうだが，再開には注意していく． ❸

> アレルギー歴の詳細は不明であり，おそらく抗菌薬ではないと思うが注意が必要．❹
> 痛みに対して不安あり．
> 術中・術後の抗菌薬の投与量は問題なし．腎機能がやや悪いので下剤処方時❺
> （マグネシウム製剤の投与）は注意が必要．
> **P**：持参薬を確認し，再開について説明．
> 不明のアレルギー歴について主治医に報告．
> →処方変更はないが，抗菌薬，鎮痛薬などの使用時は何か変わったことがあれば
> すぐに申し出るように指導した．
> 次回，アレルギー症状出現の有無の確認．❻
> 術後の疼痛，腎機能確認．排便状況確認．
> 持参薬の再開（特に抗血栓薬の再開），服用状況確認．❼

　この症例は，外科の手術前に初回面談を行った事例です．手術前であり，問題点がみられているわけではないため，問題点を明確に挙げるのは難しいです．術後は持参薬の管理，疼痛コントロール，アレルギーの出現の有無，腎機能障害に対する薬剤の選択など薬剤師が介入すべき点はたくさんあります．そこで問題点は「術後の薬物投与管理」とし，症状管理も含めた術後の薬の投与管理に関わっていくことを問題点として挙げました❷．**S O**は可能な限りシンプルにしました．初回面談のテンプレートは**O**に貼り付けています❶．**A**に関しては飲み忘れがあるが，飲み忘れる理由が明確であり，中止薬に関しても理解されていることから筆者は「理解はまずまず，自己管理問題なし」としました❸．見方によってはノンアドヒアランスとも取れるため，薬剤師によっては違ったアセスメントになってもおかしくないと思います．また，カルテにはアレルギーなしと記載があっても，薬剤師が再度聞いたときにアレルギーがあったという場合もあり，さらに被疑薬が何かわからないということもあるかと思います．最近の抗菌薬や鎮痛薬の投与状況などを確認した上で医師と使用薬剤について検討する必要があります．明確に薬剤を特定できなくてもアレルギーがあったということを医師や他職種に情報提供することが必要です❹．患者に対しては薬剤投与時に何か体に変化があれば申し出るように指導を行い，そのことを**P**に記載しておくとよいでしょう❻．腎機能に関してはCCrを計算し，手術前後に使用される薬剤の投与量の評価をしていく必要があります．特にクリニカルパスやセット処方で処方入力されている場合は腎機能が考慮されているか注意する必要があります❺．**P**に関しては，アセスメントで記載したものを次回確認するというだけでなく，それ以外にも確認した方がよいと思うことがあれば記載しておきましょう．この症例であれば特に便秘の既往はありませんが，大腸の手術後であるため排便状況の確認をするように記載しました❼．

> **まとめ**
>
> 　薬剤師の初回面談時に記載する記録は，薬剤師と患者との最初の関わりとして，薬剤に対する理解度や管理状況を他職種に示せるようにしましょう．また，持参薬の服用計画の確認や提案，腎機能に応じた薬物の用法・用量設定など，入院時から患者の薬物療法にしっかりと介入し，その内容を記録に残していきましょう．

引用文献

1）寺沢匡史ほか編著：先輩薬剤師から聞いたこれだけは押さえてほしいルール＆マナー，p.99，南山堂，2015.

2 退院時指導の記録

　ここでは，薬剤師の病棟における患者指導の中でも特に大切な退院時指導記録について学びたいと思います．退院時指導の記録だけでなく，退院時服薬指導書などへの情報提供の記載についても考えたいと思います．

退院時指導と退院時薬剤情報管理指導料，退院時薬剤情報連携加算

　日本病院薬剤師会『必要な薬学的知見に基づく指導の進め方』[1] では，「患者の退院に際して，患者又はその家族等に，退院後の薬剤の安全管理，服用等に関して情報提供および薬学的指導（仮称）を行い，その記録を診療録に添付することが重要と考える」とされています．このように退院時指導を行うと，退院時薬剤情報管理指導料（90点）が算定できます．これは，入院患者に対する副作用や相互作用，重複投与の防止のための指導などを評価した点数です．患者の入院時に薬剤服用歴や患者が持参した医薬品など（医薬部外品，健康食品などを含む）を確認するとともに，入院中に使用した主な薬剤の名称などをお薬手帳に記載した上で，退院後の薬剤服用に関する指導を行った場合に，退院日に1回限り算定できます．お薬手帳にどの薬剤を記載するかは，「患者の病態や使用する薬剤の種類によるが，少なくとも，退院直前（概ね退院前1週間以内）に使用した薬剤および入院中に副作用が発現した薬剤については記載する」とされています．

　また2020年度の診療報酬改定では，地域における継続的な薬学的管理指導を支援するために，保険医療機関が入院前の内服薬の変更または中止した患者について，保険薬局に対して，患者またはその家族等の同意を得て，その理由や変更または中止後の当該患者の状況を文書により提供した場合に算定できる退院時薬剤情報連携加算（60点）が新設されました．患者1人につき複数の保険薬局に対し情報提供を行った場合においても，1回のみの算定となります（第2章14　[p.189]　参照）．

　ここでは，退院時薬剤情報管理指導料（90点）算定時に記載する指導記録と，退院時服薬指導書の記載について紹介したいと思います．

退院時指導記録を記載するためのポイント

　退院時指導記録を記載するためのポイントを紹介します．

　基本的には，以下のように，普段の薬剤管理指導記録と同じフォームで記載します．た

だし，退院時なので問題点の記載はありません．もし問題点があれば，できる限りそのときに解決しないといけませんが，解決できない場合は，外来で引き続き保険薬局に関わっていただけるように情報共有が重要になります．

#：退院時指導
S：・・・・・・
O：・・・・・・
A：・・・・・・
P：・・・・・・

記載の際のポイントは以下の通りです．

Sの記載ポイント

Sは簡潔に記載しましょう．現在の症状や薬剤服用状況，副作用の有無，退院後の薬の管理などを中心に記載します．会話のできない患者の場合，家族に指導すれば退院時薬剤情報管理指導料の算定ができます．

Oの記載ポイント

処方内容は可能な限り省略すればよいと思いますが，入院前の処方内容と変更点があれば明確に記載しておきましょう．服用薬剤に関連して変化のあった検査値を記載しておけば，アセスメントにつなげることができます．

Aの記載ポイント

退院後の薬剤の管理（誰がどのように薬剤を管理するか），入院中の薬物治療の効果，副作用，症状，検査値などの評価を記載します．

Pの記載ポイント

次回のプランは不要（退院なので次回はない）なので，指導内容を明確に記載しましょう．

退院時服薬指導書への記載内容

退院時処方の内容のシールをお薬手帳に貼るだけではなく，入院中の薬の変更・追加，中止，薬剤アレルギー，薬の管理状況（本人管理か看護師管理なのか），その他の特記事項を具体的（例：吸入薬を使用していれば吸入流速を確認していること，インスリン自己注射があれば手技に関する事項など）にお薬手帳に記載しましょう．お薬手帳への記載は必要事項を直接書き込んでも構いませんし，定型フォームを作成してお薬手帳に貼る形式で

もよいかと思います。当院では定型フォーム（以下，退院時服薬指導書）を作成してお薬手帳に貼付しています。また，退院時薬剤情報連携加算（60点）を算定する場合は，別途，日本病院薬剤師会『薬剤管理サマリー』（図2-1）[2]などを参考にした保険薬局あての文書の作成が必要です。

　患者の問題点は入院中に解決したいところですが，すべてを解決できるわけではありません。継続して外来で保険薬局に関わってもらうべき問題点が伝わるような記載になるように心がけましょう。

薬剤管理サマリー

作成日 [　　　]

[　　　] 御中

[　　　] 様の退院時処方・薬学的管理事項について連絡申し上げます。

生年月日 [　　]	歳	性別 [　]	身長 [　] cm	体重 [　] kg
入院期間 [　　] ～ [　　]	日間	担当医		

基本情報		該当薬剤	発現時期	発現時の状況等（検査値動向含む）
	禁忌薬　□なし □あり			
	アレルギー歴　□なし □あり			
	副作用歴　□なし □あり			
	腎機能　SCr [　] mg/dL　eGFR [　] mL/min/1.73m² 体表面積（DuBois式）[　] m²			
	その他必要な検査情報			
	入院中の服薬管理　□自己管理 □1日配薬 □1回配薬 □その他（　　　）			
	投与経路　□経口 □経管（経鼻・胃瘻・食道瘻・腸瘻）			
	調剤方法　□PTP □一包化 □簡易懸濁 □粉砕 □その他			
	服薬状況　□良好 □時々忘れる □忘れる □拒薬あり □その他			
	退院後の薬剤管理方法　□本人 □家族 □その他（　　　）			
	一般用医薬品・健康食品等　□なし □あり（　　　）			

入院時持参薬	□別紙あり　処方医療機関：_____	退院時処方	□別紙あり 退院処方に薬情添付 □なし □あり

特記事項	※患者情報で伝達が必要と思う内容を記載すること（問題点、薬剤の評価、医師の処方意図等／入院中の薬剤の追加、減量、中止で伝えたい内容）

投与方法に注意を要する薬剤 □なし □あり	※下記には現在の処方内容のうち、投与方法が特殊な薬剤（例：連日服用しない薬剤、投与間隔が設けられている薬剤等）や維持量まで増量が必要な薬剤（例：ドネペジル、ラモトリギン等）を記載しています。貴院における薬物療法の参考にして下さい。

※ご不明な点がございましたら、下記薬剤師までお問い合わせください。

施設名 _____ 〒 住所：_____ 薬剤師 [　　]

TEL （　）　　FAX （　）

図2-1 日本病院薬剤師会『薬剤管理サマリー』

症例 1

Hさん, 65歳, 女性.

身長：154.9cm, **体重**：48.8kg, **BMI**：20.3

現病歴：S状結腸癌（cType2, cT3N0M0, cStage Ⅱ）, 胸部大動脈瘤, 高血圧, 糖尿病, 脂質異常症

既往歴：なし

アレルギー歴・副作用歴：なし

▶ 入院までの経緯

　胸部大動脈瘤フォロー目的のCT検査でS状結腸癌疑いとなり精査. X年Y月Z−18日にS状結腸癌と診断され, X年Y月Z日に手術目的でX年Y月Z−2日に入院.

▶ 持参薬（当院処方）

タケキャブ® 錠（20mg）	1回1錠	1日1回	朝食後
ロスバスタチン錠（2.5mg）	1回1錠	1日1回	朝食後
アルファカルシドールカプセル（0.25μg）	1回1カプセル	1日1回	朝食後
メトホルミン塩酸塩錠（250mg）	1回2錠	1日1回	朝食後
イルベサルタン錠（100mg）	1回1錠	1日1回	朝食後
マグミット® 錠（330mg）	1回2錠	1日3回	毎食後
ミヤBM® 錠	1回1錠	1日3回	毎食後
ビクトーザ® 皮下注（18mg）	1回0.3mg	1日1回	朝　皮下注

▶ 入院中の経過

　入院時（X年Y月Z−2日）からビクトーザ® 皮下注を中止し, インスリンのスライディングスケール打ちで血糖を管理. 手術前日（X年Y月Z−1日）からメトホルミン塩酸塩錠, イルベサルタン錠を休薬し, X年Y月Z日に予定通り腹腔鏡下S状結腸切除術を施行. 手術時の抗菌薬を使用後もアレルギー症状などはなく経過.

　X年Y月Z＋1日から大建中湯開始. イルベサルタン錠, メトホルミン塩酸塩, ビクトーザ® 皮下注以外の持参薬は再開. 術後の鎮痛薬としてロキソプロフェンを頓用で使用し疼痛管理も良好.

　X年Y月Z＋2日にはイルベサルタン錠を再開. 血圧も120〜130mmHg台を推移しており管理は良好. X年Y月Z＋8日には食事摂取量も安定しメトホルミ

ン塩酸錠再開.

　術後の経過は良好.血糖値も安定しており,創部への影響を考慮されビクトー

ザ® 皮下注は中止継続とし,X 年 Y 月 Z＋13 日に退院予定となった.

▶ **退院時の処方内容**

〈退院処方〉

大建中湯	1回1包	1日3回	毎食前

〈持参薬〉

タケキャブ® 錠（20mg）	1回1錠	1日1回	朝食後
ロスバスタチン錠（2.5mg）	1回1錠	1日1回	朝食後
アルファカルシドールカプセル（0.25μg）	1回1カプセル	1日1回	朝食後
メトホルミン塩酸塩錠（250mg）	1回2錠	1日1回	朝食後
イルベサルタン錠（100mg）	1回1錠	1日1回	朝食後
マグミット® 錠（330mg）	1回2錠	1日3回	毎食後
ミヤBM® 錠	1回1錠	1日3回	毎食後

※ビクトーザ® 皮下注（18mg）は次回外来日まで中止

▶ **臨床検査値（X 年 Y 月 Z＋10 日）**

CCr 58.22mL/min,eGFR 61.05mL/min/1.73m^2,SCr 0.73mg/dL

〈下記は訪問時の検査値（X 年 Y 月 Z＋12 日）〉

HR 74/min,BP 114/60mmHg,BT 36.0℃

血糖値：朝 100-昼 118-夜 164mg/dL

退院時指導（退院前日：X 年 Y 月 Z＋12 日に訪問）

　ADL は自立している.独居のため本人のみへの指導.

薬剤師 H さん,こんにちは.薬剤師の○○です.明日退院ですね.少しお話をさせていただいてもよろしいでしょうか.

H さん やっと帰れるね.暇にしていたから,何分でも居てくれていいよ.

薬剤師 ありがとうございます.漢方を飲み始めていただいてから 1 週間以上経ちましたが,最近はお通じの調子はいかがですか.

H さん お通じね.手術が終わってすぐは水みたいな感じだったけど,最近は少し形になってきたかな.ガスもよく出ています.

薬剤師 それはよかったです.傷の痛みはどうですか.

H さん もう痛くないかな.最近は痛み止めも使ってないし.

薬剤師 痛みが落ち着いているようでよかったです.食事もしっかり食べているようですね.食後に痛みが強くなったりむかつきが出たりはしていないですか.

Hさん　ご飯食べた後も痛くなったりしていないよ．最初はお粥を食べ過ぎて気持ち悪くなったこともあったけど，最近は全然何ともない．帰ってからも食べ過ぎには注意しておきます．

薬剤師　順調そうでよかったです．では明日の退院に向けて，あらためてお薬の内容を説明させていただきますね．

Hさん　よろしく．

　　　　～退院後の内服薬について説明（上記「退院時の処方内容」参照）～

薬剤師　以上が退院後に飲んでいただきたいお薬です．入院前に使っていたビクトーザ® という注射のお薬は，次回の外来で，主治医が傷の様子などを確認してから再開の判断をされるので，中止のままです．

Hさん　わかりました．注射の薬は前にもらったものがまだ冷蔵庫に残っているから，使わずそのまま置いておくね．使い方のパンフレットとか最初の方にもらったけどなくして，しばらく使わないけど，一応もらえますか．

薬剤師　わかりました．パンフレットをご用意します．再開となったときのために一通り使い方の確認もしておきましょう．

Hさん　そうやね．時間もあるし，やり方も1回見てもらおうかな．

　　　　～一度退室．パンフレットを準備し再度訪室．手技の説明を行う～

薬剤師　Hさん，お待たせしました．では使い方の確認をしましょう．

　　　自宅ではパンレットを使用せずに自己注射していたため，まずはパンフレットを見ずに手技の確認を実施したところ，針の取り付けや単位数の確認，空打ちをすることや10秒カウントなどおおむね手技はできていた．しかし，①針の取り付け前にゴム栓の消毒をすること，②空打ちの際に気泡を抜くこと，③注入後ボタンを押したまま注射針を抜くことができていないことがわかった．
　　　次にパンフレットを提示しながら上記3点について指摘し，手技を説明した．
　　　説明後に再度手技を確認すると，指摘した3点を含め一連の手技を問題なく行えることを確認した．

Hさん　久しぶりに見てもらったら，忘れていることもあったね．今までも「10秒数えてくださいね」※とかはよく言われていたからやっていたけど，注射した後にボタン押したまま抜くこととか全然意識してなかったね．今日練習したけど，しばらく使わないから，また忘れるかもしれないわ．パンフレット見て復習しておくね．

薬剤師　そうですね．最初は抜けている箇所もありましたが，練習していただいた後は，特に指摘することもなく手技が行えていました．ひとまず次の外来で指示があるまで

※製薬企業提供のパンフレットには6秒数えると記載されていますが，患者によっては注射を早く終わりたいと秒数のカウントが速くなってしまい，6秒経たずに注入をやめるケースがあるため，余裕をもって10秒数えるように指導しています．

は中止していただくので，再開となったときにはかかりつけの薬局でも手技の確認をしてもらうと安心ですね．お手紙（退院時服薬指導書）にも書いてお薬手帳に貼らせていただきますね．次に薬局に行くときには，お薬手帳を忘れずに持って行ってください．

Hさん　そうやね．いつも見てくれる薬剤師さんがいるから，また打つことになったら見てもらうわ．ありがとうね．手帳も持っていくよ．

記載例

#：退院時指導

S：傷の痛みはない．便も固まってきている．注射を久しぶりに見てもらったら忘れていることもあった．しばらく中止だから再開になったらいつもの薬剤師さんにも見てもらう．

O：#S状結腸癌術後（cType2，cT3N0M0，cStageⅡ）
X年Y月Z日　腹腔鏡下S状結腸切除術　施行
#胸部大動脈瘤，#高血圧，#糖尿病，#脂質異常症
〈退院処方〉

大建中湯	1回1包	1日3回	毎食前

〈持参薬〉

タケキャブ®錠（20mg）	1回1錠	1日1回	朝食後
ロスバスタチン錠（2.5mg）	1回1錠	1日1回	朝食後
アルファカルシドールカプセル（0.25μg）	1回1カプセル	1日1回	朝食後
メトホルミン塩酸塩錠（250mg）	1回2錠	1日1回	朝食後
イルベサルタン錠（100mg）	1回1錠	1日1回	朝食後
マグミット®錠（330mg）	1回2錠	1日3回	毎食後
ミヤBM®錠	1回1錠	1日3回	毎食後

※ビクトーザ®皮下注（18mg）は次回外来日まで中止
〈内服管理方法〉
入院中：手術前は看護師管理→現在は自己管理
退院後：独居であり自己管理を継続
〈検査値（X年Y月Z＋10日）〉
CCr 58.22mL/min，eGFR 61.05mL/min/1.73m^2，SCr 0.73mg/dL
以下は訪問時（X年Y月Z＋12日）
HR 74/min，BP 114/60mmHg，BT 36.0℃
血糖値：朝100-昼118-夜164mg/dL

A：POD 12. 鎮痛薬の使用なしで創部痛は自制内.

食事摂取も良好，食後の疼痛増強や気分不良もなし.

術後の排便は水様便であったが，徐々に固まり現在はブリストルスケール5〜6程度の軟便. 連日排便も得られておりマグミット®，ミヤBM®，大建中湯内服でコントロール良好. 血圧，血糖のコントロールも良好.

ビクトーザ®の手技を確認. ①針の取り付け前にゴム栓の消毒. ②空打ちの際に気泡を抜くこと. ③注入後ボタンを押したまま注射針を抜くこと. 以上3点ができていなかったが，パンフレットを用いて指導した後にはスムーズに行えるようになった. 退院後もビクトーザ®は中止継続であり今回の指導事項を忘れる可能性がある. ビクトーザ再開の際にはかかりつけの薬局で手技の確認が必要. ❶

P：退院後の内服薬について説明を行った.

ビクトーザ®のパンフレットを交付し手技の確認を行った.

退院後もビクトーザ®は中止継続，次回外来で再開指示があればかかりつけ薬局で手技の確認をしてもらうように説明し，退院時服薬指導書の申し送り欄にも記載した.

この症例は，S状結腸癌にて手術を行った症例です. 入院時からビクトーザ®皮下注を中止しており，退院後の外来で再開可否を判断する予定のため，初回面談の際に手技を確認できていないと入院中に確認する機会はあまりありません. 今回は，退院時指導の際に患者と相談してビクトーザ®の手技を確認しました. 手技確認でできていなかった3点を退院時服薬指導書に記載し，再開時には手技を確認してもらうようにしました（図2-2）❶. 今回は手技を確認できましたが，入院中に手技確認ができなかった場合でも中止している旨や，再開時には手技を確認してもらいたい旨を申し送ることはできると思います.

入院中の薬剤の変更点やその理由は，保険薬局では患者が話さないとわかりません. さらに認知機能の低下している患者の場合，話した内容が正しいか判断ができないなどの問題もあります. また，吸入薬やインスリンの手技だけでなく，一包化の必要があるか，関節リウマチなどで分包紙の開封が行いにくい場合には，分包紙に切れ込みを入れる必要があるなど，調剤方法に工夫が必要な場合もあると思います. 入院中に得られた情報は，既知の情報であっても再確認の目的もあるため，積極的に退院時服薬指導書に記載し保険薬局に引き継ぐことが重要です.

保険薬局への情報提供として病名の記載は有用ですが，病名が未告知である場合など，記載が望ましくない場合もあるため，記載に関しては十分に注意が必要です. 退院時服薬指導書への記載は簡易なものとし，必要に応じて別途，退院時薬剤情報連携加算を算定して，保険薬局宛てに薬剤管理サマリーを参考にして病名などをより詳細に記載した文書を交付するとよいと思います.

退院時服薬指導書

H　　　　　様

ID：　　　　　　　　○○○○
退院日：　　　　X年Y月Z＋13日

患者様へ
他の医療機関や薬局に行く時には，お薬手帳と共にこの用紙を提示してください．

〈腎機能〉		
Ccr：	58.22	（mL/min）
eGFR：	61.05	（mL/min/1.73m²）
SCr：	0.73	（mg/dL）

〈アレルギー・副作用歴〉				
薬剤	□	有	☑	無
詳細				
食品	□	有	☑	無
詳細				

〈入院中の副作用〉			
□	有	☑	無
薬剤名			
詳細			

〈内服薬管理方法〉	
自己管理	
詳細	

〈調剤方法〉			
☑	PTP・シート	☑	一包化
☑	散剤・顆粒剤	□	粉砕
□	簡易懸濁	□	その他（下記）
詳細	マグミットはシートで交付		

入院目的・契機の疾患

X年Y月Z日　腹腔鏡下S状結腸切除術　目的の入院

入院中の変更点

> 病名の記載が望ましくない場合，
> 『X年Y月Z日　手術目的の入院』としてもよいと思います．

〈持参薬〉
メトホルミン，イルベサルタン，ビクトーザ®皮下注は手術前から中止していましたが，ビクトーザ®皮下注以外は入院中にすべて再開しています．
創部への影響を考慮してビクトーザ®皮下注は中止のまま退院し，次回外来にて再開または中止継続の指示があります．

〈当院新規処方〉
X年Y月Z＋1日から大建中湯を開始しています．

その他申し送り事項

ビクトーザ®皮下注の手技を確認し次の3点を指導しています；①針の取り付け前にゴム栓を消毒すること，②空打ちの際に気泡を抜くこと，③注入後ボタンを押したまま注射針を抜くこと．
→再開指示がありましたら，再度手技の確認をお願いいたします．

※何かご不明な点がございましたら，下記担当薬剤師までお問合せください．

○○○○病院

（住所）○○○○○○○○　（TEL）○○○-○○○-○○○○　（FAX）○○○-○○○-○○○○

担当薬剤師：○○　○○

図2-2　退院時服薬指導書への記載例

退院処方の内容は，お薬手帳シールで確認できるため記載なし．

● 症例2

> Nさん，75歳，男性．
> 身長：168.9cm，体重：72.8kg，BMI：25.5
> 現病歴：右鼠径ヘルニア，高血圧
> 既往歴：なし
> アレルギー歴・副作用歴：なし
>
> ▶ **入院までの経緯**
> 　3ヵ月ほど前から右下腹部の膨隆を自覚．腹痛などはなく圧迫にて消失していたため，受診せず畑仕事を続けていたが，2週間ほど前に立位で握りこぶし大の膨隆と腹痛を訴え当院を受診．右鼠径ヘルニアと診断され，X年Y月Z日に手術目的でX年Y月Z−1日に入院となった．
>
> ▶ **持参薬**
> 　高血圧の指摘はされているが，常用薬は特になし．市販のビタミン剤を時折使用する程度．お薬手帳もないため，退院時に発行する．
>
> ▶ **入院中の経過**
> 　予定通りX年Y月Z日に手術（腹腔鏡下鼠径ヘルニア修復術：TAPP法）施行．術後感染などもなく経過．術後鎮痛薬としてロキソプロフェンを使用している．経過良好であり，X年Y月Z＋4日に退院予定となった．
>
> ▶ **退院処方**
> ロキソプロフェンNa錠（60mg）
> レバミピド錠（100mg）
> 1回1錠　痛い時　6時間空けて1日3回まで
>
> ▶ **臨床検査値（X年Y月Z＋4日）**
> CCr 54.77mL/min，eGFR 46.03mL/min/1.73m^2，SCr 1.20mg/dL，
> AST 54U/L，ALT 33U/L，T-Bil 1.4mg/dL，CRP 1.00mg/dL
> HR 64/min，BP 134/70mmHg，BT 36.6℃

退院時指導（退院前日：X年Y月Z＋3日に訪問）

薬剤師　Nさんこんにちは．薬剤師○○です．明日退院ですね．調子はいかがですか．

Nさん　お，来てくれたんやな．調子はいいよ．

薬剤師　痛み止めの使用回数も減っていますね．傷の痛みはいかがですか．

Nさん　徐々にましになってきている．ちょっと咳をしたり，笑うとまだ痛むけれど，じっ

としていたら何ともないね.

薬剤師 それはよかったです. 退院時には, 今も使っている痛み止めを追加で持って帰っていただこうと思います.

Nさん それは助かるな, 畑もしないとあかんしな.

薬剤師 畑仕事は力も必要かと思います, 手術をしてまだ日が浅いのでお腹に力をかけ過ぎないようには注意してくださいね.

Nさん 先生にも言われたわ. 無理せんとぼちぼちやっていく.

薬剤師 持って帰っていただく痛み止めは, 副作用の胃腸障害を予防するために胃薬とセットにしています. 痛みがある時に1回1包飲んでください. 続けて使用される場合は, 6時間空けていただき1日3回までであれば使えるので, 無理し過ぎないようにしてくださいね.

Nさん 6時間空けて3回までね. 袋にも書いといて. ありがとう.

記載例

#：退院時指導

S：咳をしたり, 笑うと痛みがあるけど, じっとしていたら痛くない. 先生からもおなかに力かけ過ぎないように言われている. 畑はぼちぼちやる.

O：#右鼠径ヘルニア　X年Y月Z日　TAPP 施行
　#高血圧（内服なし）
〈退院処方〉
ロキソプロフェン（60mg）＋レバミピド（100mg）1回1錠　痛い時　10回分
〈内服管理方法〉
入院中/退院後：ともに自己管理
〈検査値（X年Y月Z＋4日）〉
CCr 54.77mL/min, eGFR 46.03mL/min/1.73m^2, SCr 1.20mg/dL,
AST 54U/L, ALT 33U/L, T-Bil 1.4mg/dL, CRP 1.00mg/dL
HR 64/min, BP 134/70mmHg, BT 36.6℃

A：POD 4. 腹圧がかかると創部痛の増強がみられるが, ロキソプロフェン頓用でコントロール可能. 退院処方は1回分ごとに分包しており, 理解も問題ないため自己管理を継続可能.

P：疼痛時にロキソプロフェンとレバミピドを1錠ずつ内服, 6時間空け, 1日3回まで使用可能と説明. お薬手帳を新規で発行し, 退院時服薬指導書, お薬手帳シール, お薬説明書を交付した.

　この症例は鼠径ヘルニアの手術目的に入院し，術後感染などはなく経過良好で，鎮痛薬のみ持ち帰りとなった症例です．腹圧がかかると疼痛増強はみられているようですが，ロキソプロフェンを内服し自制内であったため，疼痛管理は良好としました[❷].

　この症例のように，保険薬局への申し送り事項が特にない場合には，無理に書く必要はないため，退院時服薬指導書への記載は「特にありません」としました（図2-3）．畑仕

退院時服薬指導書

| N　　　　　様 | ID：　　　　　　　○○○○ |
| | 退院日：　　　X年Y月Z＋4日 |

患者様へ
他の医療機関や薬局に行く時には，お薬手帳と共にこの用紙を提示してください．

〈腎機能〉			入院目的・契機の疾患
Ccr：	54.77	(mL/min)	X年Y月Z日　右鼠径ヘルニア手術目的の入院
eGFR：	46.03	(mL/min/1.73m^2)	
SCr：	1.2	(mg/dL)	入院中の変更点

〈アレルギー・副作用歴〉				
薬剤	□	有	☑	無
詳細				
食品	□	有	☑	無
詳細				

常用薬は特にありません．
市販のビタミン剤を適宜使用されています．

〈当院新規処方〉
頓用のロキソプロフェン＋レバミピドを使用．

〈入院中の副作用〉			
□	有	☑	無
薬剤名			
詳細			

〈内服薬管理方法〉
自己管理
詳細

〈調剤方法〉				
□	PTP・シート	☑	一包化	
□	散剤・顆粒剤	□	粉砕	
□	簡易懸濁	□	その他（下記）	
詳細				

その他申し送り事項
特にありません．

※何かご不明な点がございましたら，下記担当薬剤師までお問合せください．

○○○○病院
（住所）○○○○○○○○　　（TEL）○○○-○○○-○○○○　　（FAX）○○○-○○○-○○○○　　担当薬剤師：○○　○○

図2-3 退院時服薬指導書への記載例
内服薬の内容は，お薬手帳シールで確認できるため記載なし．

事をされており，腹圧をかけ過ぎないように指導している旨を記載するのもよいと思います．無理に内容を書こうとするのは労力がかかりますし，受け手側も不必要な情報を得るのに時間を使ってしまいます．必要なことをわかりやすく記載するようにしましょう．

まとめ

　急性期病院など入院期間が短い場合では，薬剤師が介入する機会が少なく，すべての問題を解決できるわけではありません．外来で継続して保険薬局に関わってもらえるように，入院中に得られた情報を共有することが重要です．情報提供側も受け取り側も負担が大きくならないように，簡潔に伝わるように記載しましょう．

引用文献

1）日本病院薬剤師会：必要な薬学的知見に基づく指導の進め方，2014. Available at：〈https://www.jshp.or.jp/cont/14/0526-1.pdf〉
2）日本病院薬剤師会：「薬剤管理サマリー（改訂版）」の活用について，2018. Available at：〈https://jshp.or.jp/cont/18/0115-1.html〉

3 小児（保護者への指導）

　ここでは患者本人に説明ができない場合も含め，小児に対して指導をした時の記録方法について紹介します．小児に対する指導は患者本人だけでなく，患者の年齢や理解度によって保護者への指導が重要となります．よって，指導記録は患者本人に加えて保護者に対しての指導内容も記載する必要があります．

　ここでは小児・保護者への患者指導の指導記録について，3つの症例を用いて考えていきたいと思います．

▌小児・保護者への指導時の SOAP 記載のポイント

Ｓの記載ポイント

　本人だけでなく，保護者と話した内容も書きます．本人と話せるときは薬の服用状況（剤形の嗜好や飲みにくさなど）や症状などを記載します．乳児の場合は，保護者との会話のみをＳとしてもよいでしょう．保護者からのＳとしては，家での服用状況（剤形の嗜好，薬の管理状況，服用上の問題点）や現在の症状などを記載しましょう．

Ｏの記載ポイント

　年齢，体重，状況に応じて病名と，そのときに主となる薬剤の投与量を記載します．

Ａの記載ポイント

　まず，薬の管理や服用，使用状況について評価しましょう．本人，保護者の理解度などを評価してもよいでしょう．また，薬の投与量が適切か評価することも重要です．適切であっても薬剤師がしっかりチェックしていることを記載しておきましょう．薬の効果も評価しましょう．

Ｐの記載ポイント

　本人や保護者への指導内容を明確に記載しましょう．医師へ処方提案した場合はその内容を記載しましょう．次回の確認事項は大人の場合と同様ですが，確認すべき症状や検査値を記載しておきましょう．

症例1：乳児（患者への指導が困難な場合）への指導の事例

> Aちゃん，0歳9ヵ月，女児．
> 体重：8kg
> 現病歴：尿路感染症
> 既往歴：なし
> アレルギー歴・副作用歴：なし
> 常用薬：なし
>
> ▶ 入院までの経緯と経過
>
> 　X年Y月Z日，38.7℃の発熱があり受診．尿路感染症と診断され入院となる．
>
> 　入院当日から，抗菌薬による治療が開始された．抗菌薬の投与後，すみやかに解熱し，全身状態の改善がみられた．入院6日目，抗菌薬が注射から内服に切り替わり，入院7日目に退院となる．退院薬としてアモキシシリン細粒が処方された．
>
> ▶ 処方内容
>
> 〈入院中の処方〉
> X年Y月Z日〜　　　セフメタゾールNa静注　　1回250mg　1日3回
> X年Y月Z＋5日〜　アモキシシリン細粒（20%）　1回120mg　1日3回　毎食後
>
> 〈退院処方〉
> アモキシシリン細粒（20%）　1回120mg　　1日3回　毎食後　7日分
> X年Y月Z＋6日から服用開始

退院日の面談（入院7日目：X年Y月Z＋6日）

　保護者に対して退院薬の服薬指導を行った．

薬剤師 こんにちは．薬剤師の○○です．家で服用していただくお薬について説明させていただきます．抗菌薬の飲み薬が処方されています．1日3回，朝昼晩に，授乳や食事の時間に合わせて服用してください．食後と記載されていますが，このお薬は食前に服用しても問題ないので，授乳前の服用をお勧めします．粉薬なのですが，今まで粉薬を飲ませたことはありますか？

母親 これまでシロップのお薬しか飲ませたことがないです．粉薬は初めてです．どうやって飲ませたらいいですか？

薬剤師 粉薬を少量の水に溶いてスポイトやスプーンを使って服用させるといいと思います．哺乳瓶のニップルを使っても構いません．

母親 わかりました．この薬って甘いんですか？

薬剤師 はい．フルーツの甘い味がついています．入院中も飲まれていましたが，味を嫌がることはなかったようです．

母親 そうなんですね．お薬は何時間空ければいいですか？

薬剤師 4～5時間以上は空けてください．

母親 わかりました．

薬剤師 お大事にしてください．

記載例

#：退院時指導

S：（母）粉薬は初めてです．どうやって飲ませたらいいですか？ お薬は何時間空ければいいですか？❶

O：0歳9ヵ月，体重8kg

尿路感染症

退院処方 アモキシシリン細粒 45mg/kg/d 分3 7日分❷

A：尿路感染症に対するアモキシシリンの投与量は適切．❸

母はこれまで粉薬を飲ませたことはなく，飲ませ方の説明が必要である．❹

説明に対して理解良好．自宅でも引き続き服用できると思われる．❺

P：母に，退院薬の薬効，用法・用量を説明し，お渡しした．

服用タイミング（朝昼夜の授乳前に，少なくとも4～5時間の間隔を空けて），与薬方法（少量の水に溶いてスポイトやスプーンなどを使って飲ませる）についても説明した．❻

　患者が乳児の場合，本人に対して指導はできないため，保護者への指導が中心になります．そのときには，保護者の内服方法への不安やストレスを取り除くような服薬指導を心がけましょう[1]．

　Sは主観的情報ですが，保護者の発言を**S**として問題ないでしょう．どの保護者（母または父など）の発言かわかるように記載します❶．**O**には，児の年齢，体重，病名と処方内容を記載し❷，**A**に投与量の評価を記載しました❸．また，保護者との会話から，保護者は児に粉薬を飲ませた経験がないことがわかりました．そこで，粉薬の飲ませ方の説明が必要であると評価し❹，服薬指導ではこの点を中心に説明しました．**A**には，説明後の保護者の理解度も記載しておくとよいでしょう❺．保護者に対しての説明内容は具体的に**P**に記載しておきましょう❻．

症例2：幼児（理解度が十分でない場合）への指導の事例

> Bくん，4歳，男児.
>
> 体重：16kg
>
> 現病歴：気管支喘息，アトピー性皮膚炎
>
> 既往歴：なし
>
> アレルギー歴・副作用歴：なし
>
> 常用薬：ヘパリン類似物質油性クリーム，ヒドロコルチゾン酪酸エステル軟膏
>
> ▶ **入院までの経緯と経過**
>
> 　X年Y月Z日，喘鳴が持続し，救急外来を受診. 気管支喘息中発作と診断され，入院となる. 入院当日からステロイド全身投与，β_2刺激薬吸入，去痰薬内服による急性期治療がなされた. ステロイド全身投与終了後のX年Y月Z＋3日，長期管理薬としてステロイド吸入薬が開始されることになった.
>
> ▶ **処方内容**
>
> フルタイド®100μgエアゾール60吸入用　1回1吸入　1日2回
> ステロイド吸入薬のエアゾール製剤（pMDI）は噴霧と吸気の同調が難しいため，吸入補助具（スペーサー）を組み合わせて使用する.

㊉入指導のため面談（入院4日目：X年Y月Z＋3日に訪問）……

　医師からスペーサーを用いた吸入指導の依頼があったため，実薬を開始する前に，薬剤師が本人に対して吸入指導をした. 吸入指導では，吸入薬はデモ機を使用し，スペーサーはマスクタイプを使用した.

薬剤師 Bくん，こんにちは. Bくんがね，これから咳でしんどくなったりしないように，新しいお薬を始めることになったんだ. こんなのだよ. （吸入薬デモ機とスペーサーを児に見せる.）こうやって，吸って使うお薬. 練習してみようか. やってみる？

Bくん うん.

薬剤師 まずマスクを顔につけます. （児の口にマスクを当てる.）できたね. 上手！ 次はゆっくり，すーはーってしてみよう.

Bくん （マスクを当てながら5～6回自然呼吸できる）

薬剤師 そう. 上手にできたね. こうやって使うお薬なんだ. もう1回練習してみようか. マスクをぴったりと当てて，ゆっくり息をするよ. すーはー…

Bくん （問題なく5呼吸程度できた.）

薬剤師 はい，上手にできました！ 先生や看護師さんにも，Bくん，上手にできたって言っ

ておくね.

Bくん　うん.

薬剤師　また後で看護師さんがお薬を持ってくるから, 今みたいにやってね. このお薬を朝と夜に毎日していれば, 咳でしんどくなったりしないからね. 家に帰っても, おうちの人と一緒にしてね.

Bくん　うん.

記載例

#：吸入手技[7]

S：（やってみる？）うん.[8]

O：4歳, 体重16kg

　　気管支喘息の長期管理薬としてフルタイド®100μg エアゾール開始

　　1回1吸入　1日2回（200μg/日）[9]

　　スペーサーを使用して吸入

A：フルチカゾンプロピオン酸エステル200μg/日は, 中用量の吸入ステロイドに相当し, 投与量は適切である.[10]

　　スペーサーの練習をしたところ, 嫌がることなくマスクを顔に密着させて5〜6呼吸程度できた. pMDIはスペーサーを使って適切に吸入できると思われる.[11]

　　本人の理解は良好, 積極的に取り組めた.[12]

P：デモ機とスペーサーを用いて, 本人の吸入手技を確認した.

　　本人に, 吸入薬を使う理由, 退院後も朝晩毎日続けるお薬であることを簡単な言葉で説明した.[13]

　　医師, 看護師に, 吸入時の児の様子やpMDIが問題なく使用できることを報告した.[14]

　　実薬での吸入手技も確認していく.[15]

　　退院時, 保護者にも吸入方法の説明をすること.[16]

　幼児になると理解力が備わってくるため, 本人への服薬指導が可能になります. どのような薬なのか, なぜ服用する必要があるのかを, 簡単な言葉で説明しましょう. 特に, 毎日継続して使用しなければならない薬のときは, アドヒアランスの向上・維持のためにも, 本人に目的意識をもって薬を使用してもらうことが大切です[1].

　本症例は, 薬剤師が本人に対してステロイド吸入薬（pMDI）の吸入指導をした例です. 児にとってpMDIは初めてであり, スペーサーを使うのも初めてであったため, 実薬を使用する前にデモ機を用いて適切に吸入できるか確認しました. 問題点は「吸入手技」としました.[7]

Sには本人が話したことを記載しますが，本人の言葉数が少ないときは，会話の内容がわかるよう薬剤師の話した言葉を補足してもよいでしょう[8]．**O**には児の年齢・体重と処方内容を書きました[9]．そして**A**には，**O**に示した薬剤の投与量の評価をガイドライン[2]を参照にして記載し[10]，次に，問題点として挙げた吸入手技について，確認すべき項目ができたか，吸入可能であるか，それらの評価を記載しました[11]．本人の理解度や意欲についても記載しました[12]．**P**には，薬剤師のしたこと，本人に説明した内容を記載しました[13]．そして，医師にも薬剤師の評価を報告しておきましょう[14]．

今後，実薬での吸入手技も確認していく必要がありますが[15]，薬剤師が毎回吸入手技を確認することは難しいので，看護師の協力も必要です．看護師にも吸入の様子を報告しておくとよいでしょう[14]．他のスタッフにもその時の状況がよくわかるような記録を心がけましょう．また，退院後に薬の管理や吸入薬の操作をするのは保護者であるため，保護者への吸入指導も必要です．次回予定として，**P**に記載しました[16]．

退院日の面談（入院6日目：X年Y月Z＋5日）

吸入薬は毎回看護師が実施し，問題なく使えているとのことであった．

入院6日目，退院となる．フルタイド®吸入は持ち帰り，継続するよう指示があった．退院日，保護者に吸入薬の使用方法を説明するため，薬剤師が訪室した．

薬剤師 こんにちは．薬剤師の○○です．退院後も続けていただく吸入薬について説明しにきました．ステロイドの吸入薬で，気道の炎症を抑えることで発作を予防するためのものです．1日2回，朝と夜にしてください．1回1プッシュです．スペーサーは買っていただけましたか？

母親 買ってきました．

薬剤師 ありがとうございます．今日の朝の吸入がまだなので，一緒にやってみましょう．

母親 わかりました．

Bくん こうするんだよ．（マスクを自ら顔に当てる．）

薬剤師 そうだねー．ではお母さん，やってみましょう．まず吸入薬をよく振ってから，このように吸入薬をスペーサーに取り付けます．そして，吸入薬の底を1プッシュしてください．

母親 こうですか．

薬剤師 はい．プッシュしたら，マスクを顔にぴったりと付けて，ゆっくり呼吸します．スペーサーの弁がゆっくり動いているか確認してください．ゆっくり5～6往復ほど動いていれば大丈夫です．Bくん，上手にできていますよ．

母親 これでいいんですね．

薬剤師 最後にうがいをして口の中をきれいにしてください．薬が口の中に残ったままだと

声がかすれたり，カンジダというカビが口の中に生えてしまうことがあります．

母親 わかりました．吸入は毎日するんですよね．

薬剤師 はい．喘息の発作を予防するためには毎日継続して使うことが大切ですので，大変だと思うのですが，がんばって続けてください．朝夕の歯磨き前にするなど，習慣化するといいと思います．

母親 わかりました．

薬剤師 お大事にしてください．

記載例

#：保護者への吸入指導

S：（本人）こうするんだよ．

（母）わかりました．吸入は毎日するんですよね．[17]

O：4歳，体重16kg
フルタイド®エアゾールは退院後も継続

A：児は吸入に慣れた様子で，スムーズに吸入できた．[18]
母の吸入薬の操作方法も問題なし．吸入薬を毎日使用することについても理解されている．[19]

P：退院日の朝の吸入を母とともに実施した．[20]
母に，吸入ステロイドの薬効，用法・用量，吸入薬の操作方法，吸入後うがいが必要なことを説明した．発作を予防するためには毎日継続して使うことが大切であることも説明した．[21]

退院後，薬の管理や吸入薬の操作をするのは保護者であるため，保護者にも必ず説明を行いましょう．S には本人と保護者が話した内容の両方を記載しますが，どちらの発言かわかるようにしておきましょう[17]．A には児の様子[18]や，保護者の手技・理解[19]を記載しました．P には，吸入を実施したこと[20]と，保護者への指導内容を具体的に記載しました[21]．

症例3：学童（理解度が十分にある場合）への指導の事例

Cさん，10歳，女児．

体重：32kg

現病歴：右橈骨骨折

既往歴：なし

アレルギー歴・副作用歴：なし

> ▶ **入院までの経緯と経過**
>
> 　X年Y月Z−7日，転倒して右手を負傷．近医を受診し，右橈骨骨折と診断された．X年Y月Z日，手術（観血的整復固定術）の目的で入院となる．
>
> ▶ **入院中の処方内容**
>
> 〈手術当日のみ〉
> セファゾリンNa注射用　　1回500mg　1日2回
> 〈手術当日の夕食後から〉
> アセトアミノフェン細粒50%（300mg/包）　　1回1包　1日3回　毎食後

初回面談（入院1日目：X年Y月Z日）

　入院当日，初回面談のため薬剤師が訪室した．

薬剤師 こんにちは．入院中のお薬の管理をさせていただきます，薬剤師の○○です．よろしくお願いします．

母親 よろしくお願いします．

薬剤師 入院に際していくつか確認させていただきます．Cちゃんは，普段飲んでいるお薬はありますか．

母親 毎日飲んでいる薬はありません．近所の整形外科でもらった痛み止めを1回だけ飲みましたが，もう痛くないみたいで使っていません．

Cちゃん 全然痛くない．

薬剤師 そうなんですね．お薬手帳を見せていただいていいですか？（使用した痛み止めについて）アセトアミノフェン錠ですね．確かに，毎日飲んでいる薬はなさそうですね．これまで，食べ物や薬でアレルギー症状が出たり，薬で大きな副作用が出たことはありますか？

母親 ありません．

薬剤師 わかりました．では，入院中に使用する予定の薬について説明します．手術当日は感染予防のために抗菌薬の点滴があります．術後，飲水できるようになれば，痛み止めの飲み薬が1日3回で始まる予定です．痛み止めは粉薬で処方されていますが，粉薬は飲めますか？

母親 粉薬は口に残って飲みづらいみたいです．薬は錠剤でもらうことが多いです．

Cちゃん 粉はいや．錠剤がいい．

薬剤師 では錠剤に変えてもらいましょうか．

母親 お願いします．

薬剤師 では，お薬準備しておきますね．Cちゃん，傷口からばい菌が入らないようにする薬と，痛み止めの飲み薬を準備しておくね．

記載例

#：初回面談

S：（母）毎日飲んでいる薬はありません．薬は錠剤でもらうことが多いです．

（本人）全然痛くない．粉はいや．錠剤がいい．㉒

O：10歳，体重32kg

右橈骨遠位端骨折

X年Y月Z＋1日　観血的整復固定術予定

手術当日　セファゾリンNa注射用　　　　　1回500mg　　1日2回

術当日夕食後から，アセトアミノフェン内服　1回300mg　　1日3回

常用薬：なし

アレルギー歴・副作用歴：なし

A：術前に中止すべき薬剤の服用なし．薬剤の投与量は適切．㉓　　　　　　㉔

アセトアミノフェン内服は錠剤での希望あり．1回1錠で適切な投与量が得られ

るため，医師に変更依頼を．㉕

P：持参薬がないことを確認した．

母に，術当日に手術部位感染予防の抗菌薬と鎮痛薬の飲み薬が予定されているこ

とを説明した．本人にも簡単な言葉で説明した．

医師に，アセトアミノフェンの錠剤への変更を依頼した．㉖

術後，疼痛状況や服用状況を確認していく．㉗

　この症例は手術目的の入院の初回面談です．成人の場合と同様に，常用薬やアレル
ギー・副作用歴を確認します．常用薬や自宅での服用状況については保護者に確認するこ
とはもちろんですが，学童期になると本人への聞き取りも十分にできます．

　Sには本人と保護者両方の発言を記載します．**O**には手術日や処方されている薬剤，患
者情報を記載しました．**A**には，術前中止すべき薬剤の有無㉓と，処方されている薬剤の
投与量の評価㉔，特に小児の場合は剤形が適切であるか（好みも含めて）も評価し㉕，記載
しました．学童期では薬剤の希望をはっきりと伝えることができます．本症例の児は，**S**
の記載にあるように，粉薬の服用が苦手でした㉒．年齢的にも錠剤が服用できる年齢であ
り，錠剤に変更した場合も適切な投与量が確保できるため，医師に剤形変更の依頼をしま
した．依頼した内容は**P**に記載しておきます㉖．さらに，その変更が適切であったかどう
かを次回評価するために，**P**に疼痛状況や服用状況の確認をすることを記載しました㉗．

退院日（入院3日目：X年Y月Z＋2日）

　術後の経過は順調で，手術翌日に退院となる．退院薬としてアセトアミノフェン錠が処方された．

▶ **退院処方**

　アセトアミノフェン錠（300mg）　1回1錠　1日3回　毎食後　7日分

退院日の面談（入院3日目：X年Y月Z＋2日）

　退院当日，退院薬の説明と疼痛状況・服薬状況の確認のため，薬剤師が訪室した．

薬剤師 こんにちは．Cちゃん，痛みは今どうですか？

Cちゃん そんなに痛くない．

薬剤師 お薬は錠剤で飲めた？

Cちゃん 飲めた．

薬剤師 じゃあ，お薬はこのままでよさそうですね．退院の薬として，痛み止めの薬が7日分出ています．1回1錠，1日3回です．手術直後なので，1日3回定期的に飲んで痛みをとるようにしてください．平日は学校があると思いますが，昼の薬は飲めますか？

母親 学校へ持って行って飲むことができます．薬は何時間空ければいいですか？

薬剤師 4〜6時間は空けてください．この薬は食後でなくても飲むことができますので時間をずらして飲むこともできますが，1日3回までにしておいてください．

母親 わかりました．

薬剤師 Cちゃん，痛み止めの薬は4時間以上空けて飲むようにしてね．1日3回まで，回数も守ってね．

Cちゃん うん．

薬剤師 Cちゃんが薬を正しく使えているかどうか，お母さんもみてあげてください．

母親 わかりました．

薬剤師 お大事にしてください．

記載例

#：退院時指導

S：(本人) そんなに痛くない．錠剤飲めた．㉘

　　　(母) 薬は何時間空ければいいですか？

O：10歳，体重32kg

　　　Y月Z＋1日　観血的整復固定術

　　　退院処方：アセトアミノフェン錠　1回300mg（1錠）　1日3回

A：アセトアミノフェンの内服で疼痛自制内．錠剤も問題なく飲めており，上記処方で問題なし．㉙

　　　薬を学校に持っていく可能性がある．その場合は自己管理となるため，本人にも使用方法の説明が必要．㉚

P：鎮痛薬の用法・用量と服用間隔について，4〜6時間以上空けて1日3回までであることを母と本人に説明し，お薬をお渡しした．㉛

　退院時指導では，退院薬の説明に加え，本人から疼痛状況や服用状況を聞き取りました．その結果，**S**に記載したように㉘，疼痛自制内で錠剤も問題なく飲めていたため，上記**A**としました㉙．また，保護者との会話から，薬を学校に持参する可能性が考えられたため，自己管理ができるよう本人にも服用方法の説明が必要と考えられました㉚．そこで，本人にも薬の服用間隔と1日の服用回数を説明しました．本人や保護者に説明した内容は**P**に記載しておきましょう㉛．

　学童期になると理解力はさらに高まり，服薬指導の中心は本人に移ります．しかし，児の理解が十分な場合であっても，保護者への説明は必要です．薬の管理を本人任せにせず，薬を適切に使えているか，必ず保護者に確認してもらうようにしましょう．

まとめ

　本項では理解力の異なる3症例の指導記録を紹介しました．小児の場合，本人に加えて保護者にも指導が必要となりますので，本人の発言か保護者の発言かわかるように記載しておきましょう．

　また，薬の管理や服用・使用状況，本人や保護者の理解度，薬剤の投与量が適切かどうか評価し，記載することが重要です．その上で誰に対して何を説明したかを明確に記載しておく方がよいでしょう．小児への服薬指導といっても特別ではなく，患者本人への説明はわかりやすい言葉で行いますが，記録は成人の場合と同様に，ほかの人に伝わることを意識して記載しましょう．

引用文献

1）板橋家頭夫総監：小児薬物療法テキストブック，pp.180-183，じほう，2017.
2）日本小児アレルギー学会：小児気管支喘息治療・管理ガイドライン 2020，協和企画，2020.

ハイリスク薬の指導記録

　ハイリスク薬は，使い方を誤ると患者に被害をもたらす，特に安全管理が必要な医薬品です．ハイリスク薬が処方されている患者に対しては，患者の病態や服薬状況を把握した上で，副作用の早期発見，重篤化防止のための継続的な服薬指導や薬学的管理を行うことが重要です．ハイリスク薬服用患者への介入や指導に対しては，病院では「薬剤管理指導料1」，保険薬局でも「特定薬剤管理指導加算」として，診療報酬上でも高い指導料を算定することができます．ここでは病院における「薬剤管理指導料1」を算定するときの指導記録の記載について考えていきたいと思います．

薬剤管理指導業務とハイリスク薬[1]

　2016年度の診療報酬改定により見直された「薬剤管理指導料1」を算定できるハイリスク薬を表2-2に示します．これらの指定されている薬剤を使用している患者に薬学的管理が実施された場合に「薬剤管理指導料1（380点）」を算定することができます．それ以外の薬剤を使用している患者に薬学的管理を実施した場合は「薬剤管理指導料2（325点）」の算定になります．

表2-2 「薬剤管理指導料1」を算定できるハイリスク薬

①抗悪性腫瘍剤	⑦テオフィリン製剤
②免疫抑制剤	⑧カリウム製剤（注射薬に限る）
③不整脈用剤	⑨精神神経用剤
④抗てんかん剤	⑩糖尿病用剤
⑤血液凝固阻止剤	⑪膵臓ホルモン剤
⑥ジギタリス製剤	⑫抗HIV薬

「薬剤管理指導料1」を算定するときの薬学的管理

　薬学的管理は服薬指導のみならず，アドヒアランスの確認，副作用などの確認を含めて総合的に行わなければいけません．具体的な注意事項は日本病院薬剤師会『ハイリスク薬に関する業務ガイドライン（Ver.2.2）』[1] に記載されていますが，ハイリスク薬だからといって難しく考える必要はありません．処方内容の確認，服用薬についての的確な指導，服用状況の確認，副作用や関連する検査値の確認，必要な処方提案など，どの薬剤においても薬剤師が基本的に実施することは変わらないのではないでしょうか．また，ハイリス

ク薬に関わった内容をしっかりと指導記録に残すことが大切です.

●「薬剤管理指導料1」を算定するときの指導記録のポイント

SOAP を記載するときのポイントを紹介します.

Ｓの記載ポイント

ハイリスク薬の効果や副作用, 薬の服用状況についての発言は記載しましょう. 変化がないことや問題がないという発言も明確に記載しておきましょう.

Ｏの記載ポイント

ハイリスク薬は指導の中でキーになる薬剤です. ハイリスク薬の用量・用法など必要なものを記載しておきましょう. また, 該当のハイリスク薬の服用や使用に関連した確認すべき検査値については記載しておきましょう.

Ａの記載ポイント

ハイリスク薬の効果や副作用についての評価は必ず行いましょう. 変化がない場合や問題がない場合も「問題なし」「副作用の出現なし」など, 確認をしたということを明確に記載しましょう.

Ｐの記載ポイント

ハイリスク薬について説明した内容を記載しましょう. 該当するハイリスク薬における次回確認すべき効果, 副作用の具体的症状や検査値を明確に記載しましょう.

問題点（プロブレム）を挙げるためのポイント

問題点に関してはハイリスク薬に関係したものを挙げなければならないというわけではありません. しかし, ハイリスク薬に関して介入していれば自然とハイリスク薬に関連した問題点になると思います. 難しく考えずに「薬物治療管理：薬剤名」と挙げておけば, 薬剤師がハイリスク薬に関わっていることが明確になるでしょう.

具体例

#：薬物治療管理：ワルファリン
Ｓ：内出血とかありませんよ. 朝に2錠になるんですね. わかりました.
Ｏ：ワルファリン 1.5mg → 2.0mg, PT-INR 1.61

> **A**：PT-INR が少し低いのでワルファリン増量.
>
> 　用量の変更も理解されており，自己管理問題なし.
>
> 　出血傾向なし.
>
> **P**：ワルファリンの用量変更について説明した.
>
> 　次回，アドヒアランス，PT-INR，出血傾向の自覚症状確認.

　上記のように，ワルファリンコントロールに薬剤師がどのように関わっているか，具体的にそして明確に記載しましょう.

症例

　次の症例の SOAP を記載して問題点を挙げてみましょう.

　Iさん，74歳，女性.

身長：152cm，**体重**：58.0kg

現病歴：2型糖尿病，高血圧症，脂質異常症，狭心症（PCI後）など

既往歴：なし

アレルギー歴・副作用歴：なし

喫煙歴：なし

▶ 入院までの経緯

　2型糖尿病に対し長期治療中. 1ヵ月後に手術を控えているが，入院前の術前検査で随時血糖 201mg/dL，HbA1c 8.5%であったため，教育入院も兼ねて術前血糖コントロールを目的にK病院に入院となった.

▶ 持参薬（入院時3日分持参）

シタグリプチンリン酸塩水和物錠（50mg）	1回1錠	1日1回	朝食後
ピオグリタゾン塩酸塩錠（15mg）	1回1錠	1日1回	朝食後
ダパグリフロジンプロピレン　グリコール水和物錠（5mg）	1回1錠	1日1回	朝食後
アトルバスタチンカルシウム水和物錠（10mg）	1回1錠	1日1回	朝食後
アスピリン腸溶錠（100mg）	1回1錠	1日1回	朝食後
カルベジロール錠（2.5mg）	1回1錠	1日2回	朝・昼食後
フロセミド錠（40mg）	1回1錠	1日1回	朝食後

▶ 入院後の処方

ノボラピッド®注フレックスペン®	毎食直前	各3単位
インスリングラルギンBS注ミリオペン®	就寝前	4単位

　＋スライディングスケール（SS）※　　　　毎食直前血糖測定

糖尿病治療薬以外の常用薬はすべて継続

今回の入院は術前血糖コントロールを目的としているため，看護師側でインスリ
ン手技指導

▶ **臨床検査値**

〈X年Y月Z－5日〉

随時血糖201mg/dL，HbA1c 8.5%

〈X年Y月Z＋1日〉

AST 33U/L，ALT 18U/L，SCr 1.10mg/dL，eGFR 44mL/min/1.73m^2，CCr
41.08mL/min，Na 139mEq/L，K 3.7mEq/L，TG 116mg/dL，HDL-C 48mg/dL，
LDL-C 75mg/dL

朝食前血糖146mg/dL，血中C－ペプチド（食前）0.76ng/mL

〈血糖推移〉

（X年Y月Z日）朝食前208-昼食前212-夕食前213mg/dL

（X年Y月Z＋1日）朝食前146mg/dL

※スライディングスケール（SS）：インスリン投与前に測定した血糖値に基づき，医師が事前に指示している量の超
　速効型または速効型インスリン製剤を追加すること．

初回面談（X年Y月Z＋1日に訪問）

薬剤師 こんにちは．薬剤師の○○です．よろしくお願いします．血糖が少し高かったよ
うですが，薬の飲み忘れはありませんでしたか？

Iさん ほとんどの薬を朝にまとめて一包化しているので飲み忘れることはなかったです．

薬剤師 ありがとうございます．これまでに低血糖の経験はありませんか？

Iさん 低血糖ですか．

薬剤師 低血糖のお話は聞かれたことがありますか？

Iさん 低血糖の話はずいぶん前に聞いた覚えはあるけど，これまでなったことがないから
普段あまり意識していなかったです．

薬剤師 今回の入院で再度理解してもらえれば大丈夫です．新しく注射の薬が始まることは
先生から聞いていますか？

Iさん インスリンでしょ？食事には気をつかっていたのに何でこんなに数値が悪くなっ
たのかね．

薬剤師 今回は手術を控えているのもあって厳格に血糖をコントロールする必要があります．

Iさん 友達でずっとインスリンを使っている人がいます．インスリンを始めたらこれから
も使い続けることになりますか？

薬剤師 先生のお話にもあったように，膵臓が少し疲れているので，飲み薬も効きにくい状況です．早いうちからインスリンを始めることで，膵臓を休ませることにつながります．膵臓の機能が回復すればインスリンをやめることも可能です．

Iさん 人の目も気になるし，できれば使いたくないですね．2種類始まるみたいだけど，この2つの違いは何？

薬剤師 体の中では，24時間続けて分泌されるインスリンと食事に合わせて分泌されるインスリンがあります．このインスリン分泌を再現するために2種類使います．

Iさん 難しいですね．これから少しずつ慣れていきます．

記載例

#：糖尿病治療のアドヒアランス ❸

S：薬を飲み忘れることはなかったです．低血糖にはこれまでなったことがないから普段あまり意識していなかったです．食事には気をつかっていたのになんでこんなに数値が悪くなったのかね．インスリンを始めたらこれからも使い続けることになりますか？人の目も気になるし，できれば使いたくないですね．

O：入院前の副作用状況：低血糖なし ❷

　　X年Y月Z日

　　　　ノボラピッド®注フレックスペン®　　　毎食直前　各3単位

　　　　インスリングラルギンBS注ミリオペン®　就寝前4単位＋SS(毎食直前血糖測定)

　　　　常用薬の糖尿病治療薬はいったん中止，その他の常用薬については継続

　　臨床検査値

　　血糖推移

　　　X年Y月Z日　　　　朝食前 208−昼食前 212−夕食前 213mg/dL

　　　X年Y月Z＋1日　　朝食前 146mg/dL

　　X年Y月Z＋1日

　　SCr 1.10mg/dL，eGFR 44mL/min/1.73m²，CCr 41.08mL/min，Na 139mEq/L，K 3.7mEq/L，朝食前血糖 146mg/dL，血中C−ペプチド（食前）0.76ng/mL

A：高血糖を指摘され入院となったが，前回外来時の処方日数と残薬は一致しており，本人の発言とも相違なし．飲み忘れはないようで服薬アドヒアランスは問題なし．インスリン導入に対する不安の訴えあり，インスリン導入後のアドヒアランスにも注意が必要．❶

　　低血糖に対する意識や理解は乏しく指導が必要．

　　カルベジロール錠（β遮断薬）を継続中のため，低血糖症状のマスクに注意．

> 　　フロセミド錠を継続中のため，インスリン導入にあたって電解質の変動に注意.❹
>
> **P**：早期よりインスリンを導入する意義および2種類のインスリンが開始となった理
> 　　由について説明した. 次回訪問時より低血糖について指導していく.
> 　　インスリン導入後のアドヒアランスについて継続して確認していく.
> 　　血糖推移と低血糖症状, K値の推移に変化がないか確認していく.

　本症例は，コントロール不良で入院となったため，初回指導時に服薬状況を確認し服薬アドヒアランスについて記載しています. 今回のように，患者の訴えだけではなく，持参薬の残数などから客観的に評価することが大切です❶. また，副作用をきっかけとしてアドヒアランス不良となる患者もいるため，入院前の副作用状況についても確認しています❷. 今回の症例では，入院前の服薬アドヒアランスや副作用は問題ありませんでしたが，低血糖に対する意識や理解不足があり，またインスリン注射に対する抵抗感の訴えがあったため，問題点として「糖尿病治療のアドヒアランス」を挙げました❸.

　教育は単なる知識供与ではなく，患者の動機づけや行動変化の状態に合わせて，対話をしながら提供する必要があります. そのため，初回指導時には，早期よりインスリンを導入する意義を中心に指導しており，低血糖の指導は2回目以降としていますが，低血糖のリスク評価についてはしっかり記録しています❹.

❷回目の面談（X年Y月Z＋7日に訪問）

　X年Y月Z＋1日にインスリン増量後，X年Y月Z＋3日（インスリン導入後3日目）に朝食前血糖が53mg/dLと低血糖を示したため，指示に基づきブドウ糖を摂取. その後は98mg/dLまで改善.

▶ **処方内容**

〈X年Y月Z＋1日〜〉

ノボラピッド®注フレックスペン®　　　　毎食直前　各5単位に増量

インスリングラルギンBS注ミリオペン®　就寝前　　6単位に増量

〈X年Y月Z＋4日〜〉

ノボラピッド®注フレックスペン®　　　　朝食前7単位/昼食前12単位/夕食前
　　　　　　　　　　　　　　　　　　　3単位

インスリングラルギンBS注ミリオペン®　就寝前　　4単位

▶ **臨床検査値（X年Y月Z＋7日）**

SCr 1.08mg/dL, eGFR 46mL/min/1.73m², CCr 40.97mL/min（BW 56.8kg），
Na 140mEq/L, K 3.8mEq/L

〈血糖推移〉

（X 年 Y 月 Z 日）　　　朝食前 208–昼食前 212–夕食前 213mg/dL

（X 年 Y 月 Z ＋ 1 日）朝食前 146–昼食前 173–夕食前 188mg/dL

（X 年 Y 月 Z ＋ 3 日）朝食前 53（ブドウ糖摂取後 98)–昼食前 153–夕食前 176mg/dL

（X 年 Y 月 Z ＋ 6 日）朝食前 118–昼食前 150–夕食前 149mg/dL

薬剤師 4日前に低血糖があったようですが，特に自覚症状はありませんでしたか？

Ｉさん 看護師さんに言われるまで気がつきませんでした．症状がないのは怖いですね．

薬剤師 本日は低血糖の説明に来ました．今回のように自覚症状がない場合や自分で対処できない場合もありますので，これから説明することはご家族にも伝えてください．

Ｉさん わかりました．

薬剤師 低血糖ですが，インスリンの作用が相対的に過剰になったときに生じますので，まずは規則正しい食事生活と，適度な運動を心がけることが大切です．食事は1日3回しっかり摂られていますか？

Ｉさん 運動は自宅に帰ったらしっかりしていこうと思っています．食事は1日3回摂っていました．

薬剤師 過度な運動は低血糖のリスクとなりますので注意してください．低血糖の症状ですが，基本的なものに手足の震え，発汗，動悸，空腹感などがあります．Ｉさんの場合，心臓の薬を飲んでいるので，低血糖症状に気がつきにくい可能性があります．

Ｉさん 低血糖の症状がなかったのはそれが原因でしょうか？ 低血糖の時は何か甘いものを摂ったらいいですか？

薬剤師 必ずしもそうとは言えませんが，その可能性もあります．低血糖時の対応ですが，口からの摂取が可能な場合には，ブドウ糖や甘い飲料水を摂取するようにして，食事が近いようなら食事摂取でも構いません．アメやチョコレートなどは吸収に時間がかかるので緊急を要する低血糖時には避けてください．意識がはっきりしない中で固形物や飲料水を無理に飲ませようとすると誤飲や窒息の原因になります．この場合は，すぐに救急車を呼ぶようにしてください．ご家族にもこのことはしっかり伝えておいてください．

Ｉさん わかりました．低血糖になったことがないから安易に考えていましたけど，しっかり覚えておきます．

薬剤師 よろしくお願いします．

記載例

#：糖尿病治療のアドヒアランス

S：看護師さんに言われるまで（低血糖に）気がつきませんでした．運動は自宅に帰ったらしっかりしていこうと思っています．食事は1日3回摂っていました．低血糖になったことがないから安易に考えていましたけど，しっかり覚えておきます．

O：X年Y月Z＋3日　朝食直前に無自覚性低血糖の出現

インスリン投与量

X年Y月Z＋1日〜

　　ノボラピッド®注フレックスペン®　　　毎食直前　各5単位に増量

　　インスリングラルギンBS注ミリオペン®　就寝前　　6単位に増量

X年Y月Z＋4日〜

　　ノボラピッド®注フレックスペン®　　　朝食前7単位/昼食前12単位/夕食前3単位

　　インスリングラルギンBS注ミリオペン®　就寝前　　4単位

臨床検査値

血糖推移

　X年Y月Z日　　　　朝食前208-昼食前212-夕食前213mg/dL

　X年Y月Z＋1日　朝食前146-昼食前173-夕食前188mg/dL

　X年Y月Z＋3日　朝食前53（ブドウ糖摂取後98）-昼食前153-夕食前176mg/dL

　X年Y月Z＋6日　朝食前118-昼食前150-夕食前149mg/dL

　X年Y月Z＋7日

SCr 1.08mg/dL，eGFR 46mL/min/1.73m^2，CCr 40.97mL/min（BW 56.8kg），Na 140mEq/L，K 3.8mEq/L

A：退院後の生活を改めようと意欲が高いため，過度な食事制限や運動をしないように継続的な指導が必要．

朝食前血糖が53mg/dLにもかかわらず自覚症状がなかったことから無自覚性低血糖の可能性が高い．カルベジロール錠（β遮断薬）を継続中のため，血糖推移と症状に引き続き注意が必要．

インスリン導入後もK値は低下することなく正常値で安定している．

P：低血糖症状および対策について下記内容について指導し，ご家族へ共有するよう伝えた．

基本的な症状は手足の震え，発汗，動悸，空腹感など．また，Iさんの場合，心

臓の薬を飲んでいるので，症状に気がつきにくい可能性があること．

経口摂取が可能な場合には，ブドウ糖や飲料水を摂取し，食事が近いようなら食事摂取（アメやチョコレートなどは避ける）．意識障害時には固形物や飲料水を飲ませず，すぐに救急車を呼ぶこと．

　ここではインスリンを対象薬として「薬剤管理指導料1」を算定していますが，それ以外のハイリスク薬ではない薬剤に関しても確認すべきことは確認し，記録に残すことを忘れてはいけません．併用している薬との相互作用や関連する検査値についても確認して記録に残しましょう．今回は，β遮断薬と利尿薬について記録しています．「看護師さんに言われるまで気がつきませんでした」との発言から，無自覚性低血糖であったことがわかります．低血糖症状は自律神経の働きを介して現れるため，β遮断薬の服用により症状がマスクされる可能性があります[5]．インスリンの作用により，ブドウ糖が細胞内に取り込まれる過程で血中のカリウムも細胞内へ取り込まれるため，特に利尿薬などを服用している患者については血中のカリウム推移に注意し，検査値を記録しています[6]．

指導には患者の心理や生活環境も重要な要素になります．「運動は自宅に帰ったらしっかりしていこうと思っています」との発言から，退院後の生活を改めようと意欲が高いと判断し，過度な食事制限や運動をしないように指導が必要としました[7]．

❸回目の面談（X年Y月Z＋10日に訪問）

インスリンから内服薬への切り替えのため訪問．

X年Y月Z＋9日　医師より情報提供

退院を見据えて明日から内服薬に切り替えていく予定．ピオグリタゾン塩酸塩錠はメトホルミン塩酸塩錠（250mg）毎食後に変更し，シタグリプチンリン酸塩水和物錠およびダパグリフロジンプロピレングリコール水和物錠は継続．

→中等度腎機能障害があり，X年Y月Z＋7日時点で，CCr 40.97mL/minであったことを情報提供・相談の上，シタグリプチンリン酸塩水和物錠からリナグリプチン錠へ変更となった．

X年Y月Z＋4日以降はインスリン単位の状況は変わらず．

X年Y月Z＋10日〜インスリン強化療法から下記内服薬へ切り替え

リナグリプチン錠（5mg）	1回1錠	1日1回	朝食後
メトホルミン塩酸塩錠（250mg）	1回1錠	1日3回	毎食後
ダパグリフロジンプロピレン	1回1錠	1日1回	朝食後
グリコール水和物錠（5mg）			

血糖が安定するまでは SS 継続

▶ **臨床検査値（X 年 Y 月 Z 日＋ 9 日）**

AST 34U/L，ALT 20U/L，SCr 0.98mg/dL，eGFR 48mL/min/1.73m^2，CCr 44.68mL/min（BW 56.2kg），Na 142mEq/L，K 3.5mEq/L

〈血糖推移〉

（X 年 Y 月 Z ＋ 6 〜 8 日）　大きな変化はなく 140mg/dL 台前後で推移

（X 年 Y 月 Z ＋ 9 日）　　　朝食前 141-昼食前 124-夕食前 137mg/dL

薬剤師 血糖も少しずつ安定してきたので，退院に向けてインスリンから飲み薬に切り替わります．

Ⅰさん 低血糖もあの 1 回きりで安心しました．インスリンに慣れてきたところですけど，インスリンが減るのはうれしいですね．

薬剤師 大分負担も減りますね．（新しく開始となるメトホルミン塩酸塩錠とリナグリプチン錠の用法・用量，リナグリプチン錠への変更理由，ダパグリフロジンプロピレングリコール錠は変更せず継続する旨，薬剤情報提供書を用いて説明）

Ⅰさん 新しい薬には，どのような副作用がありますか？

薬剤師 メトホルミン塩酸塩錠ですが，飲み始めの初期に下痢や悪心などの症状が生じることがあります．一時的なものですが，症状があれば教えてください．特に下痢の場合には脱水のリスクもありますのですぐに教えてください．水分もしっかり摂ってくださいね．リナグリプチン錠については，高頻度で生じる副作用はありませんが，低血糖についてはこれからも注意してください．

Ⅰさん わかりました．

記載例

#：糖尿病治療のアドヒアランス

S：低血糖もあの 1 回きりで安心しました．インスリンに慣れてきたところですけど，インスリンが減るのは嬉しいですね．新しい薬には，どのような副作用がありますか？

O：X 年 Y 月 Z 日＋ 10 日〜インスリン強化療法から下記内服薬へ切り替え

リナグリプチン錠（5mg）	1 回 1 錠	1 日 1 回	朝食後
メトホルミン塩酸塩錠（250mg）	1 回 1 錠	1 日 3 回	毎食後
ダパグリフロジンプロピレン	1 回 1 錠	1 日 1 回	朝食後
グリコール水和物錠（5mg）			

血糖が安定するまでは SS 継続

臨床検査値

血糖推移

　　X年Y月Z＋6〜8日　　大きな変化はなく 140mg/dL 台前後で推移

　　X年Y月Z＋9日　　　　朝食前 141–昼食前 124–夕食前 137mg/dL

　X年Y月Z＋9日

　AST 34U/L, ALT 20U/L, SCr 0.98mg/dL, eGFR 48mL/min/1.73m^2, CCr
44.68mL/min（BW 56.2kg）, Na 142mEq/L, K 3.5mEq/L

A：メトホルミン塩酸塩錠が開始となったが，現病歴に慢性心不全はなく投与は問題
なし.[9]
eGFR 48mL/min/1.73m^2 のため，1日最高投与量は750mgで用量も問題なし.
ただし，食事是正に伴い体重も低下しているため，腎機能の経過には注意.
また，利尿薬，SGLT2 阻害薬を併用中のため，特に脱水には注意し，下痢症状が
出現した場合には，すぐに休薬が必要.[8]

P：薬剤情報提供書を用いて，新規薬剤の用法・用量および主治医と相談した上で，
胆汁排泄型のリナグリプチン錠に変更となったことを説明した.
メトホルミン錠開始にあたって，副作用として消化器症状が出現する可能性につ
いて説明し，症状が出現した場合には申し出ることと，脱水を避けるため，水分
摂取について指導した.
腎機能の経過，消化器症状の出現について引き続き確認していく.

　メトホルミン塩酸塩錠では，腎機能障害や脱水などで乳酸アシドーシスの発現が報告さ
れている[2] ことに留意し，腎機能に応じた用量設定になっているかを確認するとともに，
利尿薬，SGLT2 阻害薬併用による脱水のリスクについても記録しています[8]. また，添付
文書上，心不全に対し禁忌となっており，本症例では，ダパグリフロジンプロピレングリ
コール水和物錠を常用しているため，慢性心不全の現病歴についても確認しています[9].

🏥退院指導（退院当日：X年Y月Z＋14日に訪問）

　インスリンから内服薬へ切り替えた後より血糖が上昇傾向であったため，X年Y月Z＋
12日よりレパグリニド錠（0.25mg）を毎食直前に追加し，ダパグリフロジンプロピレング
リコール水和物錠は中止となった. レパグリニド錠は次回入院時の血糖推移をみながら減
量していく方針.

▶ **退院時処方（次回入院までの14日分）**

リナグリプチン錠（5mg）	1回1錠　1日1回　朝食後

レパグリニド錠（0.25mg）	1回1錠	1日3回	毎食直前	
メトホルミン塩酸塩錠（250mg）	1回1錠	1日3回	毎食後	
アトルバスタチンカルシウム水和物錠（10mg）	1回1錠	1日1回	朝食後	
アスピリン腸溶錠（100mg）	1回1錠	1日1回	朝食後	
カルベジロール錠（2.5mg）	1回1錠	1日2回	朝・昼食後	
フロセミド錠（40mg）	1回1錠	1日1回	朝食後	

※シックデイの指示に基づき，X年Y月Z＋12日より糖尿病治療薬は一包化外.

▶ 臨床検査値（X年Y月Z＋14日）

AST 34U/L，ALT 20U/L，SCr 0.98mg/dL，eGFR 48mL/min/1.73m^2，CCr 44.52mL/min（BW 56.0kg），Na 136mEq/L，K 3.8mEq/L

〈血糖推移〉

（X年Y月Z＋10日）朝食前 143-昼食前 137-夕食前 150mg/dL

（X年Y月Z＋11日）朝食前 146-昼食前 140-夕食前 148mg/dL

（X年Y月Z＋12日）朝食前 144-昼食前 132-夕食前 140mg/dL

（X年Y月Z＋13日）朝食前 138-昼食前 134-夕食前 138mg/dL

（X年Y月Z＋14日）朝食前 136-昼食前 132-夕食前 128mg/dL

薬剤師 今日で退院なので退院処方について説明に来ました．インスリンから飲み薬に完全に切り替わりましたね．糖尿病の薬は一包化から除いていますが，退院後もしっかり飲めそうですか？

Iさん （薬袋に）飲むタイミングを書いてくれているので大丈夫です．

薬剤師 この薬（レパグリニド錠）はどのタイミングで飲む薬か教えてもらえますか？

Iさん 以前に説明してもらった通り，これ（レパグリニド錠）は食事の10分前にしっかり飲んでいます．

薬剤師 しっかり理解されていますね．低血糖時の症状や注意点にはどのようなものがあったか説明してもらえますか？

Iさん （低血糖時の症状および注意点について列挙）

薬剤師 大丈夫そうですね．外出時にはブドウ糖を携帯するようにしてくださいね．メトホルミン錠を開始してからお腹の調子はいかがですか？

Iさん おかげさまで低血糖のことは理解できました．特に言われたような下痢や吐き気は出ませんでした．

薬剤師 よかったです．（退院時の処方薬について，入院中に変更となった薬剤を中心に，薬剤情報提供書を用いて用法・用量や副作用，飲み忘れた場合の対応を説明．引き続き低血糖に注意するよう指導．）退院前に聞いておきたいことはありますか？

Iさん 低血糖以外で何か注意することはありますか？

薬剤師　シックデイについて先生からお話は聞いていますか？ かぜなどで食事が摂れない日には，低血糖のリスクがあるので，今飲んでいる糖尿病の薬は飲まないようにしてください．食事量が完全に回復するまでレパグリニドは食直後に飲むようにしてください．

Iさん　先生からもそのように聞いています．

薬剤師　今後の手術に向けて，アスピリン腸溶錠を手術の7日前に中止する必要があります．お薬手帳に退院時処方の情報と一緒に，中止日も書いておきますね．

Iさん　それなら忘れることもないし安心です．

薬剤師　手術前後は，再度インスリンへの切り替えを予定しています．

Iさん　そうみたいね．インスリンの印象も随分変わりましたし，前に比べて抵抗感もなくなりました．また，よろしくお願いします．

記載例

#：退院時指導

S：レパグリニド錠は食事の10分前にしっかり飲んでいます．おかげさまで低血糖のことは理解できました．（メトホルミン錠を飲んで）下痢や吐き気は出ませんでした．（シックデイについて）先生からもそのように聞いています．インスリンの印象も随分変わりましたし，前に比べて抵抗感もなくなりました．

O：以前の情報は，過去の記載を参照
X年Y月Z＋12日〜　糖尿病治療薬は一包化外
レパグリニド錠（0.25mg）　1回1錠　1日3回　毎食直前　開始
ダパグリフロジンプロピレングリコール錠（5mg）　中止
臨床検査値
血糖値は，レパグリニド錠を追加後130mg/dL台で安定（低血糖の出現なし）
X年Y月Z＋14日
　AST 34U/L, ALT 20U/L, SCr 0.98mg/dL, eGFR 48mL/min/1.73m^2, CCr
　44.52mL/min（BW 56.0kg），Na 136mEq/L, K 3.8mEq/L

A：メトホルミン塩酸塩錠開始後も消化器症状なく経過．また，肝機能，腎機能とも悪化なく経過している．
特殊な飲み方であるレパグリニド錠の服用方法についても理解できている．低血糖についても入院中に理解が得られており，退院後のアドヒアランスは問題なし．

P：退院時の処方薬について，入院中に変更となった薬剤を中心に，薬剤情報提供書を用いて用法・用量や副作用，飲み忘れた場合の対応を説明し，引き続き低血糖に注意するよう指導した．

シックデイ時の対応について，かぜなどで食事が摂れない日には，糖尿病の薬は服用せず，食事量が完全に回復するまでレパグリニド錠は食直後に服用するよう指導した⑩．
アスピリン腸溶錠について，手術の7日前から中止するよう指導し，お薬手帳へ同内容を記載した．

　本症例では，問題点として「糖尿病治療のアドヒアランス」を挙げました．オープン・クエスチョンで用法・用量や低血糖について質問を実施し，理解が得られていることを確認した上でアドヒアランスは問題ないと判断しています⑩．

　退院までに，シックデイ時の対応や飲み忘れた場合の対応（各種薬剤の患者向け医薬品ガイドを参照）について指導する必要がありますが，入院中は看護師のサポート下で服薬管理をすることが多いため，退院直前に指導するのが効果的です⑪．

まとめ

　ハイリスク薬の指導は特別ではなく，POSの考え方で問題意識をもって患者に関わることには変わりません．しかし，ハイリスク薬は副作用の出現も多く，アドヒアランスによっては非常に危険な薬です．ハイリスク薬を服用している患者のアドヒアランスや副作用の出現などに対してしっかりと介入しなければならないのは当然です．
　もちろん，指導記録にもそのハイリスク薬に関わったことをしっかりと残すことが重要です．点数を取るための記録とは考えず，ハイリスク薬に関わったことを明確にすれば，自然に「薬剤管理指導料1」に対応できる指導記録になるのではないでしょうか．

引用文献

1）日本病院薬剤師会：ハイリスク薬に関する業務ガイドライン（Ver.2.2），2016. Available at：〈https：//www.jshp.or.jp/cont/16/0609-1.pdf〉
2）日本糖尿病学会ビグアナイド薬の適正使用に関する委員会：メトホルミンの適正使用に関するRecommendation, 2020. Avlailable at:〈http://www.jds.or.jp/modules/important/index.php?content_id=20〉

5 複数の薬学的問題点への対応

　昨今，急性期病院においては在院日数が非常に短くなっており，薬剤師が一人の患者に関わる機会は少なくなってきていると言えるでしょう．その分，POS でいう患者の問題点の解決は次週回しにするということはできません．問題点を挙げればすぐに介入し，関わっていかなければ患者は退院してしまうかもしれません．薬剤管理指導料が算定できるかの有無にかかわらず，必要な患者には毎日でも訪問することが求められるでしょう．もちろんですが，患者に関わったときは算定の有無にかかわらず記録を残すことが必要です．本項では短い入院期間の中で複数の問題点をもった患者に関わった事例を紹介したいと思います．

● 複数問題点がある場合の問題点 # の記載について

　POS の正式な理論では下記のように問題点ごとに SOAP を記載するということになっています．

#1：疼痛コントロール	#2：アドヒアランス不良	#3：嘔気・排便コントロール
S：・・・・・・・	S：・・・・・・・	S：・・・・・・・
O：・・・・・・・	O：・・・・・・・	O：・・・・・・・
A：・・・・・・・	A：・・・・・・・	A：・・・・・・・
P：・・・・・・・	P：・・・・・・・	P：・・・・・・・

これはあくまでも「理論」であって，実際は問題点 # ごとに SOAP を記載している時間はありません．複数の問題点がある場合は以下のように複数の問題点を挙げて SOAP を 1 つ記載するというのもよいかと思います．

#1：疼痛コントロール
#2：アドヒアランス不良
#3：嘔気・排便コントロール
S：・・・・・・・
O：・・・・・・・
A：・・・・・・・
P：・・・・・・・

本書では何度も述べていますが，POSやSOAPの記載はツールであるので使いやすいように，またはいいように解釈して使用すればよいのです．

それ以外にも違う考え方もあります．問題点についても以下の2種類があると思います．

> **継続して関わるべき問題点**
> 　1回だけの患者への関わりでは解決できないような，継続してその経過を確認すべき問題点.
> 　例：疼痛コントロール，ノンアドヒアランス，薬物治療管理：ステロイド
>
> **すぐに解決すべき問題点**
> 　問題発覚時に何らかの介入を行い，その時に解決すべき問題点．可能な限り次回には持ち越さない.
> 　例：腎機能からみた投与量，薬物の相互作用がある場合，被疑薬が明らかな副作用など

「継続して関わるべき問題点」も「すぐに解決すべき問題点」も問題点には違いはありません．しかし，その場で「すぐに解決すべき問題点」は解決できるなら，記載するのは「継続して関わるべき問題点」だけでよいのではないかとも考えます．その時に解決してしまった問題点は#として挙げなくてもSOAPの中でその内容や介入の状況を記載しておけばよいでしょう．

この考えに関しては読者のみなさんの考えやその施設でのルールに合わせて記載してもらえばと思います．

▶ 症例

> **Kさん，85歳，女性.**
> 体重：45kg
> 現病歴：びまん性大細胞型B細胞性リンパ腫（stage Ⅳ）
> 既往歴：慢性腎臓病，腎性貧血
> アレルギー歴・副作用歴：ビンクリスチンによる末梢神経障害（CTCAE grade 1）
> **▶ 入院までの経緯**
> 　びまん性大細胞型B細胞性リンパ腫に対して，当院にて化学療法中の患者．1ヵ月前までは歩行できていたが，徐々に下肢痛，腰痛の悪化あり．近医整形外科にて坐骨神経痛の疑いとしてフォロー中であったが，歩行困難のため，X年Y月Z日救急受診．精査と疼痛コントロール目的で入院となった．

▶ **持参薬**

〈当院より〉

シルニジピン錠（10mg）	1回1錠	1日1回	朝食後
ST合剤	1回0.5錠	1日1回	朝食後
ポリスチレンスルホン酸Ca散（5g）	1回1包	1日2回	朝・夕食後
メコバラミン錠（500μg）	1回1錠	1日3回	毎食後
牛車腎気丸（2.5g）	1回1包	1日3回	毎食後
エポエチンベータペゴル注（100μg）	月1回	皮下注	

〈近医整形外科より〉

イコサペント酸エチル粒状カプセル（600mg）	1回1包	1日3回	毎食後
アセトアミノフェン錠（200mg）	1回2錠	頓用	疼痛時

▶ **入院時開始薬**

ヒドロモルフォン徐放錠（2mg）	1回1錠	1日1回	朝食後
ナルデメジン錠（0.2mg）	1回1錠	1日1回	朝食後
プロクロルペラジン錠（5mg）	1回1錠	1日3回	毎食後

▶ **臨床検査値（入院時：X年Y月Z日）**

AST 22U/L, ALT 9U/L, ALP 163U/L, BUN 25mg/dL, SCr 0.92mg/dL, Hb 9.3g/dL, Alb 3.5g/dL, Na 141mEq/L, Cl 107mEq/L, K 4.7mEq/L, Mg 2.0mg/dL

㊝回面談（入院当日：X年Y月Z日に訪問）

薬剤師 こんにちは．初めまして．薬剤師の○○です．入院前のお薬のことや症状について伺ってもよろしいでしょうか．

Kさん はい．よろしくお願いします．入院前に飲んでいた薬はこれです．

薬剤師 薬は全部持ってきていますか？

Kさん はい．薬は家には残っていません．

薬剤師 ほかの病院でもらっている薬や湿布，目薬，吸入薬はないですか？

Kさん ありません．

薬剤師 市販の薬や健康食品，サプリメントは使っていますか？

Kさん 使っていません．

薬剤師 薬で蕁麻疹が出たり，息苦しくなったりとアレルギー症状が出たことはありますか？　そのほか薬で副作用が出たことはありますか？

Kさん アレルギーが出た薬はないですが，抗がん薬で手足のしびれが少し出ました．普段の生活に支障はないです．

薬剤師 薬の管理はご自身でされていますか？

Kさん 自分で取って飲んでいるけど，訪問看護師さんが薬をカレンダーにセットしてくれます．

薬剤師 カレンダーを使っているんですね．家では薬はきちんと飲めていましたか？ 飲み忘れはなかったですか？

Kさん 実は先生に言えてないんですけど，漢方は飲んでも効かないし，飲みにくくて大変だから飲んでいないんです．昼も薬はよく飲み忘れる．薬は減らせるなら減らしてほしいです．

薬剤師 そうだったんですね．なるべく自分の判断で中断せずに，まずは相談していただけるとうれしいです．

Kさん そうですね．次からは必ず相談してからにします．

薬剤師 ありがとうございます．薬を減らせるかどうかは，また先生とも相談してみますね．

Kさん よろしくお願いします．

薬剤師 次は痛みについて教えてください．痛みが強いようですが，いかがでしょうか？

Kさん 1ヵ月前くらいから痛みが出てきていたのですが，ここ2，3日，両脚と腰が痛くて身動きが取れませんでした．頓服で痛み止めを出してもらって1日3回くらい飲んでいました．飲むと少しよくなるんだけど，やっぱり動けないほど痛かったです．

薬剤師 そうなんですね．痛みを0〜10で言うとどれくらいでしょうか？

Kさん （NRS）8〜9だと思います．薬を飲むと（NRS）6〜7くらいです．

薬剤師 とても痛かったんですね．どのような痛みですか？ ズキズキとかズーンと重たい痛みとか何かわかれば教えてください．

Kさん ズーンと重たい痛みがあるし，時たま刺すような痛みが走るときもあります．

薬剤師 わかりました．先生が今日から新しい痛み止めを出してくれますが，先生から説明はありましたか？

Kさん 麻薬の痛み止めが始まると聞いています．それ以外のことはまだ聞いていないですね．

薬剤師 ヒドロモルフォンという医療用麻薬の痛み止めになります．1日1回飲むお薬です．今日はこのあとお昼に飲んでもらいますが，明日からは朝食後に飲んでもらいます．新しく始める薬なので，副作用症状の程度や，Kさんに適切な量がどれくらいか知るために少ない量から調整していきます．

Kさん わかりました．もともと飲んでいた痛み止めはどうなりますか？

薬剤師 もともと飲んでいたアセトアミノフェンは入院前と同じように痛いときに頓用します．ヒドロモルフォンを内服していても痛いときはいつでも言ってください．

Kさん わかりました．

薬剤師 最後に副作用について説明します．特に注意することが3つあります．1つ目は便秘です．医療用麻薬による便秘を防ぐための薬を併用します．2つ目は吐き気で

す．薬の使い始めに出てくることがありますので，吐き気止めを併用します．体が慣れてくるので，1〜2週間ほど様子をみて吐き気がなければ，吐き気止めは中止します．3つ目は眠気です．薬の使い始めや量を増やした時に出てくることがありますが，眠気も体が慣れてくることが多いです．日中眠くて困るようであれば相談してください．

Kさん　いろいろあるんですね．すぐに相談します．

薬剤師　お話は以上になりますが，わかりにくいことや，何か気になっていることはありますか？

Kさん　いいえ，特に何もないです．とにかく痛みがよくなってほしいですね．

薬剤師　そうですね．また新しい薬の効果を聞きに来ますね．お時間いただきありがとうございました．それでは失礼いたします．

記載例

#1：疼痛コントロール ❶
#2：服薬アドヒアランス ❶

S：ここ2，3日，両脚と腰が痛くて身動きが取れなかった．頓服で痛み止めを出してもらって1日3回飲んでいたけど，それでも動けないほどが痛かった．抗がん薬によるしびれが少しあるから漢方と粒の薬をもらって飲んでいる．漢方は飲んでも効かないし，飲みにくくて大変だから飲んでいない．昼も薬はよく飲み忘れる．薬は減らせるなら減らしてほしい．

O：アセトアミノフェン頓用：1日3回→ 1,200mg/日
　　ヒドロモルフォン 2mg 開始
　　ナルデメジン 0.2mg 開始
　　プロクロルペラジン 15mg 開始
　　入院時検査値
　　AST 22U/L，ALT 9U/L，SCr 0.92mg/dL，Hb 9.3g/dL，K 4.7mEq/L，Mg 2.0mg/dL

A：アセトアミノフェン内服下でも疼痛悪化あり．ヒドロモルフォン開始し，疼痛コントロールしていく．CCr 31.76mL/min/1.73m^2 と腎機能低下あり，ヒドロモルフォン少量より開始．
　　嘔気予防にプロクロルペラジンを併用．嘔気が落ち着けば中止を検討する．
　　もともとポリスチレンスルホン酸カルシウム内服中であるが，便秘なし．便秘予防にナルデメジンを併用．
　　自宅ではお薬カレンダーの導入あり，訪問看護師により配薬が行われていた．ま

た牛車腎気丸は自己判断による内服中断もあったため，入院中は看護師管理とする方がよいだろう．

昼は内服あまりできていないとのことで，ご自宅での内服タイミングはなるべく朝夕のみとなるように調整する．嘔気予防のプロクロルペラジンは朝昼夕の3回内服．入院中は看護師管理とするため昼内服は問題ないだろう．嘔気が問題なければプロクロルペラジンを中止とすることで，内服タイミングは1日2回朝夕とすることができる．

ビンクリスチンによる末梢神経障害あり．しびれは軽度のようで，現状生活に支障はない．入院後よりメコバラミン中止となるため，しびれの悪化がないか確認していく．

P：ヒドロモルフォンの用法・用量，副作用，副作用対策について説明．

牛車腎気丸の内服ができていないこと，また昼分の内服ができていないことを主治医へ報告．

→牛車腎気丸は中止．服薬アドヒアランスも考慮して，メコバラミン，イコサペント酸エチルも中止となった．

持参薬鑑定→持参薬処方に基づき看護師管理として配薬．

次回：疼痛の状況，ヒドロモルフォンの副作用症状，末梢神経症状を確認していく．

　この症例では患者が困っていると訴えている「疼痛コントロール」と「服薬アドヒアランス」の両方に関わっていくことを問題点として挙げています[1]．さまざまな問題があるため，ややアセスメントは長くなってしまっていますが，他職種への情報提供として服薬アドヒアランスへの介入の重要性について薬剤師が考慮していることが伝わる記録になっています．また，入院初日から積極的に処方内容に関わり，その内容をしっかり記録として残すことが大切です．

❷回目の面談（入院3日目：X年Y月Z＋2日）

疼痛，ヒドロモルフォンの副作用の確認のために訪問．

▶ **処方内容**

シルニジピン錠（10mg）	1回1錠	1日1回	朝食後
ST合剤	1回0.5錠	1日1回	朝食後
ポリスチレンスルホン酸Ca散（5g）	1回1包	1日2回	朝・夕食後
アセトアミノフェン錠（200mg）	1回2錠	頓用	疼痛時
ヒドロモルフォン徐放錠（2mg）	1日1回	1回1錠	朝食後

ナルデメジン錠（0.2mg）	1回1錠	1日1回	朝食後
プロクロルペラジン錠（5mg）	1回1錠	1日3回	毎食後

〈中止薬〉

メコバラミン錠（500μg）

牛車腎気丸（2.5g）

イコサペント酸エチル粒状カプセル（600mg）

翌日よりヒドロモルフォン徐放錠2mgから4mgへ増量予定.

▶ **臨床検査値（X年Y月Z＋2日）**

AST 23U/L, ALT 10U/L, ALP 161U/L, BUN 24mg/dL, SCr 0.90mg/dL, Hb 9.3g/dL, Alb 3.3g/dL, Na 140mEq/L, Cl 105mEq/L, K 4.7mEq/L, Mg 2.1mg/dL

薬剤師 Kさん，こんにちは．薬剤師の○○です．

Kさん こんにちは．

薬剤師 体調はどうですか？ 痛みはよくなりましたか？

Kさん 痛みはだいぶよくなりました．でもまだ安静にしているときも痛みがありますね．

薬剤師 痛みがよくなってよかったです．0～10で表すとどれくらいでしょうか？

Kさん 安静にしていたら（NRS）2～4くらいですね．動くときには（NRS）6～7くらいのこともあります．痛いときはもともと飲んでいた痛み止めを追加でもらうと少しよくなります．まだ1日3回もらっています．先生からは明日から薬を増やすと聞いています．

薬剤師 そうですね．まだ痛みが残るようなので，明日からヒドロモルフォンが2mgから4mgに増量になります．

Kさん わかりました．

薬剤師 吐き気はどうですか？

Kさん 痛み止めが始まった次の日1度吐きました．それから吐き気はまったくないです．

薬剤師 お通じや眠気はどうでしょうか？

Kさん お通じは毎日出ていますよ．眠気はほんの少しだけあります．眠気でふらついたりはしないですよ．夜眠れるようになるべく昼は起きておこうと思っています．

薬剤師 そうなんですね．薬の飲みやすさはどうでしょうか？

Kさん 薬は小さくて飲みやすくていいですね．それに1日1回だけで済みますし．

薬剤師 それでは明日から薬が増えるので，再度吐き気や眠気がないか注意していきましょう．何かあればすぐにご相談ください．

Kさん はい．わかりました．

薬剤師 しびれのお薬を中止してから，しびれの悪化や何か気になる症状はありませんか？

Kさん　特にないですね．薬が少なくなって助かっています．

薬剤師　わかりました．ほかに何か気になることはありますか？

Kさん　特にないですね．

薬剤師　わかりました．お時間いただきありがとうございました．失礼いたします．

記載例

#1：オピオイドによる疼痛コントロール❷

#2：服薬アドヒアランス❶

S：痛みはだいぶよくなりましたが，まだ安静にしているときも痛みがあります．動くときはさらに痛いです．痛いときはもともと飲んでいた痛み止めを追加でもらうと少しよくなります．痛み止めが始まった次の日１度吐きました．それから吐き気はまったくないです．

O：ヒドロモルフォン徐放錠2mg．翌日より4mgへ増量予定．
安静時 NRS 2〜4，動作時 NRS 6〜7．疼痛が強いときにアセトアミノフェン頓用1日3回あり．ヒドロモルフォン開始翌日に嘔吐があったが，すでに嘔気は改善傾向．傾眠はわずかにあり．排便定期的にあり．
X年Y月Z＋2日検査値
AST 23U/L，ALT 10U/L，SCr 0.90mg/dL，Hb 9.3g/dL，K 4.7mEq/L，Mg 2.1mg/dL

A：ヒドロモルフォン開始により疼痛改善あるようだが，安静時疼痛があることも多く，まだ疼痛コントロールは十分ではない．翌日よりヒドロモルフォン増量の予定．ヒドロモルフォン即放錠の導入はなく，増量後も疼痛が多いようであれば導入を検討する．1度嘔吐があったようだが，以降嘔気なく経過．食事摂取量も入院前と比べて遜色ないよう．眠気はわずかにあるようだが，リハビリなどに支障ないレベルのようであり，引き続き転倒などがないよう注意していく．ヒドロモルフォン増量後，嘔吐・傾眠悪化がないか確認していく必要がある．
CCr 32.47mL/min/1.73m^2．ヒドロモルフォン導入後も腎機能悪化はみられない．
　現在，内服タイミングは朝昼夕の3回．昼内服はプロクロルペラジンのみ．嘔気が問題なければプロクロルペラジンを中止することで，内服タイミングは朝夕の2回とすることができる．現行薬で飲みにくい薬剤はない．引き続き昼内服はできるだけ避ける．減薬による末梢神経症状の悪化もみられない．

P：疼痛の状況，ヒドロモルフォンの副作用症状，末梢神経症状を引き続き確認していく．

　2 回目の面談では，オピオイドの副作用である嘔気も問題であることが明らかとなりました．問題点を「疼痛コントロール」のままにして，副作用を一つひとつ問題点として「#嘔気」のように追記してもよいかもしれませんが，「オピオイドによる疼痛コントロール」とすることで，疼痛評価だけでなく，オピオイドによるさまざまな副作用の評価も同時に記載しやすくなります[❷]．また#2の「服薬アドヒアランス」については，問題点が解決できれば記載しないようにしてもよいと思います．今回は継続して関わるべき問題点として，内服タイミングを増やさないことを意識するために，記載を残しています．

❸回目の面談（入院 8 日目：X 年 Y 月 Z ＋ 7 日）

　疼痛，ヒドロモルフォンの副作用の確認のために訪問．

> **▶ 処方内容**

シルニジピン錠（10mg）	1 回 1 錠	1 日 1 回	朝食後
ST 合剤	1 回 0.5 錠	1 日 1 回	朝食後
ポリスチレンスルホン酸 Ca 散（5g）	1 回 1 包	1 日 2 回	朝・夕食後
アセトアミノフェン錠（200mg）	1 回 2 錠	頓用	疼痛時
ヒドロモルフォン徐放錠（4mg）	1 日 1 回	1 回 1 錠	朝食後
ナルデメジン錠（0.2mg）	1 回 1 錠	1 日 1 回	朝食後
プロクロルペラジン錠（5mg）	1 回 1 錠	1 日 3 回	毎食後

> **▶ 臨床検査値（X 年 Y 月 Z ＋ 7 日）**

AST 25U/L，ALT 11U/L，ALP 165U/L，BUN 25mg/dL，SCr 0.89mg/dL，Hb 9.2g/dL，Alb 3.3g/dL，Na 141mEq/L，Cl 106mEq/L，K 4.7mEq/L，Mg 2.1mg/dL

薬剤師　K さん，こんにちは．薬剤師の○○です．

K さん　こんにちは．

薬剤師　体調はどうですか？ 痛みはよくなりましたか？

K さん　痛みはさらによくなって今はほとんどないです．安静にしていれば（NRS）0〜1 です．動いた時でも（NRS）2〜3 くらい．頓用の痛み止めも 1 日 1 回くらいしかもらっていないです．

薬剤師　だいぶよくなりましたね．吐き気や眠気はどうですか？

K さん　吐き気や眠気はまったくないです．

薬剤師　そろそろ吐き気止めも中止にできそうですね．

K さん　それなら吐き気止めはもう中止にしてください．吐き気はまったくないです．

薬剤師　わかりました．先生にもお伝えしておきますね．吐き気が再び出てくるようであれ

ば吐き気止めを再開しましょう．お通じはどうでしょうか？

Kさん お通じは相変わらず毎日出ています．

薬剤師 お通じも問題なさそうですね．しびれはどうでしょうか？

Kさん しびれもまったく変わらない．問題なく動かせます．

薬剤師 よかったです．ほかに何か気になる症状などありますか？

Kさん 特にないですね．

薬剤師 わかりました．失礼いたします．

記載例

#1：オピオイドによる疼痛コントロール❷
#2：服薬アドヒアランス❶

S：痛みはさらによくなって今はほとんどないです．眠気も吐き気もまったくないです．お通じは毎日出ています．

O：ヒドロモルフォン 4mg.

安静時 NRS 0〜1，動作時 NRS 2〜3．疼痛強いときにアセトアミノフェン頓用→1日1回使用あり．嘔気・傾眠なし．排便定期的にあり．

プロクロルペラジン中止．

X年Y月Z＋7日目の検査値

AST 25U/L，ALT 11U/L，SCr 0.89mg/dL，Hb 9.2g/dL，K 4.7mEq/L，Mg 2.1mg/dL

A：疼痛コントロール良好．嘔気，眠気の副作用はなく，排便コントロールも良好．オピオイド導入から8日目であり，嘔気なく，本人より中止希望があるためプロクロルペラジンは中止できそう．

CCr 32.83mL/min/1.73m^2 と腎機能悪化なし．

現在，内服タイミングは朝昼夕．プロクロルペラジンを中止にすることで，内服タイミングは朝夕のみとなる．現行薬で飲みにくい薬剤はない．引き続き昼内服はできるだけ避ける．減薬による末梢神経症状の悪化もみられない．

P：疼痛，ヒドロモルフォンの副作用症状の確認．

主治医にプロクロルペラジン中止を提案→中止となる．

次回：引き続き症状確認していく．

疼痛コントロールが落ち着き，嘔気，眠気の副作用もないことから入院12日目に退院となり退院処方として以下の薬剤が処方された．

> ▶ **退院処方（14日分）**
>
> | シルニジピン錠（10mg） | 1回1錠 | 1日1回 | 朝食後 |
> | ST合剤 | 1回0.5錠 | 1日1回 | 朝食後 |
> | ポリスチレンスルホン酸Ca散（5g） | 1回1包 | 1日2回 | 朝・夕食後 |
> | アセトアミノフェン錠（200mg） | 1回2錠 | 頓用 | 疼痛時 |
> | ヒドロモルフォン徐放錠（4mg） | 1回1錠 | 1日1回 | 朝食後 |

❹回目の面談（入院12日目，退院日：X年Y月Z＋11日）…

　　退院時指導として訪問．本人と息子にヒドロモルフォンの使用方法や保管方法について確認，および持参薬から現在の服用薬（退院処方）への変更点などを説明．また入院前には内服の自己中断があったため，息子にも自己中断しないように内服確認するよう説明．そのあとに疼痛，内服状況について本人と会話．

薬剤師　無事退院となりましたね．おめでとうございます．痛みはありませんか？

Kさん　痛みはほとんどないです．薬も飲みにくかった漢方の薬がなくなってくれてよかったです．薬を飲むのも1日2回だけでよくなって簡単になりました．これなら飲み忘れずに済みそうです．

薬剤師　痛みが改善してよかったです．これからは自分で薬をやめないように，忘れずに，きちんと飲んでいってくださいね．何かあればまず相談するようにしましょう．

Kさん　そうですね．これからは必ず相談してから中止するようにします．

薬剤師　困ったことがあればいつでもご相談くださいね．
　　　　　しびれも変わりはありませんか？

Kさん　しびれも問題はありません．

薬剤師　わかりました．ほかに気になることや聞いておきたいことはありますか？

Kさん　特にないです．

薬剤師　わかりました．それではこれで以上になります．お大事にしてください．退院おめでとうございます．

Kさん　お世話になりました．ありがとうございました．

記載例

#：退院時指導

S：痛みはほとんどなし．薬を飲むのも1日2回だけでよくなって簡単になりまし

た．これなら飲み忘れずに済みそうです．

O：退院処方　14日分

A：疼痛改善あり，現在ほとんどNRS 0で過ごせている．アセトアミノフェンの頓用は1日1回程度．ヒドロモルフォンの副作用も特にみられず，内服タイミングは朝と夕の2回のみ．減薬による末梢神経症状の悪化もみられない．

P：疼痛，ヒドロモルフォンの副作用症状，末梢神経症状の確認．本人と息子に持参薬から現在の処方への変更点について説明．息子に内服確認を依頼．引き続き一包化とお薬カレンダーによる管理を継続．

　退院時指導に関しては薬の説明などを行ったことは簡単に記載し，今回の入院で薬剤師が関わってきた，疼痛コントロールと服薬アドヒアランスを中心に記載しました．

　この患者にとって疼痛コントロールも服薬アドヒアランスもどちらも大きな問題でした．薬剤師としてはどちらにも介入すべきでしょう．

　実際の業務として考えた時，やはり問題点ごとにSOAPを記載するのは大変です．今回の症例のように，アセスメントは長くなってしまいますが，問題点を2つ挙げてSOAPは1つにまとめていることも一例として参考にしていただければと思います❶．

　また，本症例ではさらにオピオイドによる副作用も問題として挙がりました．本症例のように，被疑薬が明らかな副作用の場合，「疼痛コントロール」を主問題としつつ，さらに「オピオイドによる副作用」を追加の問題点として設定してもよいですし，冒頭でも述べたように，「すぐに解決すべき問題点」は解決できるのであれば，記載するのは「継続して関わるべき問題点」のみとしてもよいと思います．本症例では，問題点を「オピオイドによる疼痛コントロール」と記載を変えることで，オピオイドによる疼痛コントロールと副作用の評価を同時に記載しやすくなります．問題点は継続した指導の中で，まったく同じである必要はないと思います．アセスメントすべき項目にあわせて問題点の記載を変更することも検討してみてはいかがでしょうか❷．

> ## まとめ
>
> 　くり返しになりますが，POS や SOAP はあくまでもツールなので自分が使いやすいようにアレンジして使いましょう．記載のルールにこだわり過ぎて記録がわかりにくければ元も子もありません．記録はわかりやすく，他の人に伝わることが大事です．形式的なことよりも，必要なことはしっかり記載し，省略できるところは省略して効率よく指導記録を記載するようにしましょう．
>
> 　また，患者の問題点は1つに絞る必要はありません．2つでも3つでも自分自身が介入できる（解決できる）のであれば複数の問題点を挙げればよいでしょう．どれを挙げるか悩んだら関わっている問題点をすべて挙げても構いません．問題点を挙げることによって薬剤師が関わっていることが明確に他職種にも伝わります．問題意識をもって患者に関わり，解決していくことが薬物治療への貢献につながります．問題解決のためには指導料の算定の有無にかかわらず，薬剤師が処方提案した後などは患者のもとに足を運び，症状の確認などのフォローが必要です．問題点が多い患者こそ多くの介入や確認が必要なはずです．そのためにも記録は効率的に記載して，問題点がたくさんある患者に訪問する時間を作っていきましょう．

6 オピオイド服用患者の指導記録

がん患者は診断された時から，さまざまな苦痛を受けます．とりわけ，がんの痛みは身体的，心理的，社会的，スピリチュアルな面に影響を及ぼし，患者の QOL を著しく低下させます．緩和ケアとは，がん患者の苦痛を取り除き，患者と家族が自分らしい生活を送れるようにするケアです．緩和ケアでは薬剤を使用することも多く，特にオピオイド鎮痛薬による疼痛管理や副作用に対する薬剤師の関わりが非常に重要視されています．

がん性疼痛管理への薬剤師の関わり

がん患者に対する疼痛管理を行う際は，まず患者の話を傾聴し，痛みの部位や性状，強さを聞き取り，痛みの状況を把握することが大切です．そのためにはどのように質問するのかも重要です．鎮痛薬の効果や副作用の有無を確認するときも同様です．なかなか医師の前では本音を話さない患者もいます．患者の思いを聞き出しながら，積極的に薬学的評価を行い，医師に処方提案していきましょう．がん性疼痛管理ではオピオイド鎮痛薬がよく使用されます．オピオイド鎮痛薬の使用に薬学的介入を行った場合，麻薬管理指導加算が算定できます．

麻薬管理指導加算（50 点）とは

薬剤管理指導料に加えてオピオイド使用患者には「麻薬管理指導加算」を算定することができます．算定に際しては，オピオイド鎮痛薬に関する管理指導（服用状況，疼痛緩和の状況）の内容，オピオイド使用患者への指導および患者からの相談内容などを薬剤管理指導記録に記載しておく必要があるとされています．記録に関しては「麻薬管理指導加算」ということで難しく考える必要はありません．他の薬剤への介入や指導と同様で特別な形式での記載が求められているわけではありません．

オピオイド使用患者の指導記録のポイント

麻薬管理指導加算を算定するときは以下の内容の記載が求められます．

Ｓの記載ポイント

　疼痛の状況（どこがどのように痛むか），オピオイド鎮痛薬の副作用の出現状況を記載します（痛くないなど，症状がない場合でも記載する）．また，レスキュー薬の使用状況なども記載しましょう．

Ｏの記載ポイント

　レギュラードーズの量，レスキュー薬の使用回数などを記載します．

Ａの記載ポイント

　痛み，副作用の状況は必ず評価しましょう．痛みやレスキュー薬の使用状況から薬剤の用法・用量を評価します．また，副作用の軽減に使用する薬剤の検討などを記載します．

Ｐの記載ポイント

　オピオイド鎮痛薬について説明した内容を記載します．さまざまな説明をするかもしれませんが，簡潔に記載しましょう．処方の追加や変更を提案した時は具体的に記載します．次回確認すべき疼痛の状況や副作用の具体的症状は明確に記載することが大切です．

問題点（プロブレム）の記載ポイント

　「疼痛管理」より「オピオイドによる疼痛管理」とした方が，副作用の管理までが含まれているので薬剤師が関わっていることが明確になります．副作用に絞る場合でも，「オピオイドの副作用管理」などとオピオイドに関わっていることを明確にする方がわかりやすいでしょう．

忘れてはいけないポイント

　「麻薬管理指導加算」を意識すると，オピオイド中心に目が向いてしまうかもしれませんが，薬剤師としては疼痛管理全般をみる必要があります．オピオイド以外にも非オピオイド鎮痛薬や鎮痛補助薬の処方がある場合はその効果や副作用についても評価し，記録することを忘れてはいけません．

● 症例

> Ｔさん，72歳，男性．
> 身長：168.0cm，体重：73.6kg，BMI：26.08，体表面積：1.833m^2

現病歴：右上葉肺癌　術後再発（pStage Ⅰ A3, 24mm），大細胞癌（favor adeno-carcinoma），多発肺内転移，肝転移，副腎転移，膵尾部転移

　　　　　高血圧，脂質異常症，糖尿病

既往歴：なし

アレルギー歴・副作用歴：なし

▶ 入院までの経緯と経過

　X年Y月Z-210日に右上葉肺癌に対して手術を施行し，術後補助化学療法を施行中．X年Y月Z-36日に腹部の違和感，食思不振，体重減少を認め，CTで多発転移を疑う所見あり．膵尾部腫瘍による消化管圧排症状と考えられ，X年Y月Z-6日に超音波内視鏡下穿刺吸引法（EUS-FNA）を施行し結果待ちであったが，体動困難が生じX年Y月Z-2日に入院．もともとのADLは自立していたが，数日でほぼ寝たきりまで低下．検査結果から術後の再発であることが確認され，ベストサポーティブケア（BSC），在宅療養の方針となった．同日から心窩部痛，左腹部痛の改善目的にフェントス®テープ（0.5mg）を開始することになった．

▶ 持参薬

モサプリドクエン酸塩錠（5mg）	1回1錠	1日3回	毎食前
エックスフォージ®配合錠	1回1錠	1日1回	朝食後
プラバスタチンNa錠（10mg）	1回1錠	1日1回	朝食後
ピオグリタゾン錠（15mg）	1回1錠	1日1回	朝食後
イニシンク®配合錠	1回1錠	1日1回	朝食後
グリメピリド錠（0.5mg）	1回1錠	1日1回	朝食後
ネキシウム®カプセル（20mg）	1回1カプセル	1日1回	朝食後
カロナール®錠（200mg）	1回2錠	1日3回	毎食後
ブチルスコポラミン臭化物錠（10mg）	1回2錠	腹痛時	
ベルソムラ®錠（15mg）	1回1錠	不眠時	

▶ 処方・持参薬指示

フェントス®テープ（0.5mg）	1回1枚	1日1枚	胸部
アルピニー®坐剤（200mg）	1回2個	疼痛時	
ランソプラゾールOD錠（15mg）	1回1錠	1日1回	朝食後

※持参薬はいったん中止

▶ 自宅での薬剤管理

もともとはADLも自立しており自己管理していたが，ADLが低下して以降はTさんの妻が管理をしている．

> ▶ **臨床検査値（フェントス®テープ導入時：X年Y月Z日）**
>
> T-Bil 1.5mg/dL, AST 26U/L, ALT 17U/L, BUN 28.4mg/dL, SCr 0.99mg/dL,
> Na 138mEq/L, Cl 101mEq/L, K 4.5mEq/L
> CCr 72.22mL/min, HR 99/min, BP 108/64mmHg, BT 36.6℃
> 呼吸数 22/min, SpO$_2$ 96〜97%（room air）

フェントス®テープ導入時指導（X年Y月Z日に訪問）……

　　フェントス®テープ 0.5mg から開始，少量で開始のためレスキューはアルピニー®坐剤のみで開始，疼痛管理が不良であればアブストラル®舌下錠なども検討する方針.

薬剤師 初めまして，Tさん.薬剤師の○○です.今から少しお話させていただいてもよろしいですか.

Tさん こんにちは.大丈夫ですよ.寝たままでごめんね.

薬剤師 いえ，楽な姿勢でいいですよ.今の痛みの具合はいかがですか.

Tさん 来た時よりは落ち着いているよ.胃のあたりの不快感が続いているけどね.

薬剤師 痛くないのを「0」，想像できる中で一番痛いのを「10」とすると，今の痛みはどのくらいですか（NRS提示：図2-4）.

Tさん みぞおちのところが重い感じはずっと残っているけど，じっとしていたら大丈夫だから0か1くらいかな？左側は押すと痛みが強くなって4か5点くらいあるね.先生から痛み止め使ってみようかって聞いています.

薬剤師 わかりました.では今日から始める痛み止めのお薬について，説明をさせていただいてもよろしいですか.

Tさん いいよ.お願いします.

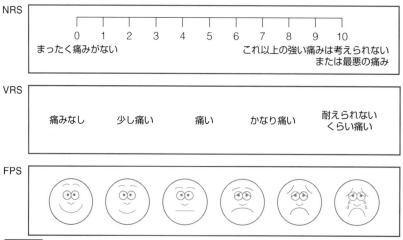

図2-4 疼痛評価スケール

薬剤師　(製薬会社提供のパンフレットを使用して説明) 今回使用するのはフェントス®テープという貼り薬です. すぐに効くお薬ではなく, ゆっくりと効果が出てくるお薬です.

Tさん　痛み止めは貼り薬なんやね. 粒じゃなくてよかった. 胃薬は口で溶かして飲めたけど, 最近粒を見ると気分が悪くなって, 家では薬を飲めていなかったからね.

薬剤師　胃薬は飲めたのですね, よかったです. このお薬は1日に1回, 時間を決めて貼り替えます. 入院中は10時に貼り替える予定ですが, ご自宅でも10時頃の貼り替えは可能ですか?

Tさん　家でも同じくらいでできると思う. 動きにくくなってからは嫁さんがやってくれるし.

薬剤師　わかりました. もしも時間変更が必要な場合には相談してくださいね. 貼る場所としては胸に貼っていただこうと思います. 毎日同じところに貼ると痒くなってしまうかもしれませんので, 右胸, 左胸とずらして貼ってください. もしも, 痒みなどの違和感があれば伝えてください.

Tさん　今までもテープで痒くなったりしたことはないから大丈夫やと思うけど, もしあれば伝えるようにしますね.

薬剤師　フェントス®テープを使っていても痛みが強いときには, アルピニー®坐剤というお尻から入れて使う痛み止めをご用意していますので我慢せずにお伝えください.

Tさん　坐薬は使ったことありますよ. 痛かったらに看護師さんを呼んだらいいかな. この貼り薬, 先生は麻薬やって言っていたけどそうなん? テレビで見るような中毒とかならんの?

薬剤師　正式には医療用麻薬やオピオイド鎮痛薬といいます. 痛みを和らげるために使用していただくもので, 適切に使っていただく分には中毒になったりすることもないです.

Tさん　なら大丈夫かな.

薬剤師　フェントス®テープは神経に作用するお薬で, さまざまな神経に作用して使い初めに吐き気や眠気が出てくることがあります. 使い始めてから気分が悪くなったときには, 吐き気止めを使っていきましょう. 飲み薬ではつらいと思いますのでこちらも坐薬で準備しておきます.

Tさん　ありがとう, ムカムカとか強くなったら嫌やし, すぐに伝えるね.

薬剤師　またお腹の神経に作用することで便秘になることもありますので, 必要に応じて下剤も先生と相談していきます. ちなみに今のお通じはどうですか (ブリストルスケール提示:図2-5)

Tさん　通じは硬めやったね. これくらい (ブリストルスケール3) の便が, だいたい2〜3日に1回出る感じかな. まあ貼り薬使ってみてからどうなるかやね. このおもだるいのも楽になったらいいな.

薬剤師　そうですね. 症状が少しでも楽になるようにお薬の量や種類の調整もさせていただきますので, またお話させてください.

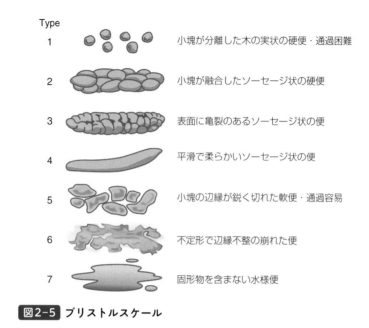

Type		
1		小塊が分離した木の実状の硬便・通過困難
2		小塊が融合したソーセージ状の硬便
3		表面に亀裂のあるソーセージ状の便
4		平滑で柔らかいソーセージ状の便
5		小塊の辺縁が鋭く切れた軟便・通過容易
6		不定形で辺縁不整の崩れた便
7		固形物を含まない水様便

図2-5 ブリストルスケール

Tさん しばらく世話になるね，よろしく．

記載例

#：オピオイドによる疼痛管理（フェントス®テープ0.5mg導入）

S：最近は薬が飲めてなかった．粒を飲むと気分が悪くなる．
今朝は少しましになっていますがしんどさがあります．じっとしていたら痛み治まりますけど，みぞおちのところが重い感じはする．押さえたりすると左側が痛いです．4か5点．胃の不快感は続いています．胃薬は口の中で溶かしたら飲めました．吐き気はなかったです．痛み止め始めると聞いています．

O：#右上葉肺癌　術後再発（pStage ⅠA3）
〈処方〉
フェントス®テープ（0.5mg）　　　1回1枚　1日1枚　胸部
アルピニー®坐剤（200mg）　　　　1回2個　疼痛時
ランソプラゾールOD錠（15mg）　1回1錠　1日1回　朝食後
持参薬はすべて中止中
薬剤管理：自宅ではTさん妻が管理，入院中は看護師管理
〈検査値：X年Y月Z日〉
CCr 72.22mL/min

HR 99/min, BP 108/64mmHg, BT 36.6℃

呼吸数 22/min, SpO₂ 96〜97%（room air）

A：左腹部に圧痛あり（NRS 4〜5），安静時は自制内ではあるが心窩部の鈍痛（NRS 0〜1）が持続．ADLが低下しており，嘔吐，誤嚥などのリスクもあるため，オピオイドはフェントス®テープ0.5mgで開始．ベースが少量であるため，アルピニー®坐剤を使用し，使用回数，使用後の疼痛状況を確認していく．必要に応じてアブストラル®舌下錠の使用も検討．❶

吐き気の訴えがあった場合は，ナウゼリン®坐剤を使用予定．❷

排便：ブリストルスケール3のやや硬めの排便あり．腹部膨満感なく経過観察していく．❸

P：フェントス®テープの薬効，使用方法，副作用について薬の説明書，パンフレットを用いて説明．貼付部位の瘙痒感などあれば申し出ていただくようにも説明した．❹

疼痛評価，副作用のモニタリングを継続する．家族来院時には管理方法について説明する．❺

　痛みの評価を行う際は，「どこが」「どんな風に」「いつ頃から」「どのくらい痛いのか」と具体的に聞きます．また，痛みがあるかどうかは表情や姿勢などにも表れます．訪室した時にどのように過ごされているのか，もし家族がおられるなら，家族からも普段どうだったか，薬剤を使用してどうだったかなども聞いてみましょう．痛みの評価に用いるスケール（図2-4）として，代表的なものにnumerical rating scale（NRS）とfaces pain scale（FPS）などがあります[1]．NRSは痛みを0〜10の11段階に分け，痛みがまったくないのを「0」，考えられる最悪の痛みを「10」としたとき，今現在の痛みを問うものです．NRSで表現するのが苦手な患者もいます．その場合はverbal rating scale（VRS）やFPSを使用します．使用する際は他職種にもその旨を伝え，同じ評価スケールを使うようにしましょう．他職種との情報共有のために，記録にはどの評価方法でどのように評価したのかを明確に記載しておきましょう．今回は，NRSを用いて評価した内容を疼痛管理状況についての自身の評価と併せて記載するため**A**に記載しています❶．

　オピオイド鎮痛薬による副作用（吐き気，眠気，便秘）は作用の延長線上にあることを伝えていけば，受け入れられやすいです．副作用の出方や対処法についても，具体的な方法を伝えて薬剤を継続して使用していけるように指導していきましょう．指導では神経に作用するためと説明し，副作用対策では内服が可能であれば錠剤でもよいと思いますが，今回の患者は入院前よりADLが低下しており嘔気時に内服は難しいと考え，坐剤の提案をしています❷．

　また排便管理に関しても疼痛評価と同様に他職種にも伝わりやすいようにブリストルス

ケール（図2-5）を用いて評価しています❸.

　薬剤管理についてTさんは理解力もありますが，自宅ではTさんの妻が管理しており，入院中は看護師管理のため，初回導入時には薬効と主な副作用についてのみ説明をしています❹. 退院までにTさんの妻（自宅で管理する人）も交えて管理方法について説明する必要があるため，🅿に次回以降に行うこととして「家族来院時には管理方法について説明する」と記載しました❺. 入院中であれば何度か指導する機会があるため，その都度必要な指導を行っていきましょう.

　患者によってはテレビやインターネットで得た違法薬物などの情報から，「麻薬は中毒になる」「使用によって寿命が短くなる」といった誤解があり，麻薬やモルヒネといった言葉にマイナスイメージをもっている場合もあります. 不安が強い患者の場合では，強めの痛み止めですと説明すると，"薬効が強い＝副作用も強い"と不安に思い，自己判断で中断してしまう場合もあります. 患者の話に耳を傾け，誤解や懸念を解消する指導を行うことが重要です.

フェントス®テープ開始後，2回目の指導（X年Y月Z＋2日に訪問）…

　薬効，副作用確認目的の訪室. ADLは改善傾向で起き上がれるようになっているが，基本はベッド上で過ごしている. 退院後の疼痛増強に対応できるようにアブストラル®舌下錠も開始予定.

▶ **処方内容**

フェントス®テープ（0.5mg）	1回1枚　1日1枚　胸部
アルピニー®坐剤（200mg）	1回2個　（使用回数：1～2回/日）
※アブストラル®舌下錠（100μg）	1回1錠も開始予定
ランソプラゾールOD錠（15mg）	1回1錠　1日1回　朝食後
ベルソムラ®錠（15mg）	1回1錠　不眠時

▶ **臨床検査値（X年Y月Z日）**

CCr 72.22mL/min　※X年Y月Z日以降，採血はないため，血液検査値の記載なし.

〈訪問時：X年Y月Z＋2日〉

HR 98/min，BP 131/74mmHg，BT 37.1℃

呼吸数 18～20/min，SpO_2 96～97％（room air）

薬剤師 Tさん，こんにちは. 調子はいかがですか.

Tさん お，来てくれたんか. ちょっとご飯食べられるようになってきて，起きれたけれどしんどいのは変わらんな. 立つときはふらつく.

薬剤師 お食事を摂られたときには，吐き気が出たりはしていないですか.

| Tさん | すぐお腹いっぱいになるから少ししか食べられないけど，気持ち悪くなったりはしていないね．|

| 薬剤師 | 痛みの方はどうですか．今日は0から10ではどのくらいでしょうか．|

| Tさん | みぞおちのおもだるさが残っているから0〜1点やな．|

| 薬剤師 | 以前話していただいたお腹の左側はどうですか．|

| Tさん | 強く押したら痛いけど，最近は落ち着いているのか軽く押すくらいなら痛くないかな．数字で言ったら2点くらいや．|

| 薬剤師 | 痛み止めの坐薬をあまり使っていないようですが，痛みが強くなったりはしていませんか．|

| Tさん | 特にないな，強いて言うならずっと寝ているから腰が痛いくらい．|

| 薬剤師 | 痛みが少し落ち着いているようでよかったです．腰痛も強くなるようであれば痛み止めを使っていただいて構いませんので無理せずにお伝えくださいね．テープを貼っているところも痒くなったりはしていないですか．|

| Tさん | うん，大丈夫やで．痒くないわ．右左で交互に貼ってもらっている．今日は右の日や．|

| 薬剤師 | よかったです．お通じはどうですか？|

| Tさん | 今日はまだ出てないな．|

| 薬剤師 | お腹が張っていて苦しかったりはしていないですか．|

| Tさん | それは大丈夫やね．|

| 薬剤師 | わかりました．あと，日中に眠気があって困ったりもしていないですか．|

| Tさん | それはないね．夜は逆に寝つけないくらい．眠剤とかもらえるかな．|

| 薬剤師 | わかりました．一度先生と眠剤の相談もしてみますね．|

〜主治医と相談し，持参薬でも使用していたベルソムラ®錠（15mg）1錠
を内服することになり再度説明〜

| Tさん | 眠剤考えてくれたんやな．ありがとう．これでちょっと眠れたらいいな．|

| 薬剤師 | そうですね，今晩試してみてまた結果を教えてください．また後日伺いますね．|

記載例

#：オピオイドによる疼痛管理

S：少し食事が摂れた．動くときにふらつきがある．体の怠さがしんどい，みぞおちの重い感じは残っているが，左腹部の圧痛は少しまし．便は出てないけどお腹の張る感じはない．寝つけない．

O：#右上葉肺癌　術後再発（pStage Ⅰ A3）

〈処方〉

フェントス®テープ（0.5mg）　　1回1枚　1日1枚　胸部

アルピニー® 坐剤（200mg）　　　　 1回2個　（使用回数：1〜2回/日）

アブストラル® 舌下錠（100μg）　　 1回1錠　も開始予定

ランソプラゾール OD 錠（15mg）　 1回1錠　1日1回　朝食後

ベルソムラ® 錠（15mg）　　　　　　 1回1錠　不眠時

〈検査値：X年Y月Z日〉

CCr 72.22mL/min

（訪問時：X年Y月Z＋2日）

HR 98/min, BP 131/74mmHg, BT 37.1℃

呼吸数 18〜20/min, SpO$_2$ 96〜97%（room air）

A：心窩部の鈍痛（NRS 0〜1），左腹部痛（NRS 2）と改善傾向．アルピニー® 坐剤の使用回数も2回までであり，フェントス® テープ 0.5mg で疼痛管理良好．日中傾眠はなし．不眠の訴えあり，夜間の疼痛増強が原因ではない様子．主治医❻と相談の上，ベルソムラ® を試すことになったため，薬効確認していく．❼食事摂取は3割程度，アイスや果物は摂取できている様子．嗜好に合わせて食事摂取を進めていく必要がある．排便はなし，排ガスあり．最終排便は昨日（X年Y月Z＋1日）であり，腹部膨満感，腹痛の増強はない．下剤の使用は現状不要だろう．

P：疼痛評価，副作用モニタリング実施．ベルソムラ® の使用開始に伴い説明した．次回，疼痛評価，副作用モニタリング継続，睡眠状況も評価する．

　初回と同様に疼痛評価スケールを用いて評価しましょう．レスキュー薬を何回使っているのか，痛みが強くなるのがいつであるかも確認することで，「突出痛なのか」「定時薬の切れ目の痛み（end-of-dose failure：EDF）なのか」を判断できます．今回は，導入のときと同様に痛みの評価を NRS で行いました❻．

　特に疼痛の増強もなくレスキューは不定期に使用しているようであり，また退院後の疼痛増強に対応できるようアブストラル® 舌下錠も開始予定となっているので，現時点で増量の必要はないと判断しました．1時間以上続く痛みが1日に3〜4回以上あり，レスキュー薬を使用して軽減，かつ眠気もなければ定時薬の増量を提案してみましょう．不眠の訴えについては，今回は疼痛管理ができており，レスキュー使用も不定期であったことから疼痛が原因の不眠ではないと判断しました❼が，疼痛による不眠がある場合は，先に疼痛管理を強化する必要があります．

退院時指導（X年Y月Z＋5日に訪問：Tさん妻も来院されている）……

　疼痛は NRS 1〜2程度で経過しておりアルピニー® 坐剤の使用も1日0〜1回程度に減

少しているが，退院に向けて自宅での疼痛増強時に対応できるように予定通りアブストラル® 舌下錠も開始となった．問題なければ数日後に退院予定．Tさん妻も来院しており，管理方法について説明することになった．

> ▶ **処方薬**
>
> | | | |
> |---|---|---|
> | フェントス® テープ（0.5mg） | 1回1枚　1日1枚　胸部 |
> | アルピニー® 坐剤（200mg） | 1回2個　（使用回数：0～1回/日） |
> | アブストラル® 舌下錠（100μg） | 1回1錠　疼痛時 |
> | ナイキサン® 錠（100mg） | 1回1錠　1日3回　毎食後 |
> | ランソプラゾール OD 錠（15mg） | 1回1錠　1日1回　朝食後 |
> | ベルソムラ® 錠（15mg） | 1回1錠　不眠時 |
>
> ▶ **臨床検査値（X年Y月Z日）**
>
> CCr 72.22mL/min　※X年Y月Z日以降，採血はないため，血液検査値の記載なし．
>
> 〈訪問時：X年Y月Z＋5日〉
>
> HR 106/min，BP 112/68mmHg，BT 38.0℃
>
> 呼吸数 18/min，SpO$_2$ 93～97%（room air）

薬剤師 こんにちは，Tさん．

（Tさん妻には）初めまして，薬剤師の○○です．入院中のお薬の管理をさせていただいております．

Tさん妻 こんにちは，よろしくお願いいたします．

薬剤師 （Tさん妻へ）今日はお時間をいただきありがとうございます．よろしくお願いします．

Tさん，痛みはいかがですか．

Tさん テープを貼り始めてからだいぶ良くなっていると思う．痛みはたまに強くなるけど我慢できるくらいやしね．数字やと普段は0～1くらいで，痛い時で4くらいかな．

薬剤師 わかりました．あれから睡眠はいかがでしょうか．

Tさん ちょっと寝られるようになってだるさも少しだけましになったけど，熱もあってかまだすっきりしない日もある．眠剤は今のままでいいよ．

　　　　　　　　～カルテ記載情報では2～3時間程度の睡眠時間～

薬剤師 わかりました．解熱薬については後ほど先生とも相談しておきます．

本日はTさんの奥さんにも来ていただいていますので，薬剤の管理方法などをあらためてお話させていただきたいと思います．

Tさん よろしく．

Tさん妻 よろしくお願いします．

薬剤師 まず，貼り薬についてです（パンフレット提示）．名前はフェントス® テープといいます．痛みを和らげるために使っています．1日1回決まった時間に貼り替える必

要があり，今は 10 時に貼り替えていますが，ご自宅でも同じ時間に貼り替えはできそうですか？

Tさん妻　ええ，朝の支度が終わったくらいの時間だから 10 時で大丈夫です．

薬剤師　わかりました．貼る場所は胸に貼ってください．毎日同じ場所に貼るとかぶれて痒くなる可能性があるので，左右交互に貼るようにお願いします（デモ用の薬剤を使用し，袋の開け方と貼り方も説明）．

Tさん妻　わかりました．これくらいならできそうです．お風呂に入っても大丈夫でしょうか．

薬剤師　高温や，長時間の入浴でなければ問題ありません．お薬を貼っている場所を温めすぎると，吸収量が多くなり副作用のリスクもあります．このパンフレットにも記載しているように，温度の高いシャワーを当て続けることや貼っているところにカイロを当てることなどは避けてください．入浴後に剥がれそうであれば押さえて張り付けていただければよいですが，入浴前に剥がして入浴後に新しいのを貼っていただく方法もあります．交換時間を変更しましょうか？

Tさん妻　お風呂に入ってもいいのですね．よかった．ヘルパーさんが来てくれるのも朝だから，貼り替えのタイミングでお風呂に入ってもらうようにします．夜だと忘れそうだからそのままで大丈夫です．

薬剤師　わかりました．剥がした後のものは，粘着面にまだお薬が残っているので粘着面同士を貼り合わせて廃棄してください．

Tさん妻　わかりました．

薬剤師　次に保管方法についてですが…（フェントス®テープについてパンフレットに沿って副作用，保管方法などを一通り説明）

Tさん妻　この貼り薬，覚えることが多いけどできそう．しばらくはパンフレットを見ながらやります．

Tさん　僕はもう覚えたから大丈夫やで．自分でもできそうやわ．風呂とかは気をつけるわ．

薬剤師　覚えることが多くなってしまいますが，次にこの貼り薬を使っていても痛みが治まらないときや，唐突に痛みが強くなったときに使っていただく痛み止めのお話をさせていただきますね．（アブストラル®舌下錠およびアルピニー®坐剤について説明書に沿って使用方法，副作用，保管方法などを一通り説明）

Tさん　舌下錠は飲み込まなくていいのは助かるな．痛かったら使ってみるわ．

Tさん妻　少し難しいけどこの紙を見ながらやってみます．坐薬は子供によく使っていたので大丈夫です．

薬剤師　一度にたくさんの内容を説明させていただきましたので，覚えきれないこともあると思います．困ったときにはいつでも相談してください．

Tさん　わかった．ありがとう．

Tさん妻　わかりました．ありがとうございました．

～解熱薬について主治医と相談し，ナイキサン®錠（100mg）
1回1錠，1日3回毎食後が開始となったため本人へ説明した～

記載例

#：オピオイドによる疼痛管理

S：（Tさん）テープ貼ってから痛みは治まっている．
ちょっと寝れるようになった．怠さもまし．
（Tさん妻）覚えることが多くて大変．パンフレットを見ながらがんばる．
坐薬は子供に使っていたから大丈夫．

O：#右上葉肺癌　術後再発（pStage ⅠA3）
〈処方〉

フェントス®テープ（0.5mg）	1回1枚　1日1枚　胸部		
アルピニー®坐剤（200mg）	1回2個	（使用回数：0～1回/日）	
アブストラル®舌下錠（100µg）	1回1錠　疼痛時		
ナイキサン®錠（100mg）	1回1錠　1日3回　毎食後		
ランソプラゾールOD錠（15mg）	1回1錠　1日1回　朝食後		
ベルソムラ®錠（15mg）	1回1錠　不眠時		

〈検査値：X年Y月Z日〉
CCr 72.22mL/min
（訪問時：X年Y月Z＋5日）
HR 106/min，BP 112/68mmHg，BT 38.0℃
呼吸数 18/min，SpO_2 93～97%（room air）

A：心窩部の鈍痛はNRS 0～1，左腹部痛もNRS 0～1程度，増強時はNRS 4
アルピニー®坐剤頓用で改善は得られているようだが，退院に向けてアブストラ
ル®舌下錠も入院中に導入となった．⑨
悪心，嘔吐はなく，制吐薬の提案も不要．⑩
排便：本日排便あり．ブリストルスケール3～4．腹部膨満感もなく管理良好．
睡眠：傾眠なし．ベルソムラ®開始後は入眠が得られているようで，睡眠時間は
短いものの改善傾向にある．朝の持ち越しなど，副作用徴候もなく経過．カルテ
の記載からは2～3時間程度の睡眠時間である様子．本人より現状維持の希望も
あり増量の提案はなし．
カルテ記載より一昨日（X年Y月Z＋3日）の夜から38℃台の発熱がみられている．
アルピニー®坐剤の使用回数が減ってきており，これまではマスクされていた可
能性がある．

> **P**：疼痛評価，副作用モニタリング実施．
>
> 発熱に対してナイキサン®を提案し，処方されることになったため説明を行った．使用薬剤の薬効，副作用，管理方法，使用上の注意に関して本人，Ｔさん妻へ説明した．[11]
>
> 次回，疼痛評価，副作用モニタリング継続，Ｔさん妻へ薬剤管理方法を再度説明．[12]

　導入のときと同様に痛みの評価をNRS（もしくはFPS）は続けましょう[9]．導入時には悪心リスクも考慮し，ナウゼリン®坐剤を準備していましたが，悪心はみられておらず，またレスキュー薬もほとんど使用していないため追加は不要と判断しました[10]．

　今回は，家族が来ており退院に向けて説明を行いました．実際，事前に家族へ説明する機会は多くはなく，一度に多くの内容を説明することになるため，理解度を確認しつつ説明しましょう．また，後日確認できるように説明用の書類（製薬会社提供のパンフレットなど）を準備しているとよいと思います．退院後に家族の支援が必要になる場合も多いと思いますが，指導できる機会は限られています．家族が困ったときにはサポートできる旨も説明しておくとよいと思います[8][12]．

　倦怠感が持続しており，一昨日から発熱がみられています．以前はアルピニー®坐剤の使用で発熱がマスクされていたことも考慮する必要があると思います．今回は主治医と相談の上，腫瘍熱も考慮してナイキサン®の処方となりましたので，提案事項として**P**に記載しています[11]．

まとめ

　がん治療においては早期から患者の苦痛を取り除くことが求められており，緩和ケアへの関わりは特別なものではなくなってきました．緩和ケアには認定をもった薬剤師だけが関わるのではなく，病棟を担当する薬剤師の多くが関わることになると思います．薬剤師の緩和ケアへの関わりは疼痛コントロール，副作用マネジメントをはじめ，患者へのさまざまな介入があると思います．介入したことは的確かつ簡潔に指導記録に記載し，薬剤師の関わりを他職種と情報共有し，チームの中での存在感をアピールできればと思います．

　麻薬などに注目するあまり忘れがちですが，他の薬剤にも目を向けて評価しましょう．

7 病棟薬剤業務の記録

　本書では薬剤師の記録は他職種の情報源にならなければいけないということを述べてきました．診療報酬を算定するときにだけ記載するのではなく，患者に何らかの指導や介入を行ったとき，薬剤師としての関わりを足跡としてしっかりと記録に残していくことが必要です．また，直接患者に指導していない，処方内容の確認，提案，他職種からの質疑応答などを行ったときにも記録を残し，薬剤師としての活動を明確にすることが必要です．

　病棟薬剤業務実施加算については「当該病棟に係る病棟薬剤業務日誌を作成・管理し，記入の日から5年間保存しておくこと．また，患者の薬物療法に直接的に関わる業務については，可能な限り，その実施内容を診療録にも記録すること」とされています．しかし，どのような内容をどのような頻度や形式で記載するかは明確ではありません．

● 病棟薬剤業務と薬剤管理指導業務の明確な違いは…

　日本病院薬剤師会『薬剤師の病棟業務の進め方（Ver.1.2）』では，薬剤管理指導業務は主に投薬以後における患者に対する業務であり，病棟薬剤業務は主に投薬前における患者に対する業務，医薬品の情報および管理に関する業務，医療スタッフとのコミュニケーションとされています．指導料の算定の面から考えると薬剤管理指導料は関わった患者個々に対して算定するものですが，病棟薬剤業務実施加算は該当病棟に入院中のすべての患者を対象に算定する加算となっています．つまり，薬剤管理指導は患者を選べますが，病棟薬剤業務は患者を選べないということが大きな違いです．

● 病棟薬剤業務における記録とは

　病棟薬剤業務の内容の詳細についてはここでは述べませんが，患者の処方内容の妥当性，検査値の確認，また持参薬の服用計画の提案などを直接の患者指導（服薬指導）ができない患者に対しても行わなければいけません．例えば，処方内容の妥当性を確認した場合，多くの患者に何か問題があるわけではありません．しかし，確認したという事実を記録として残す必要があります．「処方内容確認．問題なし．」など簡単な記載でも構わないので，薬剤師が処方内容を確認して問題がなかったということを明確に記載することが大切です．記載場所については「その実施内容を診療録にも記録すること」となっていることからも，特にSOAP形式でなくても構いませんが，薬剤管理指導記録としてではなく，

医師や看護師が記載しているカルテのプログレスノート（経過記録）などに記載することが望ましいと考えます．

病棟薬剤業務の記録はどのように記載するか

病棟薬剤業務実施加算を算定するためには，下記の業務を週に20時間以上行うことが必要です．

①医薬品の投薬・注射状況の把握

②医薬品の医薬品安全性情報などの把握および周知ならびに医療従事者からの相談応需

③入院時の持参薬の確認および服薬計画の提案

④2種以上の薬剤を同時に投与する場合における投与前の相互作用の確認

⑤患者などに対するハイリスク薬などにかかる投与前の詳細な説明

⑥薬剤の投与にあたり，流量または投与量の計算などの実施

⑦その他

ここでは①〜⑥の業務においてどのように記録するかを具体的に考えていきたいと思います．

医薬品の投薬・注射状況の把握

入院患者の処方内容，注射内容を確認したときに記載します．処方内容は一つずつ詳細に記載する必要はありませんが，確認した内容に対する薬剤師のアセスメントを記載することが望ましいでしょう．

具体例

・内服処方内容確認，前回定期と同一処方．投与量問題なし．

・インスリン投与量変更確認．血糖コントロール不良のため朝のインスリン増量．

など，処方内容を確認した上で，変更された場合などは変更理由の確認もしていることを明確にしておくことが大切です．第1章3「薬剤師のアセスメント」[p.18]で述べたように，「問題なし」と記載する場合，何が「問題なし」なのかを明確に記載するようにしましょう．

医薬品の医薬品安全性情報などの把握および周知ならびに医療従事者からの相談応需

医師や看護師から相談を受けた場合や，それに伴い処方提案したときに記載します．日本病院薬剤師会『医薬品情報業務の進め方2018』において，医薬品に関する質疑への対応の項に「回答は必要に応じて，対象患者のカルテへの記載や，対象患者の担当薬剤師を通じた提供も考慮する」と記載されています．病棟薬剤業務実施加算の算定の有無にかかわ

らず，質問内容や回答，また何を根拠に回答したかなどを明確に記載しましょう．

入院時の持参薬の確認および服薬計画の提案

持参薬の内容の確認や服薬計画への介入をしたときに，以下のように記載します．

> **具体例**
> ・持参薬すべて続行を確認，5日間入院予定．7日分持参あり．
> ・絶食のため，持参薬のグリメピリドは中止．食事開始時にグリメピリドの再開確認．
> ・持参薬から院内処方に切り替え．処方内容，投与量確認→問題なし．

2種以上の薬剤を同時に投与する場合における投与前の相互作用の確認

薬物相互作用がないかをカルテで確認し，あればその対応を記載します．

> **具体例**
> ・酸化マグネシウムを毎食後に服用中のため，同時投与で効果が落ちるレボフロキサシンは寝る前に変更依頼．
> ・S-1（テガフール・ギメラシル・オテラシルカリウム）開始．ワルファリン服用中であり，S-1の併用でPT-INR値の変動の可能性があるため，注意が必要．

患者などに対するハイリスク薬などにかかる投与前の詳細な説明

この部分は実際の患者指導にあたりますので，本書で紹介してきたようにSOAPを用いて記載しましょう．

薬剤の投与にあたり，流量または投与量の計算などの実施

項「医薬品の投薬・注射状況の把握」の内容と重複する場合もあるかもしれませんが，病棟薬剤業務の中では特に投与量の確認を行ったときに，以下のように記載します．

> **具体例**
> ・CCr 37mL/min．レボフロキサシン錠は初日500mg，翌日からは250mgの投与が望ましい．主治医に投与量変更を依頼．
> ・体重10kg．カルボシステインDS 300mg/日，投与量問題なし．
> ・腎機能確認，定期処方内容問題なし．

病棟薬剤業務のポイントは，該当病棟すべての患者の処方について介入していくということです．直接の指導の有無は関係なく，処方内容の確認，特に処方の追加変更時は確認することが望ましいです．確認時は特に問題がなくても，薬剤師が確認しているというこ

とを「腎機能，処方内容確認．問題なし」と簡単なもので構わないので記録として残しておくことが重要です．カルテでの処方内容の確認だけでなく，患者と直接関わった場合はSOAPの形式で記載すればわかりやすいでしょう．

中止薬の再開漏れと薬剤師による再開確認

　病棟薬剤業務の中で，持参薬の服薬計画の提案として中止薬の再開漏れの確認は確実にしておきたいところです．中止薬に関する指導や持参薬鑑別の実施によって，中止すべき薬が中止されないまま，手術や検査が行われてしまうリスクは軽減しました．しかし，その手術や検査の後，中止された薬剤の再開は確認しているでしょうか．日本医療機能評価機構『医療安全情報』に，手術など出血を伴う医療行為を行うために投与をいったん中止していた抗凝固薬・抗血小板薬を投与再開するのを忘れた結果，脳梗塞を発症した事例などの報告もあります．このように脳梗塞や心筋梗塞の再発などの医原性有害事象を起こす前に，中止された薬剤の再開確認を早めに行う必要があります．抗血栓薬の中止期間は短い方が望ましいですし，それだけではなく食事が再開されたタイミングでの血糖降下薬の再開確認なども必要です．このように薬剤師が常用薬の服用計画に関わっていくことが病棟薬剤業務の中で求められています．

　現在，中止薬の再開漏れをなくすために，当院では**表2-3**のような中止薬のある患者リストを作成し，再開漏れがないように主担当薬剤師以外もわかりやすいようにしています．このリストに記載されており，再開がまだであり，継続して入院中であれば週に1回，また，退院時は必ず再開の有無を確認しています．ここは本題の「指導記録」からは少しそれますが，指導記録の記載だけでは手の届かない部分であり，重要なことなので紹介します．

表2-3 中止薬再開確認表の例

20XX年3月　南3病棟　中止薬再開確認

ID	患者氏名	入院日	手術・検査日	中止薬	再開依頼日	再開日	退院日
11111	A	3月2日	3月5日	アスピリン，プラスグレル	3月6日	3月6日	3月11日
22222	B	3月2日	3月5日	エドキサバン		3月6日	3月14日
33333	F	3月6日	3月7日	クロピドグレル	3月13日	3月14日	3月15日
44444	C	3月6日	3月13日	ワルファリン（ヘパリン置換）			
55555	D	3月6日	3月7日	グリメピリド	3月8日	3月8日	
66666	E	3月7日	3月8日	クロピドグレル		3月9日	3月13日

依頼日が空欄の場合は薬剤師の依頼前に再開の指示が出た事例である．
薬剤の中止指示のあった患者のみ記載している．

症例

　今回は下記の患者の６日間の入院で薬剤師Ｎと薬剤師Ｍの２人が関わった症例を紹介します．当院では主担当薬剤師が休みなどで不在の場合，別の担当者が常駐することになっています．また勤務の状況に応じて病棟に常駐している主担当薬剤師以外も薬剤管理指導の補助を行うことがあります．同時に２人の薬剤師で同じ病棟を担当することもあり，薬剤師相互の情報共有も非常に大切です．

Ｐさん，72歳，女性．

体重：56.2kg

現病歴：子宮脱，便秘症，逆流性食道炎

既往歴：心筋梗塞

アレルギー歴・副作用歴：なし

▶ 入院までの経緯

　生来健康であったが，半年前に強い胸の痛みを感じ，前医を受診．心筋梗塞と診断され経皮的冠動脈形成術を施行．退院後，胸の痛みは改善したが，腟口にピンポン玉のようなものが触れることに気づき，出血を伴うことが増えたため再度前医を受診．子宮脱と診断され手術を希望したため，Ｘ年Ｙ月Ｚ日にＡ病院婦人科入院，Ｘ年Ｙ月Ｚ＋１日手術となった．

▶ 持参薬

下記薬剤を持参．持参数にばらつきあり．

〈Ｄクリニック〉

アスピリン腸溶錠（100mg）	1回1錠	1日1回	朝食後
プラスグレル塩酸塩錠（3.75mg）	1回1錠	1日1回	朝食後
ラベプラゾールナトリウム錠（10mg）	1回1錠	1日1回	朝食後
バルサルタン錠（40mg）	1回1錠	1日1回	朝食後
アトルバスタチンカルシウム錠（10mg）	1回1錠	1日1回	夕食後

〈Ｋ医院〉

酸化マグネシウム錠（250mg）	1回1錠	1日3回	毎食後
ランソプラゾール錠（30mg）	1回1錠	1日1回	朝食後

▶ 臨床検査値（Ｘ年Ｙ月Ｚ日）

CCr 68mL/min，AST 23U/L，ALT 7U/L，Hb 9.3g/dL，BP 135/85mmHg

▶ 処方薬（Ｘ年Ｙ月Ｚ＋１日）

セファゾリン注　　1回1g　1日4回

> ▶ **主治医からの指示**
> ・プラスグレル塩酸塩錠はX年Y月Z−13日より休薬
> ・バルサルタン錠はX年Y月Z日より休薬
> ・その他の持参薬は入院中も継続

初回面談（入院初日：X年Y月Z日に薬剤師Nが訪問）…

薬剤師N Pさん，こんにちは．薬剤師のNです．お薬のことでお話があるのですが，今，お時間よろしいですか？

Pさん 大丈夫ですよ．

薬剤師N ありがとうございます．まず，普段飲まれているお薬の中で，主治医から入院前に中止しておくように言われたものがあったかと思いますが，中止できていますか？

Pさん 2種類よね．入院前にこちらの病院の薬剤師さんに言われて中止しておきましたよ．名前は忘れちゃったけど，説明してくれた薬剤師さんが袋に中止する日付を書いてくれていたので間違いないと思います．一つは先々週くらいからで，もう一つは今日の朝から中止しています．

薬剤師N 持ってこられたお薬の袋に中止日が書いてありましたね．中止しているお薬は手術後に再開する予定です．再開する際は医師から指示がありますので，指示が出たらまたお伝えしますね．子宮脱の影響で下着に血が付くことがあったようですが，そのほかに痣ができやすくなったり，出血が増えたりはしていませんか？

Pさん たまに下着にあたって出血することはあるけど，それ以外は大丈夫です．

薬剤師N 普段お薬はご自身で管理されているのですか？

Pさん 一人暮らしなので自分でしています．私，ずっと健康でね．病院にお世話になるのは便秘くらいで，薬も便秘薬以外は飲んでいなかったの．けど半年くらい前に心臓の手術をしてから急に薬が増えてしまったのよ．

薬剤師N それは大変でしたね．お薬が急に増えて，管理するのが大変だったのではないですか？

Pさん そうなの．たくさんあるから飲んだのか飲んでいないのか，わからなくなることがあってね．自分で1回分ずつ分けようかとも思ったんだけど，大変でね…．

薬剤師N 保険薬局で，薬を1回分ずつ小分けにする「一包化」をしてもらうこともできますよ．

Pさん 1回分ずつに分けてくれるの？ それはいいわね．

薬剤師N 普段利用する薬局は決めていますか？

Pさん いいえ．DクリニックとK医院，それぞれの病院の近くにある薬局を利用しているわ．

薬剤師N たくさんお薬を飲まれているので，できれば薬局は1ヵ所にまとめておく方がよいと思います．そうすれば，複数の病院の薬でもまとめて一包化してくれますよ．

Pさん すぐ近くの病院の処方箋でなくても薬はもらえるの？

薬剤師N 大丈夫ですよ．持ってこられたお薬でDクリニックとK医院の両方から胃薬が出ていますが，先生から何か説明はありましたか？

Pさん いいえ，何も聞いていないです．最近胸焼けがするので先日K医院で胃薬を出してもらったの．Dクリニックの薬の中にも胃薬があったの？ 気づかなかったわ….

薬剤師N 名前が違うと気づかないですよね．薬局を1ヵ所にまとめておくことで薬の重複も防ぐことができますよ．

Pさん それはいいわね．今後は家の近くの薬局に行くことにするわ．

薬剤師N 退院後にお薬で困ったことがあれば，薬局の薬剤師に相談してみてくださいね．では，そのほかの質問ですが，これまで薬や食べ物でかゆみや蕁麻疹，息苦しさなどのアレルギー反応が出たものはありますか？

Pさん 特にないです．

薬剤師N 普段サプリメントや健康食品は使用していますか？

Pさん 薬がたくさんあるからね．健康食品などは使っていないわ．

薬剤師N わかりました．では手術前後に使用するお薬の説明をしますね．手術の日は傷口からの感染を予防するためにセファゾリンという抗菌薬の点滴をします．アレルギーはないとのことですが，点滴中や点滴が終わってから喉の違和感や湿疹，かゆみなどがあればすぐにスタッフに声をかけてください．入院前に飲まれていた薬は，中止している薬以外は引き続き飲んでいただきます．ただ胃薬が重複していたので，主治医に確認した上でどちらか一方は中止になるかと思います．ここまでで何かご不明な点はありますか？

Pさん 大丈夫です．

薬剤師N またわからないことや聞きたいことがあればいつでも声をかけてくださいね．それでは失礼します．

記載例

#：手術前後の薬物投与管理

S：名前は忘れたけど入院前に中止と言われた薬は2種類中止しています．半年前に心臓の手術をしてから急に薬が増えたの．飲んだのか飲んでいないのかわからなくなることもあってね．胃薬が重複していることは気づかなかったわ．普段利用する薬局は決めていないです．

O：X年Y月Z＋1日　子宮脱手術予定

・持参薬の残薬数にばらつきあり．

・DクリニックとK医院で胃薬の重複処方あり．

　→主治医に継続の有無の確認が必要

・プラスグレル塩酸塩錠はX年Y月Z−13日より休薬

バルサルタン錠はX年Y月Z日より休薬

→上記薬剤が休薬できていることを確認済み

・アレルギー歴：なし

・CCr 68mL/min

A：中止薬を休薬できていることを確認．理解度は問題ないが急に薬剤数が増えたため自宅での管理がうまくできていない様子．一包化すれば問題なく管理できる印象．かかりつけ薬局の設定を提案．受け入れ良好．必要があれば退院時に施設間情報連絡書を作成する．胃薬の重複処方があり継続の有無を主治医に確認中．子宮脱による出血以外の出血傾向は認めず．

P：持参薬の投与量，管理方法を確認した．

持参薬の重複処方に関して主治医に継続の有無を確認中．

退院後にかかりつけ薬局を設定することを提案．

必要があれば退院時に施設間情報連絡書を作成する．

手術前後に使用する薬剤に関して薬効，注意点を説明した．

術後，休薬薬剤の再開指示，副作用の有無，疼痛状況を確認する．❶

　この初日の指導時に中止になっている薬剤を中止薬再開確認表に記載します．手術や検査の場合，飲水開始後，薬剤を再開とする場合が多いですが，手術の種類によっては抗血栓薬の開始が後になることや，絶食期間がある場合，血糖降下薬の再開はすぐではない場合があります．薬剤師は中止になっている薬剤のことを忘れず，こまめに確認することが必要です❶．そのために自分以外の薬剤師にも確認してもらえる体制を作っておくことが大切です．

入院3日目（X年Y月Z＋2日）

　手術翌日に，病棟に常駐していた薬剤師Mが処方内容の確認を行った（面談はなし）．

記載例

#：X年Y月Z＋1日　子宮脱手術

・バルサルタン錠→X年Y月Z＋2日より再開

・プラスグレル塩酸塩錠→再開未

・ランソプラゾール錠（K医院処方）→中止指示あり❷

CCr 52mL/min

手術後は中止薬の再開の確認も兼ねて，早い段階で一度カルテで処方内容や指示の状況を確認しておくことが望ましいでしょう❷．当院では，このようにカルテ確認を行ったときも薬剤師記録としてそのときに確認したことを明確に記録に残すようにしています．このような記録は病棟薬剤業務の中でも求められていますし，情報共有としても役立ちます．

入院4日目（X年Y月Z＋3日）

X年Y月Z＋3日，薬剤師Mが中止薬のある患者リストを確認し，Pさんのカルテを確認した．

記載例

プラスグレル塩酸塩錠　再開指示未．X年Y月Z＋5日退院予定のため再開の有無を主治医に確認．❸
→X年Y月Z＋4日より再開と返答あり．

中止薬のある患者リストを確認したところ，まだプラスグレル塩酸塩錠が再開になったという記載がなかったため，再度カルテ確認を行い，退院も近いことから主治医への再開確認を行いました❸．医師が再開を忘れているわけではなくても（もちろん医師もそろそろ再開しようかなと思っていることもよくあります），薬剤師の確認が再開漏れのダブルチェックになると考えれば患者の治療へ貢献していると言えるでしょう．また，記録に残すことで病棟担当薬剤師は抗血栓薬の再開確認をしているというアピールにもつながります．

入院5日目（退院前日：X年Y月Z＋4日）

▶ **現在の持参薬の服用状況**

アスピリン腸溶錠（100mg）	1回1錠	1日1回	朝食後
プラスグレル塩酸塩錠（3.75mg）	1回1錠	1日1回	朝食後
ラベプラゾールナトリウム錠（10mg）	1回1錠	1日1回	朝食後
バルサルタン錠（40mg）	1回1錠	1日1回	朝食後
アトルバスタチンカルシウム錠（10mg）	1回1錠	1日1回	夕食後
酸化マグネシウム錠（250mg）	1回1錠	1日3回	毎食後

▶ **当院処方**

X年Y月Z＋1日（手術日）より病棟配置薬のロキソプロフェン錠を連日使用

▶ **臨床検査値（X年Y月Z＋4日）**

CCr 72mL/min，AST 32U/L，ALT 16U/L，Hb 10.1g/dL

❷回目の面談（入院5日目：退院前日に訪問）

退院後の薬剤の服用について説明するため薬剤師Nが訪問.

薬剤師N Pさん，こんにちは．いよいよ明日退院ですね．調子はいかがですか？

Pさん 特に問題ないですよ．

薬剤師N 手術後，毎日痛み止めを飲んでいるようですが，まだ傷口は痛みますか？

Pさん 痛みと違和感はまだ残っているわね．けど，こればっかりは我慢するしかないでしょう？

薬剤師N 痛みも徐々に治まってはきますが，我慢する必要はありません．痛みがある時に服用できるように痛み止めを持って帰りますか？

Pさん そうなのね．ぜひいただきたいわ．

薬剤師N では先生にお伝えしておきますね．痛み止めは痛みが治まったら中止していただいて構いません．入院前に飲まれていたお薬は問題なく飲めていますか？

Pさん 入院中は看護師さんが薬を1回分ずつに分けるケースを貸してくれたので問題なく飲めました．入院前に中止した薬はどっちも再開になっていたけど，胃薬が1つ減ったわ．

薬剤師N 胃薬が重複していたのでK医院の分は中止しています．DクリニックもK医院も，もう少しでお薬がなくなるかと思うので，なくなる前に受診してください．それぞれの病院にこちらの主治医から治療経過や中止した薬について記載したお手紙を用意しているので，次回受診した際に渡してくださいね．

Pさん わかりました．退院したら早めに薬をもらいに行かないとね．薬局も1ヵ所にして，何だったかしら，薬をまとめてもらうやつ….

薬剤師N 一包化ですね．よろしければ，こちらから薬局あてにもお手紙を書きましょうか？

Pさん ぜひお願いしたいわ．自分ではうまく伝えられないと思うの．

薬剤師N わかりました．明日の退院までにご用意しておきますね．ほかに気になっていることや困っていることはありませんか？

Pさん 大丈夫です．お世話になりました．

薬剤師N 退院までに何かあればいつでもおっしゃってくださいね．では，お大事になさってください．

記載例

> **#**：退院時指導
>
> **S**：痛みと違和感は残っています．痛み止めいただきたいわ．入院前に中止した薬はどっちも再開になっていたけど胃薬が１つ減りましたね．（一包化について）うまく伝えられないと思うからお手紙お願いしたいわ．
>
> **O**：X年Y月Z＋１日　子宮脱手術後
> ・バルサルタン錠→X年Y月Z＋２日より再開
> ・プラスグレル塩酸塩錠→X年Y月Z＋４日より再開
> ・ランソプラゾール錠（K医院処方）→中止
> ・持参薬の継続分はかかりつけ医にて処方予定❹
> CCr 72mL/min
>
> **A**：疼痛軽度残存．鎮痛薬処方希望あり．入院中は内服薬管理問題なし．持参薬の変更点に関しても理解良好．かかりつけ薬局（今後設定予定）への施設間情報連絡書希望あり．
>
> **P**：疼痛状況確認．主治医に鎮痛薬の退院処方を依頼した．
> 退院後に服用する薬剤に関する理解度を確認した．❺
> 退院までに施設間情報連絡書を記載しお渡しする．

入院６日目（退院当日：X年Y月Z＋５日）

　退院当日の朝にカルテを確認すると，前日に依頼していた鎮痛薬が処方されていたため再度病室を訪問．理解度が良好であることは前日に確認していたため，口頭で説明をし，簡単な記録を残した．

記載例

> 退院処方でロキソプロフェンナトリウム錠が処方されていることを確認．薬効，用法・用量，注意点を説明した．施設間情報連絡書を作成しお渡しした．

　この６日間の入院の中で薬剤師が指導として実際に患者と面談したのは３回だけですが，処方内容や指示の確認（特に中止薬の再開）は，薬剤師の関わりとして病棟薬剤業務の中でも求められています❹．また，退院時指導は退院処方が出たときに行うだけでなく，退院後の常用薬の服用についても指導することが必要でしょう❺．これからの急性期病院の薬剤師は退院時に他の医療機関や在宅関係の医療従事者への情報提供が求められます．退院処方の有無ではなく，退院の場面において薬剤師としてどのように関われるかを考えていかなければならない時代になるでしょう．

まとめ

　病棟薬剤業務の記録もこれまでの薬剤管理指導の記録と同様，薬剤師の行ったことを記録に残すという点は変わりません．わかりやすく他職種に伝わるということに重点をおいて記載すればよいのです．病棟薬剤業務の対象は病棟の患者全員なので，効率よく端的に記載することが必要です．どのタイミングで処方内容などを確認し，どのくらいの頻度で記載するかはその施設のマンパワーによってできる範囲は異なると思いますが，とにかく薬剤師が確認したことは必ず記録に残し，問題がない場合も「問題なし」ということを記録に残しましょう．

8 短期入院患者への関わりと指導記録

急性期病院においては医療の進歩やクリニカルパスの推進，DPC制度による診療報酬体系の影響によって患者の在院日数は短くなってきています．その短い入院期間の中で薬剤師が患者と関わる機会が少ないことは言うまでもありません．それは簡単な検査や手術のみならず，外科系の全身麻酔の手術，循環器内科における心臓の検査や治療で薬剤の中止や変更があるような入院でも在院日数は短くなってきています．

● 薬剤師の短期入院患者への関わり

在院日数が短くなり，限られた入院期間中にどのタイミングで患者に関わっていくかは薬剤師にとっての課題です．短期入院患者は予約入院であれば，入院時の初回面談を実施している施設は多いと思います．短期入院の中で薬剤管理指導料の算定はその1回のみになってしまう場合がほとんどでしょう．もちろん効率的な患者指導を考えるとその1回だけで済ませたいと考えるのは当然だと思います．可能な限り，1回の指導で手術，検査後の薬物治療について指導したいところです．しかし，短期入院においても薬剤の中止や変更もあり，退院までに再度指導が必要な症例もあるでしょう．短期入院は決して「軽い」とか「簡単」ということではないという意識をもって患者に関わることが必要です．

● 短期入院患者の記録の記載のコツ

初回面談の記録の記載ポイントはこの本書の第2章1［p.54］でも紹介しましたが，もう少し短期入院の場合を考えながら紹介したいと思います．

Sの記載ポイント

家での薬の管理状況，薬剤に対する理解度，現在の症状，退院後の薬剤の管理や中止，変更についての理解などを中心に記載しましょう．

アレルギー歴，副作用歴がある場合は具体的な状況をSに記載してもいいですし，Oに書いても構いませんが，何度も書くのは大変なのでどちらかでよいでしょう．

Oの記載ポイント

持参薬に関しては，別に報告の記載があるならすべて記載する必要はないでしょう．中

止している薬剤や，手術や検査後に中止になったり，再開する薬剤についてわかっている場合は記載しておいた方がよいでしょう．

検査値に関しては，その疾患や使用される薬剤に対してキーとなる検査値のみを記載しましょう．腎機能の確認のために計算したCCrは記載する方がよいでしょう．

🅐の記載ポイント

アセスメントに関しては入院前の薬剤の管理状況や理解度を踏まえて，自己管理できるかの評価をしておきたいところです．あとは現在の症状に関するアセスメントをしておきましょう．

手術，検査後に薬剤の変更や中止がある場合などは患者自身で対応が可能かどうか，再度指導が必要かなどの評価を記載しましょう．

🅟の記載ポイント

初回面談で行ったことを簡潔に記載しておきましょう．例えば

> ・持参薬を確認した．
> ・手術前後に使用する薬剤について説明した．
> ・退院後に服用する薬剤について説明した．

などです．退院までに再度何らかの指導や関わりが必要なときは，その内容を具体的に記載しておきましょう．

#（プロブレム）の記載ポイント

手術，検査の場合は持参薬の服用管理も含めて

> #：術後の薬物投与管理
> #：検査後の薬物投与管理

などでよいでしょう．悩んだ場合は，「#：初回面談」などになっても構いません．

2回目の指導や介入を実施したとき

退院時指導として実施した場合はSOAPで記載すればよいでしょう（詳細は本書の第2章2［p.63］をご参照ください）．

簡単に変更点のみを患者に説明したり，確認した場合は薬剤師記録として

> ・退院日からクロピドグレルを再開するように説明した．
> ・医師の指示通りに持参薬が再開できているか確認した．

など記録も簡単に実施したことのみを記載すればよいでしょう．朝の退院直前で複数人に退院時指導を行う合間に行わなければいけない場合も多く，確認の声がけを行う程度になることもあるでしょう．もちろん時間もありませんので，記録の効率化も考えないといけません．SOAPで記載することにこだわる必要はありません．簡単でもよいので，薬剤師が退院前にもう一度患者に介入したことを記録に残すことが大切です．

● 症例1：経皮的カテーテル心筋焼灼術

今回は循環器内科の短期入院患者の指導記録について紹介したいと思います．循環器内科では短期入院とはいっても抗血栓薬をはじめ，非常に重要な薬剤の中止や変更があります．その中で効率よく，患者の処方内容を確認し，指導することが薬剤師には求められています．循環器内科ではさまざまな短期入院のクリニカルパスが使用されています．今回はその中でも経皮的カテーテル心筋焼灼術（カテーテルアブレーション：ABL），経皮的冠動脈形成術（PCI）の短期入院患者への薬剤師の関わりを紹介したいと思います．それぞれの当院でのクリニカルパスの入院日数はABL 6日間，PCI 4日間になっています．

Gさん，62歳，男性．

現病歴：発作性心房細動，糖尿病

▶ **入院までの経緯**

職場の健診にて心房細動を指摘され，A病院循環器内科に外来で通院していた．今回，ABL目的に入院となる．X年Y月Z日入院，X月Y日Z＋1日にABL予定．

▶ **持参薬**

〈下記薬剤は入院当日の分まで持参〉

リバーロキサバン錠（10mg）	1回1錠	1日1回	朝食後
ラベプラゾールナトリウム錠（10mg）	1回1錠	1日1回	朝食後
シタグリプチンリン酸塩錠（50mg）	1回1錠	1日1回	朝食後
メトホルミン塩酸塩錠（250mg）	1回1錠	1日2回	朝・夕食後
ビソプロロール錠（2.5mg）	1回1錠	1日1回	夕食後

▶ **臨床検査値（入院時）**

CCr 45mL/min，Na 142mEq/L，K 4.2mEq/L，Cl 103mEq/L，RBC 520万/μL，Hb 13.0g/dL，血糖（昼食前測定）123mg/dL，BP 120/78mmHg，HR 76/min，BT 36.6℃

▶ **処方薬**

〈X年Y月Z日〜〉

アモキシシリンカプセル（250mg） 1回1カプセル 1日3回 毎食後 3日分

〈X年Y月Z＋1日から2日間〉

オメプラゾール注（20mg） 1日2回

▶ **主治医からの指示**

・朝食後に服用していたリバーロキサバン錠を入院日は昼食後，翌日からは夕食後に服用（退院後もそのまま夕食後で継続）．

・ラベプラゾールナトリウム錠はX年Y月Z日＋1日から2日間は中止．

・シタグリプチンリン酸塩錠はX年Y月Z＋2日，メトホルミン塩酸塩錠はX年Y月Z＋4日朝より再開．

・疼痛時はアセトアミノフェン錠（200mg）を1回2錠，1日3回まで服用可．

▶ **その他**

・持参薬にビソプロロール錠あり．主治医に継続の有無を確認．

　→入院日よりビソプロロールはいったん中止と返答あり．

・持参薬は入院当日でなくなるため，再開時はそれぞれ当院にて処方予定．

初回面談（入院初日：X年Y月Z日に訪問）

薬剤師 Gさん，こんにちは．薬剤師の○○です．今お時間よろしいですか？

Gさん 大丈夫ですよ．

薬剤師 ありがとうございます．カテーテルアブレーション前後に使用するお薬の説明をさせていただきます．その前にいくつか質問があるのですが，これまで薬や食べ物で，かゆみや蕁麻疹，息苦しさなどのアレルギー反応が出たものはありますか？

Gさん ロキソニン®で蕁麻疹が出たことがあります．

薬剤師 ほかのお薬ではどうですか？飲み薬以外でも過去に検査をした際，蕁麻疹が出たり体調が悪くなったことはありませんか？

Gさん ほかの薬ではないです．

薬剤師 わかりました．普段サプリメントや健康食品は使用していますか？

Gさん 病院で処方された薬以外飲んでいないです．

薬剤師 普段，お薬の管理はご自身でされていたのですか？お薬手帳はお持ちですか？

Gさん 手帳は持っています．薬の管理は自分でしていました．1週間分ずつお薬カレンダーに自分でセットしていました．だから薬は忘れず飲めていました．

薬剤師 事前にお薬をセットしておくのは飲み忘れを防ぐ上でもとてもよいですね．持参されたお薬の中に血液をサラサラにする薬がありましたが，出血の症状はありませんでしたか？

Gさん 特に気になる症状はなかったですね．

薬剤師　先生から普段朝食後に飲んでいるリバーロキサバン錠を，今日は昼食後に飲むように言われていたかと思いますが，今日は昼食後に飲みましたか？

Gさん　はい，ちゃんと昼食後に飲みました．

薬剤師　わかりました．明日以降は夕食後に飲むことになります．飲む時間が変わるので，間違えないように気をつけてくださいね．あと，持参されたお薬の中にビソプロロール錠という薬があったかと思いますが，今日から中止になります．カテーテルアブレーションの後に再開するかどうかは，そのときの状態をみて主治医が判断します．

Gさん　わかりました．

薬剤師　ではカテーテルアブレーションの時に使うお薬の説明をしますね．

まずはアモキシシリンカプセルという薬です．カテーテルアブレーションの時の感染予防が目的です．今日の夕食後から毎食後に1カプセルずつ飲んでください．予定では3日間の服用になっていますので，3日間飲み切ったら終了になります．カテーテルアブレーションの後は胃や食道に負担がかかるため，治療当日と翌日の2日間は注射でオメプラゾールという胃酸を抑える薬を投与します．そのため，もともと飲んでいたラベプラゾールナトリウム錠という胃薬はその期間中止になります．注射が終了した後，X年Y月Z＋3日からは再開になります．ここまででご不明な点はありますか？

Gさん　ここまでは大丈夫です．

薬剤師　では続きを説明します．持参された血糖の薬のうち，1日1回飲んでいるシタグリプチンリン酸塩錠はカテーテルアブレーション翌日から再開ですが，1日2回飲んでいるメトホルミン塩酸塩錠は，治療の時に使用する薬との相性が悪いため，カテーテルアブレーション後の2日間はお休みとなります．X年Y月Z＋4日から再開になるため再開日に注意してください．持ってこられたお薬は今日の分でなくなると思いますので，それぞれ再開のときはこちらで処方してお渡ししますね．

Gさん　いろいろ変更があるんですね．

薬剤師　たくさん説明をさせていただきましたが，お薬のことで気になることや聞いておきたいことはありますか？

Gさん　たぶん大丈夫です．

薬剤師　薬を飲んだり点滴をしたときに，かゆみや息苦しさ，蕁麻疹など，体調の変化があればすぐに教えてください．また何か聞きたいことがあればいつでも声をかけてくださいね．それでは失礼します．

記載例

#：術後の薬物投与管理

S：薬は自分で1週間分セットしていたので忘れず飲めていました．出血で気になる症状は特にありませんでした．いろいろ変更があるんですね．たぶん大丈夫です．

O：X年Y月Z＋1日　カテーテルアブレーション予定

リバーロキサバン錠を入院日は昼食後，翌日からは夕食後服用．

ビソプロロール錠はいったん中止．

オメプラゾール注使用中はラベプラゾールナトリウム錠中止．

シタグリプチンリン酸塩錠はX年Y月Z＋2日，

メトホルミン塩酸塩錠はX年Y月Z＋4日朝から再開．

　→薬剤再開時はそれぞれ当院処方予定

アレルギー歴：ロキソニン® で蕁麻疹

CCr：45mL/min

A：自宅での薬剤管理は問題なくできていそうだが，薬剤の中止などが多くやや混乱している印象．ビソプロロールの再開の有無も含めて退院までに服用状況を確認しておいた方がよさそう．また，飲み間違い防止のため，それぞれの薬袋に開始日を記載して渡した方がよさそう．出血傾向はなし．ロキソニン® にアレルギーがあるため，疼痛コントロールが必要であればアセトアミノフェンを使用する．新規処方薬剤があればアレルギーないか注意が必要．

P：持参薬の服用状況を確認した．

医師の指示内容の確認と説明をした．

カテーテルアブレーション前後の服用薬剤について説明した．

飲み間違い防止のため，入院処方の薬袋に開始日を記載して渡す．

今後のビソプロロールの服用について指示を確認し，説明する．

入院5日目（X年Y月Z＋4日）

　入院5日目に医師からビソプロロールの再開指示があり，Gさんを訪問し再開することを説明した．そのほかの薬剤に関しても指示どおり再開できているか確認を行った．

▶ 処方内容

〈X年Y月Z＋1日開始〉

リバーロキサバン錠（10mg）	1回1錠　1日1回　夕食後

〈X年Y月Z＋2日開始〉

シタグリプチンリン酸塩錠（50mg）	1回1錠　1日1回　朝食後

〈X年Y月Z＋3日開始〉

　ラベプラゾールナトリウム錠（10mg）　　1回1錠　　1日1回　　夕食後

〈X年Y月Z＋4日開始〉

　ビソプロロール錠（2.5mg）　　　　　　1回1錠　　1日1回　　夕食後

　メトホルミン塩酸塩錠（250mg）　　　　1回1錠　　1日2回　　朝・夕食後

記載例

X年Y月Z＋4日
ビソプロロール錠は入院前と同様の用量・用法で再開となることを説明した.
再開された薬剤の服用状況，用量・用法を確認した.❶

　実際はほかにも話をしているはずなのでSOAPで記録を記載してもよいと思います.こ
の症例の場合は飲み間違いなどの問題はなかったので，簡単に再開した薬剤の服用確認を
したという事実だけを記録に残しました❶.このような簡単な記載だけでも薬剤師の患者
への関わりが他職種にも伝わります.ここまで確認しておけば，この後，次回外来までの
同じ内容の退院処方が出ても，処方内容や服用状況について簡単に確認する程度でよいで
しょう.

症例2：経皮的冠動脈形成術（PCI）

Hさん，62歳，女性.

現病歴：狭心症疑い，脂質異常症

▶ **入院までの経緯**

　持続する胸痛で近医受診.ニトログリセリンを処方され症状は軽減したが，階
段昇降などの労作で増悪あり.持続時間は数分程度の放散痛を伴わない胸部絞扼
感があり，狭心症疑いでA病院循環器内科を紹介受診し，冠動脈造影（CAG），
PCI目的で入院となった.X年Y月Z日入院，X年Y月Z＋1日にCAG＋PCI予定.

▶ **持参薬**

なし（カルテには「内服薬：プラバスタチン」と記載あり）

→医師からは退院後より服用再開でよいと指示あり.

▶ **臨床検査値（入院時）**

CCr 55mL/min, Na 138mEq/L, K 4.0mEq/L, Cl 107mEq/L, RBC 452万/μL,
Hb 14.4g/dL, LDL-C 137mg/dL, HDL-C 53mg/dL, TG 217mg/dL

▶ **処方薬**

〈X年Y月Z日〉

セファレキシン錠（250mg）	1回1錠	1日3回	毎食後	3日分
アスピリン腸溶錠（100mg）	1回2錠	夕食後服用分	1回分	
プラスグレル塩酸塩錠（20mg）	1回1錠	夕食後服用分	1回分	

〈X年Y月Z＋1日〉

ポタコール® R 輸液 500mL	1日1回			
アスピリン腸溶錠（100mg）	1回1錠	1日1回	朝食後	7日分
プラスグレル塩酸塩錠（3.75mg）	1回1錠	1日1回	朝食後	7日分

初回面談（入院当日：X年Y月Z日に訪問）

薬剤師 Hさん，こんにちは．薬剤師の○○です．今，お時間よろしいですか？

Hさん はい，どうぞ．

薬剤師 今回の手術で使用するお薬について説明させていただきます．その前にいくつか質問があるのですが，これまで薬や食べ物で，かゆみや蕁麻疹などのアレルギー反応が出たものはありますか？

Hさん 特にないです．

薬剤師 過去に検査をしたときに使用した薬などでも何もなかったですか？

Hさん ないですね．

薬剤師 わかりました．今回，自宅からお薬は持ってこられていないみたいですが，普段から服用している薬は何かありますか？

Hさん えーっと，コレステロールの薬，何て名前だったかな．

薬剤師 プラバスタチンですか？

Hさん それです．

薬剤師 ほかにはないですか？

Hさん そのコレステロールの薬だけです．

薬剤師 その薬はいつに何錠飲んでいましたか？

Hさん 夕食後に1錠です．

薬剤師 お薬は自宅に残っていますか？

Hさん 2週間分くらいは残っていたと思います．

薬剤師 普段，お薬の管理はご自身でされていたのですか？　お薬手帳はお持ちですか？

Hさん 手帳は持っています．薬の管理は自分でしていました．たまに飲み忘れることもあったけど，ちゃんと飲むようにしていました．

薬剤師 普段，サプリメントや健康食品は使用していますか？

Hさん　たまに青汁を飲みます．毎日ではないけど．

薬剤師　わかりました．では，今回新しく始まるお薬の説明をさせていただきます．

今回，アスピリン腸溶錠とプラスグレル塩酸塩錠という2つの薬が開始になっています．どちらも血液をサラサラにすることで血の塊をできにくくする薬です．今回，カテーテルという細い管を使った治療で心臓の血管を広げます．その後に再び血管が狭くならないようにステントという金属の器具を入れます．そのステントという器具の周りは血液の塊ができやすくなるので，血液をサラサラにして血の塊ができないようにこの薬が出ています．この薬の効き目が早く出るように，初回は多い量を飲んでもらいます．そのため，手術前日の今日の夜はアスピリン腸溶錠を1回2錠，プラスグレル錠の20mgを1錠飲んでもらいます．明日以降，アスピリン腸溶錠は1回1錠に変わります．プラスグレル錠は20mgから3.75mgに変わりますが1回に飲む錠数は1錠です．

Hさん　この薬って，ずっと飲まないといけないのですか？

薬剤師　薬をどれくらいの期間続けるかは個人差があります．リスクに応じて服用期間を医師が判断するので，必ず医師の指示通りに服用してください．

この薬は血液をサラサラにする薬なので，出血に注意していただく必要があります．包丁を使う，高い所に上るなど，危険な作業をするときは十分に注意してください．また，便や尿に血が混ざる，強い頭痛が出るなどの場合はすぐに受診するようにしてください．また，ほかの医療機関を受診する場合は，この薬を飲んでいることを必ず伝えるようにしてください．

Hさん　気をつけますね．

薬剤師　それからもともと飲まれていたプラバスタチンは家に帰ってから再開してください．今回開始となる薬と一緒に飲んでもらっても構いません．

Hさん　わかりました．

薬剤師　あとは手術当日にポタコール® Rという点滴をします．手術のときに心臓に造影剤という検査薬を投与して心臓の状態を診る検査を行います．検査のときに使用する造影剤は腎臓への負担が大きいため，少しでも早く尿と一緒に造影剤を体の外に出すためにこの輸液を使用します．

あとはセファレキシン錠という薬です．これはカテーテルを体に入れる際にできる傷口から感染・化膿するのを予防するための抗菌薬です．今日の夜から開始となり，1回1錠を毎食後に飲んでください．予定では3日分出ているので，3日分飲み切ったら終了になります．

もし，お薬を飲んだ後や点滴をしたときに気分が悪くなったり，かゆみ，蕁麻疹が出た場合はすぐに教えてください．ほかに何か気になることはありますか？

Hさん　大丈夫です．

薬剤師 では，何か聞きたいことや気になることがあれば，いつでも声をかけてください．
それでは失礼します．

記載例

#：初回面談

S：合わない薬はありません．薬はたまに飲み忘れることもあったけど，ちゃんと飲むようにしていました．新しく始まった薬はずっと飲まないといけないのですか？

O：X年Y月Z＋1日　CAG＋PCI予定
常用薬の持参なし．カルテ，患者聞き取りより夕食後にプラバスタチンナトリウム錠を1錠服用．
→退院後に服用再開でOK
X年Y月Z日よりDAPT開始．
CCr 55mL/min，LDL-C 137mg/dL，HDL-C 53mg/dL，TG 217mg/dL

A：年齢も比較的若く，理解はまずまず．もともと内服薬が少なかったためか，薬剤数が増えることに対し少し抵抗がある様子であったが，納得された．薬の追加，変更がなければ退院後の薬剤の服用は問題ないだろう．

P：新規処方薬剤の薬効，用法・用量，注意事項について説明した．
プラバスタチンナトリウム錠は退院後に再開するよう説明した．
念のため，退院までに服用状況を確認しておく．

退院日（X年Y月Z＋3日）

退院日（X年Y月Z＋3日）の朝，ほかの患者に退院時指導を行う合間に服用状況を確認した．

記載例

X年Y月Z＋3日
服用状況確認．正しく服用できていることを確認した．セファレキシン錠は本日昼分で飲み切り終了．
退院後の内服薬に関しては，前回指導時より指示の変更なし．❷ プラバスタチンナトリウム錠は自宅に残薬あること確認済み．

実際に循環器内科では10人近い患者が退院して，入れ替わりで入院してくる曜日もあり，退院当日の朝に一人ずつ退院時指導を行い，丁寧に指導記録を書く時間がない場合も

多々あります．家族も含めての退院時指導が必要な患者もいますが，大きな問題点がなく，退院処方のない患者もいます．退院時処方の有無には関係なく，薬剤の服用に関して少し不安があったり，問題点がある患者に関しては，服用状況の確認や説明事項の念押しなどだけでも薬剤師が関われる方がよいでしょう．

　今回の症例のような薬剤の内容が変わる可能性のある短期入院の場合は必ず退院までに一度はカルテを確認し，処方や指示の変更や追加がないか確認しましょう❷．「退院処方が出てから…」と思っていると退院処方が出ない場合もあります．例えば，カテーテルアブレーション入院の患者の場合は「入院〇日目にカルテを確認する」などと決めておけば計画的に病棟業務を進めることができ，漏れなく処方や指示の変化を確認することができます．その後に必要に応じた患者介入を行えば短期入院の中での薬剤師の関わりの質が上がるのではないでしょうか．

まとめ

　くり返しになりますが，短期入院であっても症例に「重い」「軽い」はありません．短期入院であっても何度も薬剤師が関わることが必要な患者もいます．ただし，薬剤師のマンパワーは限られています．「記録」や「算定」などを意識して，毎回，完璧な関わりをすることを考えなくてもいいと思います．確認の一声をかけるだけでもいいのです．その薬剤師の一言が患者のアドヒアランスの向上につながるかもしれません．一声かけたときは簡単な記録を残すくらいで構いません．そうすることが他職種との情報共有や薬物治療への貢献につながっていくのではないでしょうか．

9 医薬品情報の情報共有

　DI業務や病棟，調剤室で医師や看護師から質問を受けたとき，その質疑応答の内容をどのように記録に残しているでしょうか？ 多くは薬剤部（科）の質疑応答集やDI日誌・病棟日誌に記載し，保存していると思います．その質疑に対する回答は質問した医師，看護師などへの回答のみで終わってしまっている場合もあると思います．しかし，その回答内容は必要に応じてカルテに記載することで，その患者に関わる他職種との情報共有になることは言うまでもありません．ここでは薬剤師が調べた「医薬品情報」をカルテに記載し，情報共有する事例を紹介したいと思います．

医薬品情報と記録

　日本病院薬剤師会『医薬品情報業務の進め方2018』の「医薬品に関する質疑への対応」には下記のように記載されています．

> 〈サマリー〉
> 　医師をはじめとする医療従事者，ならびに患者からの要請に応じ，適切な情報を提供する．質疑を受ける際には，質問者の特定，解決したい問題とその背景，および緊急性を把握することが重要である．問題解決に必要な情報を整理し，情報収集に用いる情報源や検索の手順を選択し，調査を行う．得られた情報を専門的に評価，解釈した上で要約し，適切な手段で回答を提供する．情報提供後のフォローアップも行うべきである．質疑応答の内容は事後評価を行い質の確保に努めるとともに，薬剤部内，施設内で共有することも有用である．

　質疑に対して，情報収集，問題の明確化，問題解決に向けて情報の整理，調査，評価を基に回答します．これまでに本書で紹介してきたPOSの考え方に基づいて医薬品情報業務を行えばよいということです．調査結果の回答とフォローアップの項目には，回答は「必要に応じ，対象患者のカルテへの記載，対象患者の担当薬剤師を通じた提供も考慮する」と記載されています．

質疑応答に関する記録をカルテに記載するときのポイント

　質問内容や回答，さらに何を根拠に回答したかなどを明確に記載しましょう．

また，質問に回答すれば終わりではありません．必要に応じて，その患者がどのような経過を辿るかフォローアップし，薬剤師としての評価を記載しておくとよいでしょう．

ここでは質疑を受けた時の回答をカルテに記載した事例を紹介します．

● 事例1

薬剤性好酸球増多症疑いで患者が入院したため，副作用として好酸球増多が起こる可能性のある薬剤を教えてほしいと医師より問い合わせがありました．この段階では薬剤性と確定しているわけではありませんが，入院時に持参されたお薬手帳や紹介状より内服薬の状況を確認し，添付文書などで副作用の報告を調べて可能性があるものを医師に伝えることが目的です．

記載例

#：薬剤性好酸球増多症疑い

O：常用薬（お薬手帳，紹介状より）
添付文書で好酸球増多の副作用の記載の有無を確認
バイアスピリン®錠 100mg →なし
ニフェジピン CR 錠 20mg →なし
ラベプラゾールナトリウム錠 10mg →○報告あり（頻度不明）
イグザレルト®OD 錠 10mg →なし
ロスバスタチン OD 錠 2.5mg →なし
ロキソプロフェンナトリウム錠 60mg →○報告あり（頻度不明）

A：ラベプラゾール，ロキソプロフェンに頻度不明ではあるが，好酸球増多の報告がある．

電子カルテの記録のフォーマットが SOAP で記載する形式になっているのでそれを利用した事例です．明らかに問題点は好酸球増多症なので記載しましたが，こういった情報提供の場合**#**は空欄になっても問題ありません．お薬手帳や紹介状には薬剤の用法・用量も記載されていますが，この場合は好酸球増多の報告があるかないかの話なので，薬剤名と報告があるかどうかのみを記載しました．**A**では薬剤師が明らかにこの薬剤が原因だと示すことができるとよいのですが，なかなかそのようにはいきません．わからない場合でも可能性が高い場合には情報提供を記載しておけばよいでしょう．

● 事例2

　外来診察中の医師より，妊娠初期の患者に使用できるめまい治療薬には何があるか，問い合わせがありました．添付文書では，ほとんどのめまい治療薬が妊婦に対して有益性投与または禁忌となっており実用的ではありません．そこで妊娠期に使用できる薬についてまとめられた書籍[1]を参照しました．メリスロン®やセファドール®は動物実験での催奇形性は認められないとありますが，妊娠初期使用についての情報はほとんどないようです．トラベルミン®やジメンヒドリナートなどの抗ヒスタミン薬は妊娠初期に使用しても奇形発生率は増加しないとの報告があります．またメトクロプラミドについても大規模な調査において奇形発生率の増加はみられなかったとあります．トリノシン®は半減期が短く妊娠中期～後期での安全性が示唆されているようですが，今回のような妊娠初期のデータはないようです．以上のことから，添付文書上は有益性投与ですが，トラベルミン®，ジメンヒドリナート，メトクロプラミドは使用可能であると考え，医師に回答しました．

■ 記載例

#：妊娠初期患者へ使用可能な薬剤

O：妊娠初期の患者に使用可能なめまい治療薬について問い合わせあり．
　　添付文書ではいずれも有益性投与の記載のため，文献[1]を確認
　　メリスロン®，セファドール®→動物実験では催奇形性なし，妊娠初期使用についての情報はほぼなし
　　トラベルミン®，ジメンヒドリナート→疫学調査で奇形発生率との関連なし
　　メトクロプラミド→大規模疫学調査で奇形発生率の増加みられず
　　トリノシン®→症例報告より妊娠中期～後期では安全性が示唆

A：メリスロン®，セファドール®に関しては使用例の情報がないため積極的に推奨されない．
　　トラベルミン®，ジメンヒドリナート，メトクロプラミドは疫学調査により薬の影響はないとされており使用可能と考えられる．
　　トリノシン®は妊娠中期～後期の報告であり本症例では適用されない．

P：トラベルミン®，ジメンヒドリナート，メトクロプラミドが使用可能であると回答した．

　もちろん，この事例は医師に電話で回答していますが，もしかすると違う医師や他職種も同じ疑問をもっているかもしれません．薬剤師が情報提供を行い，治療薬の選択に関わったことは直接の患者指導ではありませんが，記録に記載することで回答した相手以外にも，情報共有することができます．

事例3

　85歳，男性．B型急性大動脈解離（保存的治療），誤嚥性肺炎（併発，抗菌薬投与）で
X年Y月Z日に入院しました．X年Y月Z＋4日の血液検査にて肝機能障害が出現し，主
治医は薬物性肝障害を疑い，原因薬剤についてDI室に相談の問い合わせがありました．

	X年Y月Z＋2日	X年Y月Z＋4日
AST	20U/L	197U/L
ALT	14U/L	170U/L

　X年Y月Z＋3日から内服薬が開始となっていました．使用薬剤について添付文書で肝機
能障害を起こした報告があるかを確認したところ，肝機能障害の頻度が下記のように記載
されていました．

〈内服薬〉

ボノプラザン錠	0.1〜5％未満
ビソプロロール錠	0.1〜5％未満
硫酸鉄徐放錠	頻度不明
アムロジピン錠	0.1〜1％未満
ニフェジピンCR錠	0.1〜5％未満

〈注射薬〉

アンピシリン/スルバクタム静注用	1％以上
オメプラゾール注射用	0.1〜5％未満

　添付文書の記載の確認だけでは発現頻度の幅も広く，どの薬剤が原因であるかを特定す
ることは難しいです．薬剤師は患者の入院後の薬剤使用歴や入院前の服用歴なども確認し
た上で原因薬剤を考える必要があります．また，その薬剤を中止する場合，代替薬の提案
も行うことが必要です．今回は下記の記録のアセスメントの内容により，ボノプラザンを
疑い，エソメプラゾールへの変更を提案しました．

記載例

X年Y月Z＋4日

#：薬物性肝障害の疑い

O：AST 20 → 197U/L，ALT 14 → 170U/L

　　内服薬　X年Y月Z＋3日より開始

ラベプラゾール，リスペリドンに頻度不明ではあるが，女性化乳房の報告がある．

使用薬剤の添付文書における肝機能障害の報告

ボノプラザン錠　0.1〜5％未満

ビソプロロールフマル酸塩錠　0.1〜5％未満

硫酸鉄徐放錠　頻度不明

アムロジピン錠　0.1〜1％未満　→入院前から服用

ニフェジピンCR錠　0.1〜5％未満　→入院前から服用

注射薬

アンピシリン/スルバクタム　1％以上　→入院時より投与継続中

オメプラゾール　0.1〜5％未満　→X年Y月Z＋2日で終了

A：アムロジピン，ニフェジピンは入院前からの服用薬剤で肝機能障害はみられなかった．アンピシリン/スルバクタムは入院時から使用しており問題はなかった．オメプラゾール注を使用時は肝機能に変化がなかったが，ボノプラザンに変更後悪化していることから，ボノプラザンが疑わしい．プロトンポンプ阻害薬（PPI）に関してはどの薬剤も肝機能障害の報告はあるが，オメプラゾールでは問題なかったことから違うPPIへの変更を考慮してはどうだろうか．

P：ボノプラザンからエソメプラゾールへの変更を提案

　ボノプラザン錠からエソメプラゾールカプセルへの変更後の肝機能の推移は以下のとおりとなりました．

	X年Y月Z＋4日	X年Y月Z＋8日	X年Y月Z＋10日
AST	197U/L	99U/L	44U/L
ALT	170U/L	153U/L	68U/L

記載例

X年Y月Z＋10日

#：薬物性肝障害の疑い

O：X年Y月Z＋4日　　ボノプラザンからエソメプラゾールへ変更

　　　AST 197 → 44U/L

　　　ALT 170 → 68U/L

A：薬剤変更後，肝機能改善．

　　　原因薬剤としてボノプラザンの可能性が高い．

　薬剤師は処方提案した後の経過も責任をもって確認する必要があります．薬剤師の処方

提案の結果，患者の状態がどうなったかのアセスメントを記録に残すようにしましょう．
相談を受けた患者については最後まで責任をもって治療に関わっていくという意識をもち
ましょう．

まとめ

　　ここでは「医薬品情報の情報共有」ということで DI における質疑応答のカルテ記
載について紹介しました．薬剤師の病棟業務が活発になる中，このような質疑応答は
DI 室への問い合わせというより，病棟の薬剤師が受ける質疑応答となっていくで
しょう．その場合も対応やカルテ記載は何ら変わるものではありません．指導記録も
含めて，薬剤師の働きを記録としてカルテに残していくことが他職種との情報共有に
なります．特別な関わりでなく，些細なことでも薬剤師が関わったことを記録しま
しょう．ただし，各施設でのカルテへの記載のルールもあるでしょうし，業務時間も
限られていますので，すべて記載することは難しいと思います．他職種への情報提供
になることは可能な限り記録に残すという意識で記録を記載していくことが大切で
す．その積み重ねが薬物治療に貢献するための情報共有になっていくのだと思います．

引用文献

1）伊藤真也ほか編：薬物治療コンサルテーション妊娠と授乳，改訂 3 版，南山堂，2020.

10 疑義照会記録

　薬剤師の患者への関わりは病棟業務や外来指導だけではありません．調剤をしているときから患者の処方への介入は始まっています．調剤時の疑義照会も薬剤師の患者への介入の一つです．疑義照会をしたときにその内容をカルテなどに記録として残すことで他職種との情報共有につながります．

● 疑義照会とは

　医師の処方箋に疑問や不明点がある場合，薬剤師が処方医に問い合わせて確認することができます．薬剤師法第24条に「薬剤師は，処方せん中に疑わしい点があるときは，その処方せんを交付した医師，歯科医師又は獣医師に問い合わせて，その疑わしい点を確かめた後でなければ，これによつて調剤してはならない．」と規定されています．つまり，疑義照会は薬剤師の義務ということなのです．

● 疑義照会内容を記録に残すメリット

　疑義照会を行って医師がすぐに処方を変更するとは限りませんので，記載をしておけば医師が後で確認して処方変更をすることができます．また，疑義照会した理由やその結果が記録として残っていれば，同じ疑義照会をくり返し行わないで済みます．さらに医師が処方する際にどんな点に注意したらよいのかの気づきにもつながると考えます．

● 疑義照会記録に記載する内容

- ・問い合わせ日時
- ・問い合わせた薬剤師名
- ・疑義照会をした医師名
- ・対象の処方内容
- ・疑義照会内容とその結果

　当院では疑義照会記録のフォームがあり，問い合わせた薬剤師名，問い合わせ日時，対象の処方内容は自動的に入力されるので，問い合わせの相手とその内容と結果のみを入力

するだけで簡単に記載できるようになっています.

　以下に実例を示します.

実例1：内服薬

疑義照会記録

20XX年1月26日11:25　薬剤師：○○

ドンペリドン錠（10mg）　1回1錠　1日3回　毎食後　7日分

疑義照会　A医師に確認

本来食前で処方すべきであるが，アドヒアランス向上のため用法は食後でよいと確認.

疑義照会記録

20XX年2月7日14:20　薬剤師：○○

ジャヌビア®錠（50mg）　1回1錠　1日1回　朝食後　14日分

疑義照会　M医師に確認

腎機能低下しており現在CCr 26mL/minのためジャヌビア®錠の用量について問い合わせ→25mg/日へ処方変更予定.

疑義照会記録

20XX年5月9日10:17　薬剤師：○○

スピロノラクトン錠（25mg）　1回1錠　1日1回　朝食後　7日分

疑義照会　N医師に確認

タクロリムス内服中であり両剤は併用禁忌となるため利尿薬の変更を提案. フロセミドへ変更予定.

実例2：注射薬

疑義照会記録

20XX年6月18日11:17　薬剤師：○○

イントラリポス®輸液20%（100mL）　1袋　1日1回　投与時間1時間

疑義照会　○医師に確認

投与速度について問い合わせ. 体重50kgであり投与時間は4時間が推奨される→投与時間変更予定.

疑義照会記録

20XX年7月24日12:02　薬剤師：○○

ヌーカラ® 皮下注ペン（100mg）　1本　皮下注射

疑義照会　S医師に確認

前回投与は7月3日であったため投与間隔について問い合わせ→7月31日へ投与日変更予定.

まとめ

　最初にも述べましたが，疑義照会は薬剤師の義務として非常に重要な業務です．ただ，医師の不備の指摘をカルテに記載するのは…とためらうこともあるかもしれません．しかし，内容によっては次回も同様に処方される可能性がありますので，再度疑義照会をしなくてはならないかもしれません．疑義を記載しておけば医師にとっても何度も同じ問い合わせをされなくて済むわけです．配合やルートに関するものであれば看護師への情報提供にもなります．疑義照会の記録もしっかりと残すことで，患者の治療に貢献するための記録の一つになるのです．

11 外来化学療法における記録

近年，抗悪性腫瘍薬の開発が進み，化学療法のレジメンもどんどん増加しています．また，制吐薬などの副作用に対する薬剤も進歩し，外来で化学療法を行うことが多くなりました．そのため，抗悪性腫瘍薬の副作用マネジメントの重要性が高まり，2014年の診療報酬改定から「がん患者指導管理料ハ（200点）」が創設されました．薬剤師には外来診療で多忙な医師の負担軽減を図ること，患者のQOLを保つために副作用マネジメントを行うこと，積極的に医師に処方提案を行うことが期待されています．

がん患者指導管理料ハ（200点）とは

がん患者に対し，患者の同意を得て，医師または薬剤師が抗悪性腫瘍薬の投薬または注射の必要性などについて，文書により説明を行った場合に，患者1人につき6回に限り算定することができます．薬剤師が実施した場合には副作用の評価を行い，医師に対して指導内容や過去の治療歴に関する患者情報（投薬歴，アレルギー歴，副作用歴など），抗悪性腫瘍薬の副作用の有無，服薬状況，患者の不安の有無などについて情報提供するとともに，必要に応じて副作用に対応する薬剤，医療用麻薬など，または抗悪性腫瘍薬の処方に関する提案などを行わなければならないとされています．また，指導内容などの要点を診療録または薬剤管理指導記録に記載することが明記されています．

もちろん，がん患者指導管理料ハには条件があるため，算定していない（できない）施設もあると思います．また，「患者1人につき6回に限り」という条件もあるので毎回算定することもできません．しかし，算定の有無にかかわらず薬剤師は外来化学療法を受ける患者への介入，レジメンや副作用などは評価しなければいけません．薬剤師の関わりは他職種にも伝わるよう簡潔でわかりやすい記録として残す必要があります．

本項では，外来化学療法を受ける患者への指導と記載する記録のコツを紹介したいと思います．なお連携充実加算については，第2章14（p.189）で解説しています．

初回導入時の指導記録のポイント

S の記載ポイント

患者の治療に対する思いや不安などの訴えを中心に記載しましょう．

🄾 の記載ポイント

使用する抗がん薬（レジメン）名，病態や副作用に関連した検査値を記載しましょう．レジメンや薬剤の投与量は詳細に記載しなくてもカルテで確認できれば OK です．

🄰 の記載ポイント

薬剤の投与量が適正か，抗がん薬投与前の検査値，患者の理解度を評価し，記載しましょう．

🄿 の記載ポイント

投与スケジュール，副作用，副作用の対処方法の説明など実施したことは明確に記載し，処方提案した場合は内容を記載しましょう．また，次回の指導時に確認すべき，副作用の症状や検査値の項目を具体的に記載しましょう．

導入2回目以降の指導記録のポイント

🅂 の記載ポイント

出現している副作用の症状や薬の服用状況，外用薬の使用状況を記載しましょう．

🄾 の記載ポイント

抗がん薬（レジメン）名，病態や副作用に関連した検査値を記載しましょう．抗がん薬が減量になった場合は「減量になった」ということがわかるように記載しておきましょう．

🄰 の記載ポイント

薬剤師としての副作用のグレードの評価，副作用対策に使用している薬剤の評価を記載しましょう．処方提案するときはその提案に至った考えを簡潔に記載しましょう．

🄿 の記載ポイント

使用する薬剤について，副作用の対処方法の説明など実施したことは明確に記載し，処方提案した場合はその内容を記載しましょう．また，次回の指導時に確認すべき，副作用の症状や検査値の項目を具体的に記載しましょう．

その他のポイント

　Pの記載については副作用の症状や検査値の項目を具体的に記載するとしましたが，実際には**O**に確認すべき検査値を記載していたり，**A**に副作用の症状を記載しているなら重複して記載する必要はないと思いますので，「自覚症状や血液検査値を確認する」などと省略して記載してもよいでしょう．問題点**#**に関しては難しく考えずに，外来化学療法への介入ということなので「**#**：レジメン名」「**#**：抗がん薬名」などがわかりやすいでしょう．薬剤師がその治療（レジメン）に関わっていることが明確になります．もちろん，「**#**：副作用：吐き気」などと副作用に焦点を当てて記載するのもよいでしょう．

症例

Nさん，70歳，女性．

身長：157.8cm，体重：45.7kg，体表面積：1.43m^2（Du Bois式）

現病歴：S状結腸癌（tub2, T3N0M0, Ly1a, V1a, Stage ⅡA）

　　　　X年Y月Z日〜術後補助化学療法：XELOX開始予定

手術歴：X年Y月Z−31日　開腹高位前方切除（D3郭清，LCA温存）＋虫垂切除術

既往歴：なし

アレルギー歴・副作用歴：なし

生活歴：喫煙：15本/日（50年間），飲酒：ビール350mL/日

▶ 外来までの経緯

　S状結腸癌穿通＋膿瘍形成が認められX年Y月Z−31日に手術施行，術後の経過は良好で退院．退院後，初回の外来（X年Y月Z−7日）でも問題はなく，X年Y月Z日に術後補助化学療法目的で，XELOX療法を行うことになった．

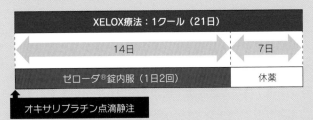

▶ 常用薬

　マグミット®錠（330mg）　1回1錠　1日3回　毎食後（自己調節可能）

▶ 処方内容

　オキサリプラチン点滴静注　130mg/m^2（185mg）

> ゼローダ® 錠　1,000mg/m²/回　　　　1 日 2 回　朝夕食後　（3,000mg/日）14 日分
>
> ヘパリン類似物質油性クリーム 25g　1 日数回　手足に塗布

▶ **臨床検査値（X 年 Y 月 Z 日）**

WBC 6,870/μL, Hb 10.8g/dL, PLT 33.2 万/μL, NEUT 61.6%

SCr 0.77mg/dL, CCr 49.05mL/min（もともとは 60mL/min 程度）, T-Bil 0.4mg/dL

🔘回投与時の面談（XELOX 療法の説明：X 年 Y 月 Z 日に訪問）…

施行当日，投与開始前に指導を実施した．

薬剤師 N さん，こんにちは．薬剤師の○○です．退院されてから体調はいかがでしたか．

N さん こんにちは．手術終わってからは調子よくて，お通じがちゃんと出ているの．マグ
ミット® を飲んでいるおかげかもしれないね．

薬剤師 お通じはこちらの表（ブリストルスケール）ではどのくらいですか．

N さん 少し軟らかめだから，5 か 6 くらいかな．

薬剤師 順調にお通じも出ているようでよかったです．今回のお薬を使い始める前に，少し
説明をさせていただいてもよろしいでしょうか．

N さん もちろん，先生からも簡単には聞いていますけどね．よろしくお願いします．

薬剤師 どのようにお話を聞かれていますか．

N さん えーと，手術で見えるところの癌はとったから目に見えない小さいのもやっつける
ためにすると聞いています．副作用で免疫が下がるのと，痺れが出ると思うとは聞
いています．

薬剤師 わかりました．先生からも聞いていただいている通り，手術で取り切れなかった目
に見えない小さい癌をお薬でやっつけてあげることで，がんの再発率が下がること
が報告されています．副作用のことも心配もあるかと思いますが，一緒にがんばり
ましょう．

N さん 再発なんかしたら困るからね．がんばるよ．

薬剤師 ではこちらのパンフレットに沿って，スケジュールからお話させていただきますね．

N さん よろしくお願いします．

薬剤師 今回の治療は点滴 1 種類と飲み薬 1 種類を併用して行います．1 コース 3 週間です．
まず初日にオキサリプラチンという点滴を 2 時間かけて投与します．オキサリプラ
チンを点滴する前には吐き気止めの点滴も行いますので，準備の時間も併せて約 2
時間半かかります．点滴中に痛みやかゆみなどの違和感があれば教えてください．

N さん わかりました．

薬剤師 すべての点滴が終わった後には，薬局でお薬をもらっていただき夕方の分から 1 日
2 回，朝夕食後に Z 日夕方から Z ＋ 15 日の朝まで 14 日間飲んでいただきます（カ

レンダーをみせて説明). もしも飲み忘れがあったときは，忘れていた分は飛ばして
いただき，1度に2回分を飲むことがないようにしてください.

Nさん 飛ばしたら余るけどいいの？

薬剤師 余っても大丈夫です. そのまま次回受診時に持ち込んでいただければ，必要な数を
計算して調整します.

Nさん わかりました.

薬剤師 14日分飲み切っていただいた後はお休みの期間が1週間あります.
なので，次回はＺ＋22日に外来に来てください. その時に体調の確認と採血をし
て2回目の点滴ができるかを判断します. もちろん体調がすぐれないなどのときは
スケジュールが少しずれることもあります.

Nさん 毎回確認してくれるのね.

薬剤師 そうです. ではこれから副作用のお話もさせていただきますね. いろいろな話が出
てきます. 個人差があり，お話しするすべての副作用が起こるわけではありません
が，対策も含めて知っていただくことが重要なのでお話しします. 途中で気分が悪
くなったりする場合には，休憩時間をとりますので無理せずに伝えてくださいね.

Nさん 大丈夫よ. 周りでもやっている人いたからね. 個人差があるのはわかる. 聞いたこ
ともあるからしんどくなったりもしないよ.

薬剤師 まずは骨髄抑制についてです. 骨の中にある骨髄で血の成分である白血球や赤血
球，血小板が作られています. 化学療法を行うとこれらが減ってくることがありま
す. 白血球は体を細菌などから守る「免疫」を担当しています. 白血球が減ってく
ると，細菌に負けやすくなり，かぜをひきやすくなったり，感染症にかかりやすく
なったりします. コロナウイルスが流行っていて，すでにしていると思いますが，
細菌が体に入らないように手洗いとうがい，外出時にはマスク着用をして予防して
ください.

Nさん 感染予防ね. わかりました. マスクもちゃんとしておくね.

薬剤師 ほかに赤血球が減ってくるといわゆる貧血になったり，けがをしたときなどに血を
固める血小板が減ってくることもあります. 歯茎や鼻は出血しやすいので歯ブラシ
はやわらかめのものを使用するなどで対策してみてください. いずれも減っている
ことを自覚するのは難しいので，毎回の血液検査で確認させていただきますね.

Nさん 今でも歯茎から血が出ること多いから，気をつけてみるわ. 検査は苦手だけど必要
なんだね.

薬剤師 そのほかに，点滴の副作用で末梢神経障害といって痺れが出ることがあります. 特
に冷たいものを触った際に症状が出ることがあります. 最初は痺れが出ても数日で
改善しますが，投与をくり返すことで痺れが残ることがあります. 痺れの強さなど
に合わせてお薬の量も調整していくので，無理せずに教えてください.

Nさん　痺れね，家事で水を使うから痛かったら嫌やね．

薬剤師　水で痛みがある場合は，お湯にしていただくと和らぐことがあるので，冷たい水に触れて痺れが出た際には，お湯を試してみてください．

また冷たい飲み物を摂取したときに，実際に詰まっているわけではないですが，のどの締め付けられるような感覚が現れることもあります．

Nさん　お湯も試してみます．喉も症状があるかもしれないのね．一度使ってみないことにはわからないでしょうけどね．

薬剤師　そうですね．お困りの症状があればいつでも相談してください．

あと，飲み薬の副作用で手足症候群といって，手のひらや足の裏に炎症が起きることがあります．予防のために，症状が出る前から処方されているクリームを塗って皮膚の保湿をしてください．特に足の裏，かかとは塗り忘れも多いので風呂上りなどに塗るようにしてください．

Nさん　もともと乾燥気味やからね，保湿はしているよ．足の裏は普段あんまり塗らないから忘れないようにしないとね．

薬剤師　もしも症状があってつらい時は，一度相談してください．❹

Nさん　何かあったら連絡するから，それは大丈夫やね．（パンフレット見て）まだあるのね．

薬剤師　はい．もう少しです．体調は問題ありませんか．

Nさん　大丈夫よ．

薬剤師　では続けますね．お薬の影響で吐き気が出たり，食欲が落ちたりすることがあるかもしれません．点滴にも吐き気止めが入っていますが，吐き気が出てつらいときには，吐き気止めを使っていただけるようにします．

ほかには下痢などお通じの調子が変わることもあります．食事が摂りづらいときや下痢のときには脱水予防も兼ねて水分と電解質の補給をしてください．

（そのほか，口内炎，間質性肺炎などの副作用についても一通り説明）

Nさん　わかりました．お通じは今も軟らかいから，マグミット®の量も調整しながら様子見ます．

記載例

#：術後補助化学療法：XELOX 1 コース目

S：先生から軽く説明を聞いています．手術で見えるところはとってくれたから，見えない小さな癌をやっつけるために抗がん薬使おうと言われています．

手術終わってから便の調子がいい．副作用の痺れは気になる．❺

O：#S状結腸癌　tub2,T3N0M0, Ly1a, V1a, Stage ⅡA

X年Y月Z日〜術後補助化学療法：XELOX 開始

身長：157.8cm，体重：45.7kg，体表面積：1.43m^2（Du Bois 式）

〈処方〉

オキサリプラチン点滴静注　185mg

ゼローダ®錠300mg　1回5錠　1日2回　朝夕食後　14日分
（3,000mg/日）

ヘパリン類似物質油性クリーム 25g　1日数回　手足に塗布

〈検査値：X年Y月Z日〉

WBC 6,870/μL，Hb 10.8g/dL，PLT 33.2万/μL，NEUT 61.6%

SCr 0.77mg/dL，CCr 49.05mL/min（もともとは60mL/min程度），

T-Bil 0.4mg/dL

A：XELOX療法施行．腎機能低下があるが，もともとは CCr 60mL/min 程度である．CCr 50mL/min 以下ではゼローダ®錠の減量が推奨されるが，今回は CCr 49mL/min と誤差範囲内であるため，主治医と相談し今回は減量なしで施行．次回以降も腎機能低下があれば減量の予定．❻

PS 0→術後も ADL の低下はなし．❼

貧血：G1　術後から低下なし．

好中球減少 G0，血小板減少 G0 で問題なし．

点滴開始後も血管痛やアレルギー症状などはなく経過．

痺れに対しての心配はあるため，次回以降に確認は必要．

排便：マグミット®で調節しブリストルスケール5～6の排便があり問題なし．❽

P：製薬会社提供のパンフレット，お薬説明書を用いてスケジュール，薬効，副作用と対策について説明．本日初回導入のため，次回は副作用の聞き取りを行う．❾

　まずは主治医よりどのように話を聞いているかを確認してから，治療方針に沿って説明するのがよいと思います．また薬剤名についても販売名と一般名のどちらで話されているかを確認し，統一することで患者の理解につながります．スケジュールなどの日にちを説明する際には，14日間とだけ話しても伝わりづらいため，カレンダーなどを示しながら具体的に何日から何日まで飲むように説明すると，伝え間違いが減らせます❶．

　副作用の説明は，患者によっては副作用が起こったことを想像して途中で体調を崩したり，不安になるから聞きたくなくなったり，さまざまな方がいます．外来での指導時には時間もなく一方的に話しがちですが，患者の様子を確認しながら説明するようにしましょう❷．

　外来治療では患者が治療内容や副作用について十分理解した上で，患者自身が副作用マネジメントできるように，日常生活の中で気をつけることがわかるよう説明していきます．レジメンによって起こりやすい副作用も異なるので，副作用を理解し，緊急時の対処

が行えるように指導する必要があります．患者の性格によっては，副作用徴候があっても ぎりぎりまで我慢し重篤化する場合もあるので，困ったらいつでも連絡してよいことも説 明しておきましょう❸❹．

　初回導入時は特に多くの話をすると思いますが，**S**には患者の思いや不安を中心に簡潔 に記載しましょう❺．**A**にはレジメンにおける投与量の確認❻や臨床検査値の確認も行い， 患者の理解度も評価し，記載しましょう❸．今回は，Eastern Cooperative Oncology Group （ECOG）の Performance Status（PS）評価を**A**に記載していますが，客観的情報として **O**に記載しても間違いではないと思います．抗がん薬治療開始により PS の低下が起こっ ていないか確認するために，毎回評価することが望ましいです❼．

　化学療法は非常に多くのことを説明する必要があります．説明内容の記録に関しては今 回のように「お薬説明書・パンフレットを使用し説明（治療意義・投与スケジュール・副 作用や対処法など）」とどのような資材を用いてどのような内容を説明したかを簡潔に記 載しましょう❾．

❷回目施行時の面談（X年Y月Z＋29日に訪問）

　2コース目はコロナワクチン接種のため，1週間延期しX年Y月Z＋29日に施行．実施 確認が終了し，点滴開始準備中〜点滴開始までに指導した．

> 身長：157.8cm，体重：45.7kg → 46.1kg，体表面積：1.43m^2（Du Bois 式）
>
> ▶ **処方薬**
>
> オキサリプラチン，ゼローダ® 投与量変更なし．
>
> ▶ **臨床検査値（X年Y月Z＋29日）**
>
> WBC 4,530/μL，Hb 10.4g/dL，PLT 17.8 万/μL，NEUT 48.6%，
> SCr 0.60mg/dL，CCr 62.9mL/min，T-Bil 0.6mg/dL

薬剤師 こんにちは，前回帰ってから体調はいかがでしたか．

Nさん 特に変わりなかったよ，痺れも出なかったし．吐き気とかもなかったね．

薬剤師 それはよかったです．保湿もしていただけていますか？

Nさん 風呂上がりには足もしっかり塗るようにしている．乾燥していたのもましになって きたかな．皮も捲れていないしね．

薬剤師 安心しました．血液検査の結果では少し白血球と血小板が下がってきています．習 慣づけの意味もあるので手洗い・うがいなど，感染対策も続けてくださいね．

Nさん うがいは忘れることあるから気をつけないとね．

薬剤師 そうですね，あとは脱水にも気をつけていただきたいので，こまめに水分補給もし てください．

Nさん　外出するときも水筒を持っていくようにしているよ.

薬剤師　それはいいですね. ぜひ続けてください. お通じの調子はどうですか?

Nさん　変わりないよ. これ（ブリストルスケール）で5くらい.

薬剤師　問題なさそうですね. ほかに気になることはありませんか?

Nさん　今のところ変わりないし, 特にないかな. ありがとう.

記載例

#：術後補助化学療法：XELOX 2 コース目

S：前点滴して帰ってからも痺れなかったです. 保湿も続けていて皮が捲れたりはしたりもなかった. 外に行くときは水筒を持っている. お通じも変わりないよ.

O：#S状結腸癌　tub2, T3N0M0, Ly1a, V1a, Stage ⅡA

X年Y月Z日〜術後補助化学療法：XELOX 開始

身長：157.8cm, 体重：45.7kg → 46.1kg, 体表面積：1.43m^2（Du Bois 式）

オキサリプラチン, ゼローダ® 投与量変更なし.

〈検査値：X年Y月Z＋29日〉

WBC 4,530/μL, Hb 10.4g/dL, PLT 17.8万/μL, NEUT 48.6%

SCr 0.60mg/dL, CCr 62.9mL/min, T-Bil 0.6mg/dL

A：本日 XELOX 2 コース目施行

初回投与時は CCr 49mL/min と低下していたが, 本日は CCr 60mL/min 程度まで改善しており投与量問題なし. 水分摂取もできている.
⑩

PS 0 → ADL 低下なし
⑪

貧血：G1　継続しているが薬剤使用はなし.

WBC 減少, PLT 減少→ G0　低下はみられているが問題なし, 感染予防は継続していただく.

悪心, 嘔吐：G0, 食思不振：G0　→食事摂取はいつも通りできている様子.

排便は変わりなし. ブリストルスケール5でマグミット®のみで管理できている.

手足症候群：G0　ヘパリン塗布も継続できている.

末梢神経障害：G0

特記すべき副作用なく経過.
⑫

P：検査結果も問題ないが習慣づける意味もあるので感染予防は継続していただくように説明. 脱水予防で水分補給は続けるよう説明. 副作用モニタリングを継続する.
⑬

　化学療法後の指導は, 患者自身が副作用について自然に振り返りを行い, 日常生活を送る上での対策について考えるよい機会です. 体調確認や薬剤の説明を行いながら, 副作用が起こったときにどのように対処するかを説明し, その内容は可能な限り具体的に記載し

ましょう．副作用の評価は有害事象共通用語規準（common terminology criteria for adverse events：CTCAE）やブリストルスケールなどを用い，他職種やほかの薬剤師にも伝わるように記載しましょう[12]．

　2回目以降は前回と比較して考えることが大切です．投与量の確認では，前回投与時にはCCr 50mL/min以下であり減量も考慮しましたが，今回はCCr 60mL/min程度まで改善しており，一時的な腎機能低下であると考えられ，今回も減量なしで投与しました[10]．前回の腎機能低下は脱水の可能性もあるため水分補給についても指導しています[13]．また，PSや各副作用のグレード評価も継続しましょう[11][12]．

❸回目施行時の面談（X年Y月Z＋71日に訪問）

　2コース目施行後に嘔吐，脱水，体動困難で1ヵ月入院．嘔吐，胃潰瘍からの出血がありタケキャブ®錠20mg（1回1錠　1日1回　朝食後）が追加．幸い感染などはなく退院．抗がん薬は減量にて継続予定となった．

　今回，3コース目の施行目的で外来にて来院．実施確認が終了し，点滴開始後に指導した．

身長：157.8cm，**体重** 46.1 → 45.0kg，**体表面積**：1.43 → 1.42m^2（Du Bois式）

▶ **処方薬**

（Drと相談され1段階減量で施行）

オキサリプラチン点滴静注　130mg/m^2 → 100mg/m^2（185mg → 140mg）

ゼローダ®錠　3,000mg/日 → 2,400mg/日

今回から，アプレピタント追加

アプレピタントカプセル（125mg）　1回1カプセル　1日1回　1日分

アプレピタントカプセル（80mg）　1回1カプセル　1日1回　2日分

▶ **臨床検査値（X年Y月Z＋71日）**

WBC 5,720/μL，Hb 10.3g/dL，PLT 17.8万/μL，NEUT 39.6%

SCr 0.52mg/dL，CCr 68.0mL/min，T-Bil 0.3mg/dL

薬剤師 Nさん，こんにちは．体調はいかがですか？

Nさん 今日は調子いいよ．前点滴してからしんどくなってね．吐き気があってご飯食べられていなかったから入院しました．

薬剤師 前回，吐き気と嘔吐があったのですね．今は改善しているようでよかったです．痺れなどはいかがですか？

Nさん 痺れとかはないかな．吐き気で食事がいらないなーってなっていた以外は何ともないよ．でも先生とも相談していて，ちょっと減らして続けようってことになりました．

薬剤師 （そのほか，排便は変わらずブリストルスケール5程度，手足の痺れなし，手足症候

群予防の保湿も継続していること確認）ほかには副作用が出ていないようでよかっ
たです.

今回は，予定通り点滴と飲み薬の量を1段階減らしています．また，吐き気を予防
するためにアプレピタントという飲み薬が追加になります.

Nさん　わかりました．吐き気はしんどかったから助かります．あと，ゼローダ®も飲めて
なかったので余りがあります．これどうしましょう.

薬剤師　数を確認させてください．今回から飲む錠数も減っているので必要な数を出しても
らえるように調整します.

Nさん　ありがとう.

記載例

#：術後補助化学療法：XELOX 3コース目

S：吐き気が出て入院していた．今はましになっている.
痺れなどは出ていない．ゼローダ®の余りがある.

O：# S状結腸癌　tub2, T3N0M0, Ly1a, V1a, Stage ⅡA

X年Y月Z日〜術後補助化学療法：XELOX開始

身長：157.8cm，体重：46.1 → 45.0kg，体表面積：1.43 → 1.42m^2（Du Bois
式）

※3コース目は1段階減量で施行⑭

オキサリプラチン点滴静注　130mg/m^2 → 100mg/m^2（185mg → 140mg）

ゼローダ®錠（300mg）　　　　　　1回4錠　1日2回　朝夕食後
　　　　　　　　　　　　　　　　　14日分（3,000mg/日 → 2,400mg/日）

アプレピタントカプセル（125mg）　1回1カプセル　1日1回　1日分

アプレピタントカプセル（80mg）　1回1カプセル　1日1回　2日分⑮

前回退院時から

タケキャブ®錠（20mg）　　　　　　1回1錠　1日1回　朝食後　継続中

〈検査値（X年Y月Z＋71日）〉

WBC 5,720/μL, Hb 10.3g/dL, PLT 17.8万/μL, NEUT 39.6%

SCr 0.52mg/dL, CCr 68.0mL/min, T-Bil 0.3mg/dL

A：減量にてXELOX 3コース目施行．投与量確認.

PS1 → 0　入院中には一時PSの低下がみられていたが，改善後は以前と変わら
ず過ごされている.

貧血G1，PLT減少G0

悪心G1，嘔吐G1，食思不振G1 →今回からアプレピタントが追加.⑯

> 排便：ブリストルスケール5で変わりなし．マグミット® での管理継続．[17]
> 末梢神経障害：G0
> 手足症候群：G0
> **P**：今回から1段階減量で施行していること，追加となったアプレピタントについて説明．ゼローダ® の残薬調整を実施．
> 　副作用モニタリングを継続する．

　抗がん薬が減量になった場合にはその理由を明確に記載しましょう[14]．

　XELOX療法は『制吐薬適正使用ガイドライン』では中等度催吐性リスクのレジメンに位置づけられています．今回の症例では悪心，嘔吐が出現し，脱水により入院もしていたため，アプレピタントを追加して経過をみることとなりました[15][16]．嘔吐が続く場合は糖尿病の既往はなくオランザピンなどを提案する必要があるかもしれません．

　便秘についてはマグミット® のみでコントロールできていますが，食事や水分摂取量の不足，$5-HT_3$受容体拮抗薬の使用などにより起こる可能性があります[17]．発生時期や患者の状態をみながら評価し，処方提案した場合はその内容も記録に残しましょう．

まとめ

　外来での薬剤師の指導記録は入院とは違い，ゆっくりと考えて丁寧に記載する時間がありません．記録としてほかの薬剤師や他職種に伝わることを優先し，重複していることなどはできる限り省略しましょう．患者への関わりについてもまた翌日にというわけにはいきません．院外処方に対する処方提案はその場でしなければいけません．なぜその提案をしたのかというアセスメントも記録して他職種に伝えることが重要です．記録は他職種の情報になるということは入院でも外来でも同じです．薬剤師の治療への貢献を他職種に伝えていけるようにしましょう．

12 入院前の常用薬の確認と中止薬の指導

　現在，入院時の持参薬鑑別はほとんどの病院で実施されており，抗血栓薬を服用したまま手術や検査が実施されてしまう事例は以前に比べて少なくなったのではないでしょうか．薬剤師が入院時の持参薬鑑別で抗血栓薬を中止せず服用していたことを発見した場合は手術や検査は延期となり，即日退院となってしまいます．患者のリスクを回避できたという点ではよいのですが，病院にとっては病床が空いてしまい，手術の枠や外科医，麻酔科医，看護師のスケジュールなども変更になってしまい，経済的な負担が大きいと考えます．また，患者にとっても仕事などの予定を調整して入院してきたことを考えると社会的負担もあるでしょう．その対策として薬剤師が外来で常用薬を確認し，中止薬の指導を行う施設が増えてきています．外来における常用薬の確認は診療報酬的には入院時支援加算の中の条件の一つとして認められている程度で，薬剤師が外来で手術，検査前の患者の常用薬の確認を行うことに対して診療報酬上の加算などは認められていません．しかし，先ほども述べたように病院運営上の経済的負担や患者の社会的負担から考えて，実施する意義は十分にあると思います．

外来における常用薬の確認の意義

　当院では，手術や検査などの観血的処置のために予定入院する患者に対して，入院決定時に外来で薬剤師が薬剤面談を行っています．薬剤面談の主な目的は，①医師による術前休止薬の中止指示の内容を薬剤師が確認し，それを患者に説明すること，②医師の把握していない術前休止の対象薬剤がないかどうか薬剤師が再度確認することです．現在当院では，1日13件程度の薬剤面談を実施していますが，医師が把握していない抗血栓薬などが薬剤師との面談で見つかることが時々あり，このような事例を見落とさないことが，外来で入院前から薬剤師が介入することの意義であると思います．

常用薬確認の薬剤面談の流れ

　ここで当院における薬剤面談の流れを紹介します．薬剤面談では，患者や家族から直接，現在服用しているすべての薬剤を確認します．入院決定時の外来診療であるため，薬剤を持参されていないことがほとんどで，基本的にお薬手帳を見ながら確認します．お薬手帳などを持参されていない場合は，紹介状やカルテ記録を参考にしています．そして，

表2-4 「手術・検査のための休薬についてのご説明」の記載事項（一部）

・患者ID，氏名
・手術または検査日
・中止する薬剤名，中止日
　（例）クロピドグレル　X年Y月Z日から中止
・その他連絡事項
　（例）
　　　①健康食品やサプリメントは服用しないでください．
　　　②市販の薬の購入や医療機関にて薬の処方を受ける際は手術予定であることをお伝えください．
　　　③休薬薬剤がご自身で判断できない場合はかかりつけ薬局にて確認してもらってください．
　　　④休薬を忘れて内服してしまった場合は，気づいた時点で当院までご連絡ください．
　　　⑤休薬によりいつもと違う症状が現れた際は，当院までご連絡ください．
・面談した薬剤師名，病院名，連絡先

術前休止の対象薬剤があるかどうかを確認し，ある場合は，医師が適切に中止を指示しているかを確認します．中止期間については，主にガイドライン[1,2]を基に作成された院内の取り決めがあり，それに従って薬剤師は医師の中止指示が適切であるかどうか確認しています．中止薬の内容に疑義があれば，医師に問い合わせを行います．患者へは「手術・検査のための休薬についてのご説明」（以下，休薬説明書）を用いて，中止薬の名前と中止日を再度確認し，休薬説明書をお渡しします（表2-4）．

　そのほか，市販薬や健康食品・サプリメントなどの使用状況も確認しています．特に健康食品・サプリメントは手術や麻酔に影響を及ぼす可能性のあるものがあるため，説明日よりすべて中止するよう説明しています．

　薬剤面談の内容は必ず記録に残します．記録は，薬剤師が確認した常用薬の内容や中止薬の指導内容を他職種に示すためにも必要ですし，入院時の初回面談，持参薬鑑別を行う薬剤師への情報になるでしょう．

常用薬確認の薬剤面談の記録のポイント

　入院後，病棟薬剤師が初回面談や持参薬鑑別をする上で役立つような記録になることを心がけて記載しましょう．

Sの記載ポイント

　患者の普段の薬の使い方（自己調節しているもの，頓用，処方されているが中断している，週1回の薬では服用している曜日，飲みきり終了予定のものなど），管理方法，中止薬への理解を中心に記載します．

Oの記載ポイント

　入院日，手術日，病名，手術内容，情報確認手段（お薬手帳，紹介状など何で確認したか），処方元，服用中の薬剤名，医師からの中止薬の指示などを記載します．当院では，病

棟の初回面談の際に用いる初回面談チェックシートのテンプレート（詳細は第2章1［p.54］参照．今回の症例では使用していません．）も作成し，ここに貼り付けしています．初回面談チェックシートを入院前に記載しておけば，入院後の情報収集が効率よく実施できます．本書の中では薬剤に対する記載は省略できる場合は省略すると述べてきましたが，今回は中止薬の確認を行うことが中心なので規格，用量・用法まで記載しなくてもよいですが薬剤名は記載しておいた方がよいでしょう．

🅐 の記載ポイント

患者の理解度や中止薬の識別可否の評価を記載します．医師に中止薬に関する問い合わせが必要な場合はその内容も記載します．その他，面談にて気づいたことや入院後の病棟へ引き継ぎが必要な事項などを記載します．

🅟 の記載ポイント

患者や家族への指導内容を記載します．当院では，入院前面談を行った職種がそれぞれ説明したことを記載するテンプレートがあるため，ここではテンプレート参照としています．テンプレートには，持参薬を確認したこと，休薬内容，休薬について説明書を用いて説明したこと，その他健康食品やサプリメントについて説明したことなどを記載しています．これらの内容は一般的に 🅟 に記載するとよいでしょう．

#（プロブレム）の記載ポイント

問題点に関しては「術前中止薬への理解不足」や「術前の薬剤管理」などと挙げてみてはどうでしょうか．あまり問題点もなく，記載に悩んだ場合は「薬剤面談」「入院前面談」などとしてもよいでしょう．

● 症例 1

今回は，医師が中止すべき薬を把握していなかった症例とその記録を2つ紹介したいと思います．

> Nさん，76歳，男性．
>
> 入院目的：鼠径ヘルニア手術
>
> 既往歴：高血圧，脂質異常症，高尿酸血症，腰部脊柱管狭窄症，脳梗塞
>
> ▶ 入院までの経緯
>
> 　軽度の下腹部痛，膨隆を自覚しかかりつけのSクリニック受診．鼠径ヘルニア疑いで当院外科に紹介となり，手術の方針となった．入院予定日はX年Y月Z−

1日，手術予定日はX年Y月Z日．医師より，X年Y月Z−3日からシロスタゾール中止の指示があった．

入院前薬剤面談（外来受診時）

薬剤師 こんにちは，薬剤師の○○です．入院予定の患者さんに，現在服用中の薬の内容を確認しています．今日はお薬手帳をお持ちですか？

Nさん はい，持っています．

薬剤師 拝見しますね．今飲んでいるのは，SクリニックとA医院からのお薬だけですか？

Nさん はい，そうです．

薬剤師 ほかに，市販薬，健康食品，サプリメント類の使用はないですか？

Nさん ありません．

お薬手帳の内容

〈Sクリニック〉 X年Y月Z−14日処方　28日分

アムロジピンOD錠（5mg）	1回1錠	1日1回	朝食後
ロスバスタチンOD錠（5mg）	1回1錠	1日1回	朝食後
シロスタゾールOD錠（100mg）	1回1錠	1日2回	朝・夕食後
ランソプラゾールOD錠（15mg）	1回1錠	1日1回	朝食後
フェブキソスタット錠（20mg）	1回1錠	1日1回	朝食後
ゾルピデム酒石酸塩錠（5mg）	1回1錠	1日1回	寝る前

〈A医院〉 X年Y月Z−30日処方　60日分

メコバラミン錠（500µg）	1回1錠	1日3回	毎食後
リマプロストアルファデクス錠（5µg）	1回1錠	1日3回	毎食後
リリカ®OD錠（75mg）	1回1錠	1日2回	朝・夕食後

薬剤師 Nさんは今，シロスタゾールとリマプロストという血が固まりにくくなる薬を2種類服用されています．これらの薬を服用したまま手術を受けると出血のリスクが上がるため，入院前に中止しないといけません．シロスタゾールについては医師から中止の説明があったかと思うのですが，リマプロストについて何か話はありましたか？

Nさん いえ，何も聞いていません．

薬剤師 そうですか．リマプロストを中止するかどうか，医師に確認してみますね．

～医師に確認の電話をする～

薬剤師 失礼します．薬剤師の○○です．外来のNさんの術前休止薬についての確認なのですが….

医師 シロスタゾール以外にも何かありましたか？

薬剤師 はい，リマプロストも内服されているそうです．

医師 ああ，そういえば脊柱管狭窄もあったんだっけ….痛みを抑える薬って言ってたから見落としてしまっていました．中止期間は何日でしたか？

薬剤師 当院では1日です．

医師 そうですか．では規定通り1日休薬でお願いします．

薬剤師 わかりました．シロスタゾールに加えてY月Z－1日朝からリマプロストも中止ということで患者さんに説明させていただきます．

医師 よろしくお願いします．

～再び患者と面談～

薬剤師 お待たせしました．今，先生に確認したところ，リマプロストも1日前から中止とのことでした．ですので，シロスタゾールはY月Z－3日から，リマプロストは入院当日のY月Z－1日の朝から中止してください（休薬説明書を渡す）．それ以外の薬は，入院日までは普段どおり服用しておいてください．

Nさん わかりました．

薬剤師 中止のお薬がどれかはご自身で見分けがつきますか？ 薬局で一包化調剤をされている場合はわかりにくいと思うのですが….

Nさん この整形外科の薬（リマプロスト）はシートでもらっているのでわかると思います．Sクリニックの薬は一包化してもらっているのでちょっとわかりにくいですね．

薬剤師 一包化でしたら難しいですね．では，薬を調剤してもらっている保険薬局に聞いていただくのがよいかと思います．

Nさん 薬局で聞いてもいいんですね．それならそうしようかな．

薬剤師 はい．この休薬説明書とお薬をお持ちいただければスムーズにいくと思います．

Nさん わかりました．

薬剤師 それではご入院はY月Z－1日の予定ですね．今使用中の薬は，医師に確認した上で，入院中も使用することになると思うので，入院時に持ってきてください．中止予定のシロスタゾールとリマプロストも，手術後一段落したら再開となる予定ですので，忘れずに持ってきてくださいね．

Nさん わかりました．

記載例

#：術前の薬剤管理

S：服用中の薬はSクリニックの薬とA医院の薬です．市販薬，健康食品・サプリメント類は服用していません．リマプロストはシートでもらっているのでわかりますが，シロスタゾールは一包化されているのでどの薬かわからないです．

O：X年Y月Z－1日入院，X年Y月Z日手術．（左鼠径ヘルニア/鼠径ヘルニア手術）

薬剤確認情報：お薬手帳，聞き取り

常用薬：

●処方元：Sクリニック

アムロジピン錠，ロスバスタチン錠，シロスタゾール錠，ランソプラゾール錠，

フェブキソスタット錠，ゾルピデム酒石酸塩錠

●処方元：A医院

メコバラミン錠，リマプロストアルファデクス錠，リリカ® 錠

市販薬，サプリメント：使用なし．

中止薬指導内容：X年Y月Z－3日～シロスタゾール，X年Y月Z－1日～リマプロスト

A：理解度：良好

識別の可否：リマプロストは識別可．シロスタゾールは一包化調剤されているため識別に不安あり→保険薬局にて確認してもらうのがよいと思われる．

医師からの指示はシロスタゾールのみ．リマプロストも休薬対象薬剤であるため主治医確認必要．→X年Y月Z－1日～中止と返答あり．

P：テンプレート参照

> **テンプレート記載内容**
> ・持参薬を確認した
> ・休薬あり　内容：X年Y月Z－3日～シロスタゾール，X年Y月Z－1日～リマプロスト
> ・入院までに新しく薬を買ったり，もらったりする場合は手術を控えていることを伝えていただくよう説明した

・シロスタゾールの識別不可のため，保険薬局に休薬説明書を持参し確認していただくよう説明した．

　本症例は，医師が抗血栓薬を把握できていなかったケースです．複数の医療機関からの処方薬がある場合や，お薬手帳のページが複数にわたっている場合などは，医師の把握漏れが起きやすいです．また今回のように「痛み止めの薬」といった患者からのあいまいな説明では医師の見落としもあり得ます．医師の把握漏れと思われる術前休止の対象薬剤があった場合は，必ず医師に連絡し，中止するか確認します（薬や手術の内容によっては中止しないこともあります．抗血栓薬を中止するリスクの方が高い場合も中止しないこともあります）．また，医師から一度，中止薬について説明を受けている場合でも，患者が薬剤

名についてきちんと理解できていなかったり，中止する薬がどれかわからない（識別できない）こともあります．そのため面談では，薬の状態がヒート包装か一包化されているのかを聴取し，中止薬の識別が可能かどうかも確認しています．識別が困難なようであれば，保険薬局に「休薬説明書」を渡し，一包化から外してもらうよう指導しています．家族が付き添いで来院されている場合は，面談の際に協力をお願いすることもあります．いずれにせよ面談では，患者が自宅で間違うことなく術前休止薬を中止できるような説明・指導をすることが大切です．

● 症例2

> Fさん，64歳，女性.
> 入院目的：子宮全摘術
> 既往歴：高血圧
> ▶ **入院までの経緯**
> 　不正出血にて近医受診し精査加療目的にて当院紹介受診．子宮体癌にて手術の方針となる．X年Y月Z－1日入院．X年Y月Z日手術予定．
> カルテよりアムロジピンのみ内服中と記載あり．医師から中止薬の指示はなし．

入院前薬剤面談（外来受診時）

薬剤師 こんにちは．薬剤師の○○です．入院予定の患者さんに，現在服用中の薬の内容を確認しています．お薬手帳を拝見しますね．

Fさん はい，お願いします．

薬剤師 現在内服されているお薬は，血圧を下げるミカムロ®というお薬1つだけですか？

Fさん はい，そうです．つい先週からこの薬に変更になりました．

薬剤師 先週よりアムロジピンからミカムロ®に変更になったのですね．血圧の薬が変わったことは医師には伝えましたか？

Fさん 薬が増えたわけでもないし，血圧を下げる薬なのは変わらないと言われたので先生には言ってないですね．

薬剤師 そうですか…．実は同じ血圧の薬でも手術前に休薬が必要なものとそうでないものがあるんです．今回Fさんが新しく飲み始めたミカムロ®というお薬は，麻酔の際に急激な血圧低下を引き起こす可能性があり，手術の前に休薬が必要なお薬になります．

Fさん そうなんですね！知らなかったです．

薬剤師　休薬するかどうか先生に確認してみますので少しお待ちください．

〜医師に確認の電話をする〜

薬剤師　失礼します．薬剤師の○○です．外来の F さんですが，先週から降圧薬がアムロジピンからミカムロ® に変更になったそうです．ミカムロ® には ARB が含まれるため前日より休薬が必要になりますが今回はどうされますか？

医　師　そうなんですね．では前日から中止しておいてください．

薬剤師　わかりました．

〜再び患者と面談〜

薬剤師　お待たせしました．先生に確認したところ中止が必要とのことでした．入院当日のＹ月Ｚ−1日朝から内服しないようにしてください．

F さん　わかりました．

薬剤師　市販薬，健康食品，サプリメントの中にも手術前によくないものがあるんですが，普段使っているものはありますか？

F さん　サプリメントを 1 つ飲んでいます．何ていう名前だったかな…青魚とかに含まれる成分の…．

薬剤師　血液がさらさらになる効果をもつ EPA や DHA ですか？

F さん　そう！ それです．

薬剤師　そのサプリメントは血液をさらさらにする作用がありますので，手術の際に出血の危険性を高めてしまう場合があります．本日からご入院までの間は内服しないようにしてください．

F さん　そうなんですね．わかりました．

記載例

#：入院前面談

S：最近降圧薬がアムロジピンからミカムロ® に変更になりました．サプリメントは青魚の成分のものを服用しています．

O：Ｘ年Ｙ月Ｚ−1日入院，Ｘ年Ｙ月Ｚ日手術．（子宮体癌/子宮全摘術）

薬剤確認情報：お薬手帳，聞き取り

常用薬：

●処方元：Ｔ内科

ミカムロ® 配合錠

市販薬，サプリメント：EPA，DHA のサプリメントを内服中

中止薬指導内容：Ｘ年Ｙ月Ｚ−1日〜ミカムロ®

A：理解度：良好

識別の可否：識別可

医師からの指示はなし．ミカムロ®はARBが含まれるため休薬対象薬剤であり主治医確認必要．→X年Y月Z－1日朝～中止と返答あり．

P：テンプレート参照

> **テンプレート記載内容**
> ・持参薬を確認した
> ・休薬あり　内容：X年Y月Z－1日～ミカムロ®
> ・健康食品，サプリメントは中止していただくよう説明した
> ・入院までに新しく薬を買ったり，もらったりする場合は手術を控えていることを伝えていただくよう説明した

・入院後必要であればアムロジピンのみ処方いただく．

　本症例は，血圧の薬が変更になったことを医師が把握できていなかったケースです．診療科の異なるかかりつけ医がある場合，手術予定であることを知らずに薬剤が変更になる可能性もあります．カルテの情報が最新とは限らないため注意が必要です．

　ARBやACE阻害薬は循環血漿量を減らし術中の低血圧や腎機能障害のリスクを高めるため，手術前24時間は投与しないことが望ましいとされています．当院で行っている薬剤面談では，このような抗血栓薬以外に術前休薬対象となっている薬剤についても確認しています．特に配合剤の場合は薬品名と中の有効成分が一致しにくいため，医師が見逃してしまう可能性もあります．医師の判断で服用を継続して手術が行われる場合もありますが，これらの薬剤を内服していることが判明した際は医師に連絡しておくとよいでしょう．配合剤が中止となった場合は，ARBやACE阻害薬ではない方の降圧薬のみ内服を継続する場合もあります．必要があれば入院後に処方してもらうよう医師へ向けてカルテ記載しておいてもよいと思います．

　また，市販薬やサプリメントの中にも出血のリスクを高めるものがあるため，患者にこれらを普段使用しているかどうか確認しておきましょう．エイコサペンタエン酸（EPA）やドコサヘキサエン酸（DHA）などのオメガ脂肪酸には血小板凝集抑制効果があり，これらを成分に含むサプリメントは中止が必要です[3]．本症例のように自分が使用しているサプリメントの名前や成分を正確に覚えていない患者も多いため，面談では「血がさらさらになるというDHA，EPA，オメガ脂肪酸などの服用はないですか．」などと具体的な名前を出してもよいでしょう．ほかに，イチョウ葉エキス，ガーリック，朝鮮人参，ジンジャーなどのサプリメントも易出血の可能性を有するものとして知られています[3]．サプリメントは複数の成分が含まれているものがほとんどであり，その種類も多様です．「目のサプリ」や「美容サプリ」として販売されているものにDHAが含まれている例もあるため，見落とさないよう気をつけなければなりません．また市販薬では，解熱鎮痛作用を効能とするアスピリン製剤において，血小板機能異常が起こる可能性が記載されているため[4]，アスピリンを含む解熱鎮痛薬は使用しないように説明しています．

> **まとめ**
>
> 　薬剤師による外来での薬剤面談によって患者のリスクを回避できる事例は全体の数％にすぎません．基本的には間違いがないことが前提です．しかし，人間の行うことは完璧ではありません．薬剤師のゲートキーパーとしての役割は非常に重要です．一方，ミスの発見と回避というネガティブな考えでなく，違う職種である薬剤師が確認することによって気づくことはそれ以外にも数多くあると思います．つまり，チーム医療の中でお互いのウィークポイントを補い合うことで患者の治療の質を向上させることが可能であると思います．現在，外来においてだけでなく入院においても薬剤師はまだまだすべての患者，すべての処方に関われているとは言えない状況です．リスク回避のためのダブルチェックという考えだけではなく，医師，看護師の手の届かない薬物治療に介入するという意識をもって多くの患者に関わることに薬剤師の存在意義があるのではないでしょうか．

引用文献

1）日本麻酔科学会ほか：抗血栓療法中の区域麻酔・神経ブロックガイドライン，2016.
2）藤本一眞ほか：抗血栓薬服用者に対する消化器内視鏡診療ガイドライン．日本消化器内視鏡学会雑誌，54：2075-2102，2012.
3）日本病院薬剤師会（監）：周術期の薬学管理－ベッドサイドの臨床薬学，pp.68-70，南山堂，2012.
4）ライオン株式会社：バファリンA添付文書.

13 外来患者への指導と記録

　2014年6月12日に薬剤師法が改正され，「調剤したときは患者又は現にその看護に当たっている者に対し，必要な情報を提供し，及び必要な薬学的知見に基づく指導を行わなければならない」と変更されました．日本病院薬剤師会の『必要な薬学的知見に基づく指導の進め方』においては「調剤がなされた場合には調剤した薬剤の適正使用のために従来の情報提供義務に加え，薬学的知見に基づいて必要な指導を行うことを義務化した」とされており，入院，外来，指導料の算定有無に関係なく，薬剤師の指導は義務であるとされています．また，その指導内容に関しては記録に残すことが望ましいとされています．

　入院患者の指導に関しては本書においてさまざまな場面での症例を記録の記載を中心に紹介してきました．外来患者への指導ということではこの前の項で「外来化学療法」や「外来での常用薬の確認」について紹介しました．外来処方の多くが院外処方になってきていますが，指導料の算定の有無にかかわらず，病院薬剤師が外来患者に指導が必要な場合があります．

▌どのような場合に外来患者への指導が必要になるか
▌（通常の外来診療の院内処方や外来がん化学療法は除く）

- ・時間外の救急処方
- ・特殊な薬剤が院内で処方されたとき
- ・院内で注射剤が投与される場合（抗がん薬以外）
- ・新規薬剤の導入時
    - →医師から導入前に説明依頼があった場合
    - →保険薬局との連携が必要な場合

などが該当するのではないでしょうか．

▌外来患者への指導ではどのような記録をすればよいのか

　基本的に患者と話し説明した場合，ここまで本書で紹介してきたように，以下の形式で記載すればよいでしょう．

#：・・・・・・・

S：・・・・・・・

O：・・・・・・・

A：・・・・・・・

P：・・・・・・・

　ただし，救急外来の処方に関しては各病院で対応する患者の数に幅があります．かなり の数の患者に対応する病院においては，指導内容を簡単に記載するテンプレートやチェッ クリストを作成して，効率よく記載する必要がある場合もあります．

時間外の救急処方に対応した時の記録

　前述のように救急外来では時期や時間帯によっては多くの患者に対応しなければいけま せん．そのため，現実的には SOAP で記載して問題点を考えてという時間は取れませんの で当院においては下記のようなテンプレートを使用しています．

外来指導記録	
説明対象　□本人　□家族（　　　　　　）　□その他（　　　　　　）	
□薬効・用法・用量を説明	
□副作用について説明	
□その他	
□薬品情報用紙をもとに上記を説明の上，薬剤をお渡しした．	

上記のテンプレートはチェックした部分のみカルテに展開されるようにしています．

具体例

救急外来で次の処方を患者に説明して渡した場合

ロキソプロフェンナトリウム錠（60mg）	1回1錠	疼痛時	10回分
レバミピド錠（100mg）	1回1錠	疼痛時	10回分

> **外来指導記録**
> 説明対象　本人
> ・薬効・用法・用量を説明
> ・副作用について説明
> ・その他　間隔は5〜6時間程度あけて服用．空腹時は多めの水で服用．
> ・薬品情報用紙をもとに上記を説明の上，薬剤をお渡しした．

というように必要最低限の記録にはなりますが，短時間で記載できるようにしています．

▶ 症例

　今回は新規薬剤の導入時に医師から患者に説明依頼があり，そのあと保険薬局と連携した事例を紹介したいと思います．

> Ｔくん，9歳，男児．
> 　小児科医より，ダニ抗原によるアレルギー性鼻炎に対する減感作療法を夏休みから実施したいと考えている患児への減感作療法についての説明と，特殊な薬剤なので保険薬局の在庫の確認をしてほしいという依頼があり，患者とその母親と面談を行った．
>
> **▶ 主治医より確認した治療予定**
>
> Ｘ年Ｙ月Ｚ日（本日）　アレルギー性鼻炎の定期受診．常用薬の抗アレルギー薬処方
>
> Ｘ年Ｙ月Ｚ＋7日　　減感作療法に関する最終確認．ミティキュア®3,300JAU処方予定
>
> Ｘ年Ｙ月Ｚ＋10日　　夏休み開始．Ｘ年Ｙ月Ｚ＋7日処方のミティキュア®は来院して服用し様子を見る
>
> Ｘ年Ｙ月Ｚ＋16日　　外来受診．問題なければミティキュア®10,000JAUに増量予定

薬剤師と患者との面談内容

`薬剤師` Ｔくんですね．薬剤師の○○です．よろしくお願いします．

`母 親` こちらこそよろしくお願いします．

`薬剤師` 夏休みにダニ抗原によるアレルギー性鼻炎に対する減感作療法を受けられるということですが，先生からは説明を聞きましたか？

`母 親` 薬を数年服用することや舌下錠を服用することとかは聞きましたが，詳しいことは薬剤師さんが説明してくれると聞きました．

`薬剤師` まず，舌下錠ですが，舌の下に薬を入れます．1分間そのままにした後，飲み込みます．その後5分間は，うがいや飲食を控えないといけません．できるかな？

Tくん　できると思います．

母親　錠剤も飲めますし，大丈夫と思います．

薬剤師　次に飲む時間を考えないといけません．このお薬は服用する前後2時間程度は，激しい運動，入浴などを避けないといけません．

母親　夜はお風呂に入る前後2時間はダメとなると難しいですね．

薬剤師　朝は何時に起きてるの？

Tくん　7時くらいです．

薬剤師　じゃあ，朝起きてすぐに飲もうか．学校の1時間目は何時からかな？

Tくん　8時45分です．

薬剤師　1時間目が体育でも7時に飲んでいれば大体2時間くらい空くから大丈夫ですね．起きてすぐに飲むことにしましょう．

母親　わかりました．学校のない日は起きるのが遅いときもあるんですが….

薬剤師　前後2時間程度は激しい運動を避けてもらえば，たまに少し時間がずれるのは大丈夫ですよ．起きるのが遅くなっても，起きてすぐに飲むことにしましょう．それではこの冊子を見ながら薬の服用のスケジュールや注意事項，副作用について説明しますね．

〜説明用の冊子[2]を用いてミティキュア® について説明〜

薬剤師　何か質問はありますか？

母親　もう一度ゆっくり冊子を見て，何かあれば質問させていただきます．

薬剤師　わかりました．ところでかかりつけ薬局は決まっていますか？

母親　いつもこちらを受診した時にアレルギーの薬をR薬局でもらっています．今日も今から行きます．

薬剤師　今回の治療で使用するミティキュア® 舌下錠は特殊な薬なので，急に薬局に行った場合，在庫がないこともあります．かかりつけ薬局のR薬局にこの薬はX年Y月Z＋7日に処方されるので在庫について私から連絡しておきましょうか？

母親　よろしくお願いします．

〜かかりつけのR薬局に薬剤師が電話でミティキュア® の在庫確保と治療予定について伝えた．→昨年，ミティキュア® の処方を受け付けた実績があり，在庫の確保も問題ないとのことであった．冊子を用いて説明をしたが，また何かあれば質問すると母親が言っていることをお伝えした〜

薬剤師　R薬局で在庫の確保もしていただけるようです．また，何か質問があれば薬局でも対応してもらえるようにお願いしておきました．

母親　ありがとうございます．今日もこれからR薬局に行きますね．

薬剤師　がんばって舌下錠を飲みましょうね．

Tくん　わかりました．

薬剤師 お大事にしてください.

記載例

X年Y月Z日

#：薬物治療管理：ミティキュア®

S：本人：朝は7時に起きています.

母：舌下はできると思います. かかりつけ薬局はR薬局です. 一度ゆっくり冊子を見て何かあれば質問させていただきます.

O：X年Y月Z+7日ミティキュア®処方予定, X年Y月Z+10日服用開始

かかりつけのR薬局に確認

→昨年, ミティキュア®の処方を受け付けた実績あり. X年Y月Z+7日の在庫確保も問題なし.❶

A：舌下はできそう. ご家族も協力的であり, 継続して使用できそう. 服用時間に関しては服用前後2時間, 激しい運動と入浴は避けることになっているので起床時の服用がよさそう. 1時間目に体育があっても問題なし.❷

P：一緒に冊子を見ながら, 舌下の仕方やスケジュールについて確認した. 注意事項, 副作用などについても冊子で確認したが, ゆっくり読んでから何かあれば質問したいとのことであったため, かかりつけR薬局にその旨を伝えて対応していただく.

　今回の記録のポイントは医師から依頼のあったミティキュア®の説明と, 特殊な薬剤なので保険薬局との調整についての内容を中心に記載しました. 他職種から何か依頼があった場合は当然ですが, その依頼内容についての内容を書かなければいけません❶. それにプラスして, その患者に対する薬剤師の評価を記載することができればと思います❷.

　外来での病院薬剤師の指導に対して診療報酬ではまだ評価されていませんが, 保険薬局との連携も含めて期待されるところではないでしょうか. この事例のような特殊な薬剤は院外処方として出す場合, 保険薬局での在庫の取り扱いも大きな問題です. また, さまざまな薬剤で初回導入時の説明を病院で実施している場合もありますが, その内容が実際に薬をもらう保険薬局に伝わっていないことが多いのではないでしょうか. 今回はかかりつけ薬局が決まっていたので電話での情報共有を行いましたが, かかりつけ薬局が決まっていない場合も考えられ, 情報共有の方法も今後の大きな課題です.

> **まとめ**
>
> 　このような関わりはどの病院でもみられる事例です．しかし，この関わりには特に診療報酬が算定できるわけではありません．診療報酬が算定できなければ記録は書かなくていいということではありません．このセクションの初めにも述べたように薬剤師の患者指導は義務であり，その指導内容に関しては記録に残すことが望ましいのです．この事例は医師から指導依頼があったのですから，当然ながら，その内容を記録に残し，フィードバックする必要があります．その記載が情報共有となり，薬剤師が記載するメディカル・レコードということになります．

引用文献

1）鳥居薬品株式会社：ミティキュア® ダニ舌下錠 3,300JAU/10,000JAU 添付文書，2019 年 7 月改訂（第 6 版）．
2）鳥居薬品株式会社：ミティキュアを飲むみなさんとおうちの方へ，2020．

14 施設間情報連絡書

　わが国の医療では「病院完結型医療」から「地域完結型医療」への転換の中で，情報連携の重要性が増しています．病院薬剤師は病院間との連携はもちろん，在宅医療においては保険薬局や介護・福祉サービス提供者との連携が求められるようになり，関わり方も多様化しています．本項では，病院から後方医療機関・後方施設へ情報提供する際の記載方法について症例をもとに紹介します．

● 薬剤師間の情報連携ツール

　従来，病院と保険薬局での薬剤師間の情報連携ツールとしてお薬手帳が活用されてきましたが，詳細な情報を記載するにはスペースに限りがあります．日本病院薬剤師会療養病床委員会では，退院後の薬学的ケアを地域で継続するための情報連携ツールとして「薬剤管理サマリー」（図 2-1［p.65］）[1] を作成しており，現在では多くの施設で同様のツール（以下，施設間情報連絡書）が使用されています．

● 施設間情報連絡書とその活用方法

　施設間情報連絡書を活用する目的の一つは，安心で安全な薬物療法を途切れなく正確につないでいくことです．そのため，退院時処方を記載する際，神戸市立医療センター中央市民病院（以下，当院）では，図 2-6 のように，透析日の指示や連日服用しないもしくは投与間隔が設けられている医薬品について服用漏れがないように最終服用日の記載やインスリンのスライディングスケールを含む血糖コントロール・低血糖時の指示を記載するようにしています．そのほか，療養環境に応じて必要と考えられる情報も異なるため，普段の薬剤管理指導業務から退院支援を意識していくことが求められます．

　2020 年（令和 2 年）度診療報酬改定[2] による「退院時薬剤情報連携加算」や「連携充実加算」の新設に伴い，施設間情報連絡書の活用の幅も拡がっています．活用方法を限定せず，例えば後方医療機関との事前の情報共有や薬剤管理指導業務の整理など，さまざまな場面での活用が期待されます．

記載例①

<table>
<tr><td rowspan="10">退院時処方</td><td>【500mg】レボフロキサシン錠 20mg</td><td>1</td><td>錠</td></tr>
<tr><td>.. 透析後1回1錠（非透析日は内服なし）</td><td></td><td></td></tr>
<tr><td>※飲みきり終了</td><td></td><td></td></tr>
<tr><td>アジルサルタン錠 20mg</td><td>1</td><td>錠</td></tr>
<tr><td>.. 分1：朝食後すぐ</td><td></td><td></td></tr>
<tr><td>ニフェジピンCR錠 20mg</td><td>2</td><td>錠</td></tr>
<tr><td>.. 分2：朝夕食後すぐ</td><td></td><td></td></tr>
<tr><td>※透析日の朝はスキップ，血圧140以下でスキップ</td><td></td><td></td></tr>
</table>

記載例②

<table>
<tr><td rowspan="20">退院時処方</td><td>【血糖コントロール】</td></tr>
<tr><td>血糖測定：食前3検</td></tr>
<tr><td>定期インスリン：ノボラピッド (5-5-5)，ランタス (夕10単位)</td></tr>
<tr><td>下記スケール併用</td></tr>
<tr><td>200 ≦食前血糖≦ 249 の時 ノボラピッド ＋2単位</td></tr>
<tr><td>250 ≦食前血糖≦ 299 の時 ノボラピッド ＋4単位</td></tr>
<tr><td>300 ≦食前血糖≦ 349 の時 ノボラピッド ＋7単位</td></tr>
<tr><td>350 ≦食前血糖≦ 399 の時 ノボラピッド ＋9単位</td></tr>
<tr><td>400 ≦食前血糖≦ 　 の時 ノボラピッド ＋12単位</td></tr>
<tr><td>減量指示：</td></tr>
<tr><td>血糖＜ 100，一度でもあれば以後</td></tr>
<tr><td>定期インスリン：ノボラピッド (4-4-4)，ランタス8単位に減量</td></tr>
<tr><td>血糖＜ 80 の時又は低血糖症状時　ブドウ糖内服</td></tr>
<tr><td>食事中止の時：</td></tr>
<tr><td>定期ラピッドスキップ，ランタスとラピッドスケールは継続</td></tr>
</table>

図2-6 薬剤管理サマリー「退院時処方」の記載例

施設間情報連絡書の作成

　日本病院薬剤師会『薬剤管理サマリー』を例に考えた場合，基本情報や入院時持参薬，退院時処方の記載については誰が作成しても共通です．お薬手帳と差別化を図るにあたり，特記事項への記載がポイントになりますが，自由記載であるために，初めて作成する薬剤師にとっては少し難しく感じると思います．ここでは，特記事項へどのような情報を記載するべきかを中心に述べていきます．情報提供する際に共通して言えることですが，不要な情報は混乱を招く原因になります．例えば，検査値を記載する場合には，薬剤に関連するもののみを記載し，いつの服用状況を反映しているものかがわかるよう必ず検査日を記載します．

　施設間情報連絡書の作成は薬剤管理指導業務の延長です．作業と捉えずに，情報提供する目的をしっかり意識することが大切です．ここからさまざまな場面における施設間情報連絡書の作成について症例をみながら紹介します．

病院から転院する場合（主に病院薬剤師への情報提供）

　病院から転院する場合は急性期から慢性期への移行に伴うケースが多く，入院時にすべての薬剤が再開とならずに転院するケースも少なくありません．そのため，入院前後の服用状況を正確に共有する必要があり，意図せず薬剤が継続されないもしくは薬剤が中止されることがないよう意識して情報共有することが重要です．

> **症例 1**
>
> Aさん，90歳，男性．
>
> 現病歴：慢性心不全（冠動脈バイパス術後）
>
> 経過：くり返す心不全で病院に入院歴あり．X年Y月Z日，心房細動に伴う急性
> 　　　心不全としてK病院に緊急入院．非弁膜症性心房細動における全身性塞栓
> 　　　症予防目的にアピキサバン錠，レートコントロール目的にジルチアゼム塩
> 　　　酸塩徐放カプセルが開始．入院時に下肢浮腫を認めたためフロセミド錠が
> 　　　増量となった．心不全症状は改善し，X年Y月Z＋10日に近隣病院へリハ
> 　　　ビリテーション目的で転院．

　図2-7に薬剤管理サマリーの記載例を示します．下段の特記事項をみると「入院時より
ジルチアゼム徐放カプセル，アピキサバン錠を開始」「常用薬のフロセミドを増量」と記載
していますが，これでは，薬が開始となった理由やいつから開始して，薬の投与前後の変
化がわかりません．

　また，薬の効果を評価する一つに検査値がありますが，基本情報には記載が1点のみし
かなく，いつの検査値かがわからないため，薬の効果を判断することは困難です．そもそ
も，入院前に薬をしっかり飲めていたのでしょうか？

　さらに，アピキサバン錠には2つの適応がありますが，どちらの適応に対して開始と
なったのでしょうか？用法・用量の記載があれば，どちらの適応に対し開始となったか
は見当がつきますが，正確な情報提供とは言えません．また，転院後に別の直接作用型経
口抗凝固薬（DOAC）に変更しても問題ないのでしょうか？

　以上を踏まえ修正した薬剤管理サマリーの記載例を図2-8に示します．

　レートコントロールや下肢浮腫に対する治療が開始となった理由を明確にするために
も，心房細動に伴う急性心不全で入院となったことを記載しています[1]．また，入院以前
より心房細動への治療を継続していることから，今回の心房細動悪化がアドヒアランス不
良によるものではないことが伝わるよう記載しています[2]．

　薬効の判断材料として，薬剤開始時の心拍数（バイタル）や電解質（検査値）を併記し，
最新（施設間情報連絡書作成時）の検査値と比較できるようにしています[3]．なお，薬剤
によって効果発現時間も異なるため，薬剤の開始日を必ず記載します[4]．

　アピキサバン錠は2つの適応があるため，非弁膜症性心房細動患者における虚血性脳卒
中および全身性塞栓症の発症抑制に対して開始していること，該当の適応では減量基準が
あるため，関連項目である年齢，体重，血清クレアチニン値を記載することで，適正な投
与量が遵守されていることが伝わるようにしています[5]．また，転院先で意図せずに薬剤
が変更されないよう，今回の場合は，出血リスクが低いアピキサバンが選択されているこ
とを記載しています[6]．

薬 剤 管 理 サ マ リ ー

作成日 | X年Y月Z＋9日

| ○○病院 | 御中 |

| A | 様の退院時処方・薬学的管理事項について連絡申し上げます。 |

| 生年月日 | | 90 | 歳 | 性別 | 男 | 身長 | 164 | cm | 体重 | 56 | kg |
| 入院期間 | X年Y月Z日 | ～ | X年Y月Z＋10日 | 10 | 日間 | 担当医 | ○○ ○○ |

基本情報

			該当薬剤	発現時期	発現時の状況等（検査値動向含む）
禁忌薬	☐なし ☑あり		アモキシシリン水和物	8年前	蕁麻疹
アレルギー歴	☐なし ☑あり				
副作用歴	☐なし ☑あり				

| 腎機能 | SCr | 1.08 | mg/dL | eGFR | 42 | mL/min/1.73m² | 体表面積（DuBois式） | 1.604 | m² |

| その他必要な検査情報 | AST/ALT 26/22U/L Na 138mEq/L K 3.8mEq/L Mg 2.2mg/dL APTT-sec 32.0sec |

入院中の服薬管理	☐自己管理 ☑1日配薬 ☐1回配薬 ☐その他 （　　　　　　　　）
投与経路	☑経口 ☑経管（経鼻・胃瘻・食道瘻・腸瘻）
調剤方法	☑PTP ☑一包化 ☐簡易懸濁 ☐粉砕 ☐その他
服薬状況	☑良好 ☐時々忘れる ☐忘れる ☐拒薬あり ☐その他
退院後の薬剤管理方法	☐本人 ☑家族 ☑その他 （　　　　　　　　）
一般用医薬品・健康食品等	☑なし ☐あり （　　　　　　　　）

入院時持参薬

☐別紙あり　処方医療機関：＿＿＿＿＿＿＿＿

スピロノラクトン錠 25mg	1	錠
プラバスタチンナトリウム錠 10mg	0.5	錠
ビソプロロールフマル酸塩錠 0.625mg	1	錠
アスピリン腸溶錠 100mg	1	錠
アログリプチン安息香酸塩錠 12.5mg	1	錠
ボノプラザンフマル酸塩錠 10mg	1	錠
フルコナゾールCP 100mg	4	C
．．分1：朝食後約30分
ヒドロコルチゾン錠 10mg	1	錠
．．分1：朝食後約30分
シロドシン口腔内崩壊錠 4mg	1	錠
．．分2：朝夕食後約30分
酸化マグネシウム錠 250mg	3	錠
．．分3：毎食後約30分
フロセミド錠 20mg	1	錠
．．分1：朝食後約30分
ラメルテオン錠 8mg	1	錠
．．分1：ねる前

退院時処方

☐別紙あり　退院処方に薬情添付 ☐なし ☑あり

スピロノラクトン錠 25mg	1	錠
プラバスタチンナトリウム錠 10mg	0.5	錠
ビソプロロールフマル酸塩錠 0.625mg	1	錠
アスピリン腸溶錠 100mg	1	錠
アログリプチン安息香酸塩錠 12.5mg	1	錠
ボノプラザンフマル酸塩錠 10mg	1	錠
フルコナゾールCP 100mg	4	C
．．分1：朝食後約30分
ヒドロコルチゾン錠 10mg	1	錠
．．分1：朝食後約30分
シロドシン口腔内崩壊錠 4mg	1	錠
アピキサバン錠 2.5mg	2	錠
．．分2：朝夕食後約30分
酸化マグネシウム錠 250mg	3	錠
．．分3：毎食後約30分
フロセミド錠 40mg	1	錠
．．分1：朝食後約30分
ラメルテオン錠 8mg	1	錠
．．分1：ねる前
ジルチアゼム塩酸塩徐放CP 100mg	1	C
．．分1：朝食後約30分

特記事項

※患者情報で伝達が必要と思う内容を記載すること（問題点、薬剤の評価、医師の処方意図等／入院中の薬剤の追加、減量、中止で伝えたい内容）

入院時よりジルチアゼム徐放カプセル，アピキサバン錠を開始

常用薬のフロセミドを増量

| 投与方法に注意を要する薬剤 ☑なし ☐あり | ※下記には現在の処方内容のうち、投与方法が特殊な薬剤（例：連日服用しない薬剤、投与間隔が設けられている薬剤等）や維持量まで増量が必要な薬剤（例：ドネペジル、ラモトリギン等）を記載しています。貴院における薬物療法の参考にして下さい。 |

※ご不明な点がございましたら、下記薬剤師までお問い合わせください。

＿＿＿＿ K ＿＿＿＿ 病院　〒○○○-○○○○
住所、電話番号等を記載してください
TEL○○-○○○○-○○○○　FAX○○-○○○○-○○○○

薬剤師 | 三沖 大介

図2-7 薬剤管理サマリーの記載例（修正前）

薬 剤 管 理 サ マ リ ー

作成日 | X年Y月Z＋9日

| ○○病院 | 御中 |

| A | 様の退院時処方・薬学的管理事項について連絡申し上げます。 |

| 生年月日 | | 90 歳 | 性別 | 男 | 身長 | 164 | cm | 体重 | 56 | kg |
| 入院期間 | X年Y月Z日 | ～ | X年Y月Z＋10日 | 10 日間 | 担当医 | ○○ ○○ |

基本情報			該当薬剤	発現時期	発現時の状況等（検査値動向含む）
	禁忌薬	□なし ☑あり	アモキシシリン水和物	8年前	蕁麻疹
	アレルギー歴	□なし ☑あり			
	副作用歴	□なし ☑あり			
	腎機能	SCr	1.08	mg/dL	eGFR	42	mL/min/1.73m²	体表面積（DuBois式）	1.604	m²
	その他必要な検査情報	（X年Y月Z＋9日）AST/ALT 26/22U/L Na 138mEq/L K 3.8mEq/L Mg 2.2mg/dL Hb 16g/dL APTT-sec 32.0sec
	入院中の服薬管理	□自己管理 ☑1日配薬 □1回配薬 □その他 （　　　　）
	投与経路	☑経口 □経管（経鼻・胃瘻・食道瘻・腸瘻）
	調剤方法	☑PTP ☑一包化 □簡易懸濁 □粉砕 □その他
	服薬状況	☑良好 □時々忘れる □忘れる □拒薬あり □その他
	退院後の薬剤管理方法	□本人 ☑家族 ☑その他 （　　　　）
	一般用医薬品・健康食品等	☑なし □あり （　　　）

入院時持参薬

□別紙あり　処方医療機関：＿＿＿＿＿＿

スピロノラクトン錠25mg	1	錠
プラバスタチンナトリウム錠10mg	0.5	錠
ビソプロロールフマル酸塩錠0.625mg	1	錠
アスピリン腸溶錠100mg	1	錠
アログリプチン安息香酸塩錠12.5mg	1	錠
ボノプラザンフマル酸塩錠10mg	1	錠
フルコナゾールCP 100mg	4	C
．．分1：朝食後約30分		
ヒドロコルチゾン錠10mg	1	錠
．．分1：朝食後約30分		
シロドシン口腔内崩壊錠4mg	1	錠
．．分2：朝夕食後約30分		
酸化マグネシウム錠250mg	3	錠
．．分3：毎食後約30分		
フロセミド錠20mg	1	錠
．．分1：朝食後約30分		
ラメルテオン錠8mg	1	錠
．．分1：ねる前		

退院時処方

☑別紙あり 退院処方に薬情添付 □なし ☑あり

スピロノラクトン錠25mg	1	錠
プラバスタチンナトリウム錠10mg	0.5	錠
ビソプロロールフマル酸塩錠0.625mg	1	錠
アスピリン腸溶錠100mg	1	錠
アログリプチン安息香酸塩錠12.5mg	1	錠
ボノプラザンフマル酸塩錠10mg	1	錠
フルコナゾールCP 100mg	4	C
．．分1：朝食後約30分		
ヒドロコルチゾン錠10mg	1	錠
．．分1：朝食後約30分		
シロドシン口腔内崩壊錠4mg	1	錠
アピキサバン錠2.5mg	2	錠
．．分2：朝夕食後約30分		
酸化マグネシウム錠250mg	3	錠
．．分3：毎食後約30分		
フロセミド錠40mg	1	錠
．．分1：朝食後約30分		
ラメルテオン錠8mg	1	錠
．．分1：ねる前		
ジルチアゼム塩酸塩徐放CP 100mg	1	C
．．分1：朝食後約30分		

特記事項

※患者情報で伝達が必要と思う内容を記載すること（問題点、薬剤の評価、医師の処方意図等/入院中の薬剤の追加、減量、中止で伝えたい内容）

くり返す心不全で入院歴のある方．心房細動に伴う急性心不全で入院となりました．❶

薬の管理は奥様がされており服薬アドヒアランスは良好．❷

（X年Y月Z日～）❹

#レートコントロール

ジルチアゼム徐放カプセル100mg 分1朝食後で開始．（心拍数150/min）❸

#下肢浮腫

フロセミド錠40mg 分1朝食後に増量．（Na/K 140/3.8mEq/L）❸

⇒ジルチアゼムを開始して以降は，心拍数110/minで安定しています．

フロセミドの増量でむくみは改善し，大きな電解質変動はありません．❸

（X年Y月Z＋1日～）❹

#非弁膜症性心房細動（塞栓予防）

アピキサバン錠5mg 分2朝夕食後で開始．（90歳，BW 56kg，SCr 1.02mg/dL）

⇒出血リスクが低いアピキサバンが選択されています．年齢，体重を考慮し上記用法・用量としています．❻

【常用薬】入院中にすべて再開し継続

| 投与方法に注意を要する薬剤 ☑なし □あり | ※下記には現在の処方内容のうち、投与方法が特殊な薬剤（例：連日服用しない薬剤、投与間隔が設けられている薬剤等）や維持量まで増量が必要な薬剤（例：ドネペジル、ラモトリギン等）を記載しています。貴院における薬物療法の参考にして下さい。 |

※ご不明な点がございましたら、下記薬剤師までお問い合わせください。

| K 病院 | 〒○○○-○○○○ 住所、電話番号等を記載してください | 薬剤師 | 三沖 大介 |
| | TEL○○-○○○○-○○○○　FAX○○-○○○○-○○○○ | | |

図2-8 薬剤管理サマリーの記載例（修正後）

> **特記事項に記載すべき事項（基本事項）**
>
> ・入院した理由（入院契機となった傷病名などがわかるように）
>
> ・入院中に開始もしくは変更・中止した薬剤について理由と前後の状態変化（関連する検査値やバイタルなどを記載）

▶▶▶ ワンポイントアドバイス

　処方の開始や中止理由を病態の変化と併せて引き継ぐことが重要です．そのほか，表2-5 に示すような事項についても転院や退院の際に問題となります．現に今回の症例では，リハビリ転院後に老健施設へ入所となりましたが，薬剤費を理由にジルチアゼムなどの一部薬剤が減薬され，心不全再燃でK病院に再度緊急入院となっています．施設間情報連絡書を作成する過程で，これらの事項についても確認を行うことで，シームレスかつ安全な治療継続につながります．

　今回の症例のように診療報酬体系の違いにより薬剤費が問題となる可能性もありますので，療養先の事情も考慮して処方内容を整理することも大切な薬剤師の役割です．

病院から在宅移行（退院）する場合（主に保険薬局薬剤師への情報提供）

　施設間情報連絡書による情報連携が必要とされる症例として，在宅中心静脈栄養法（TPN）や在宅緩和ケアなど注射薬を継続する症例や，独居や高齢による認知機能低下など患者を取り巻く環境調整を要する症例，ほかにはポリファーマシーなどの問題を抱える症例など多岐にわたります．保険薬局薬剤師にどのような問題を抱えた患者であるか，また病院ではどのような対応をしており，今後どのような介入をしてほしいかということを明記しておく必要があります．

表2-5　薬剤管理指導業務の中で確認すべき事項

確認事項	注意点
常用薬の再開有無	・意図せず再開されていない場合は再開を依頼 ・中止薬の再開可否や継続の必要性を確認
高額医薬品の使用状況	・転院時に薬剤費が特に問題となりやすい
持参薬継続有無とその残数	・転院先の採用状況により，代替薬への変更や調整が必要になる可能性
粉砕，簡易懸濁法の有無	・転院先の看護体制によって対応できない可能性
剤形変更された医薬品の有無	・転院後に意図せず剤形変更がないよう，事前に情報提供
中止可能な医薬品の有無	・漫然と投与されている医薬品の確認
オピオイド鎮痛薬の使用状況	・フェントス®テープを慢性疼痛に対して使用する場合，処方医はe-learningが必要 ・呼吸苦緩和に使用しているケースでは転院先の採用薬で適応外使用となる可能性
適応外使用の有無	・レセプト上で問題となることが多く，転院後の治療継続の妨げになる可能性
院内製剤の使用状況	・転院先では継続困難である可能性

症例2　高齢独居，認知機能低下

Bさん，83歳，女性．

現病歴：肺高血圧，右心不全，糖尿病

家族構成：独居（長女が遠方に在住）．**介護保険：要支援2**

服薬歴：フロセミド錠，メトホルミン錠，イプラグリフロジンL-プロリン錠など

経過：肺高血圧でK病院かかりつけ．外来診察で下肢浮腫，労作時呼吸困難を認め，右心不全の治療目的に入院となり，非侵襲的陽圧換気療法（NPPV）の調整となった．また，独居高齢であることから在宅環境への介入調整がなされた．

　当院では，病棟担当薬剤師が退院支援カンファレンスに参加するシステムを構築しています．カンファレンス内で服薬管理面など，薬剤に関連する問題を指摘されている患者を中心に施設間情報連絡書で連携をとるように取り組んでいます．退院支援カンファレンスは，原則として入院後7日以内に実施されるため，施設間情報連絡書はそのタイミングで作成を開始することが多いです．なお，患者の治療経過を把握し当該診療科に精通していること，各患者の治療内容に必要な情報を抽出しやすくより細やかな情報提供が可能との観点から病棟担当者薬剤師が主に作成しています．

　症例2についても，退院支援カンファレンス内で，認知機能の低下に伴い服薬忘れがあること，独居であり身近に服薬支援者が居ないこと，処方が2ヵ所にまたがっていることを看護師から相談されたため，継続フォローの依頼も含め，保険薬局薬剤師へ施設間情報連絡書で情報提供し，退院時薬剤情報連携加算を算定しています．

　「退院時薬剤情報連携加算」の算定要件は「退院時薬剤情報管理指導料の算定対象となる患者であって，入院前の処方の内容に変更又は中止の見直しがあったものに対して[7]，患者又はその家族等の同意を得て，退院時に見直しの理由や見直し後の患者の状態等を[8]，患者又はその家族等の選択する保険薬局に対して，文書で情報提供を行った場合に，退院の日に1回に限り算定する．」となっています．ここでいう文書には，「薬剤管理サマリー」などの施設間情報連絡書も該当します．どのような情報を記載したらよいか悩んだ際には，算定要件を意識して記載するのがコツです．

特記事項の記載例

下肢浮腫，労作時呼吸困難を認め入院となった方．
このたびの入院で認知機能低下に伴う服薬アドヒアランス不良が指摘されました．

入院中に配薬ボックスへのセット，服薬を練習しました．また，K病院と別クリニックの2ヵ所からの処方をまとめて一包化しました．
夕食後内服分のファモチジン20mg（逆流性食道炎などの既往歴もなく漫然と投与されていた可能性）とマグミット®330mgを中止し，服用回数を1日3回から2回に減量しました．ファモチジン中止後も胃部不快症状の出現はなく，排便についてもマグミット®660mgで1，2日に1回と良好です．
高齢独居であり服薬アドヒアランスは引き続き問題となるため，長女様への協力体制も依頼しています．

継続フォローのお願い
・退院後も2ヵ所からの処方をまとめて一包化ください．
・引き続き内服管理，服薬状況をご確認ください．

特記事項に記載すべき事項
基本事項に加え
・処方の工夫と服薬支援の内容（家族の対応を含めた支援体制）
・継続してフォローしてほしい内容

▶▶▶ワンポイントアドバイス

　飲み忘れの多い高齢者に対しては，処方・服用面での工夫が必要になります．場合によっては，家族が管理しやすい時間にあわせることも必要になります．また，処方調剤の一元管理は多剤併用を防ぐことにつながります．再び同様の理由で再入院となるリスクを防ぐためにも，表2−6[3]に示すような工夫や支援は，必要な情報として必ず共有しましょう．

　訪問薬剤管理指導，訪問介護や訪問看護，デイサービスなどを利用している場合には，それらのスタッフが服薬介助する仕組みも検討する必要があります．

表2-6　処方の工夫と服薬支援の主な例

服用薬剤数を減らす	・力価の弱い薬剤を複数使用している場合は，力価の強い薬剤にまとめる ・配合剤の使用 ・対症療法的に使用する薬剤は極力頓用で使用する ・特に慎重な投与を要する薬物のリストの活用
剤形の選択	・患者の日常生活動作（ADL）の低下に適した剤形を選択する
用法の単純化	・作用時間の短い薬剤よりも長時間作用型の薬剤で服用回数を減らす ・不均等投与を極力避ける ・食前・食後・食間などの服用方法をできるだけまとめる
調剤の工夫	・一包化 ・服薬セットケースや服薬カレンダーなどの使用 ・剤形選択の活用（貼付剤など） ・患者に適した調剤方法（分包紙にマークをつける，日付をつけるなど） ・嚥下障害患者に対する剤形変更や服用方法（簡易懸濁，服薬補助ゼリーなど）の提案
管理方法の工夫	・本人管理が難しい場合は，家族等が管理しやすい時間に服薬をあわせる
処方・調剤の一元管理	・処方・調剤の一元管理を目指す（お薬手帳などの活用を含む）

（出典：厚生労働省：高齢者の医薬品適正使用の指針（総論編），2018）

症例3　在宅TPN

Cさん，90歳，男性．

現病歴：胃癌

家族構成：妻・次男と三人暮らし．介護保険：要介護5

服薬歴：ランソプラゾール錠

経過：K病院で胃癌に対し化学療法を行っていたが，腹膜播種増悪を契機に現在は化学療法中止となっている．今回，気腫性膀胱炎の診断で入院され，抗菌薬加療で軽快したが，腹膜播種増悪に伴うイレウス所見を認めたため，絶食管理のもとオクトレオチド酢酸塩注射液，TPN導入となった．

　退院後も同様の点滴内容で治療継続が想定されることから，最終的なメニューについて，投与薬剤，投与経路・方法について詳細に記載する必要があります[9]．

　症例3では，エルネオパ®NF2号輸液の投与について，本人の希望により夜間から朝までの間欠投与の方針であったことから，投与時間が明確にわかるよう「22時〜8時（10時間）」と記載しています[10]．また，イントラリポス®輸液の投与速度は，『静脈経腸栄養ガイドライン』に基づき0.1g/kg/h以下に設定していることから，投与時間の根拠となるイントラリポス®輸液の規格や体重も併せて記載しています[11]．

　在宅中心静脈栄養用輸液セット（以下，点滴セット）は，院外処方で支給できる特定保険医療材料にあたります．退院後，TPN製剤や点滴セットは，介入する医療機関もしくは保険薬局の処方箋調剤により患者へ提供されるため，投与薬剤や必要な物品を事前に共有

し，在庫の確保を依頼します．なお，処方時には，製品名や規格，品番，1日使用量の情報が必要であることから，これらの情報についても記載するようにしています[12]．

　在宅移行において，患者宅への医薬品の供給や服薬指導，服用薬剤の管理などで訪問薬剤管理指導を依頼するケースがあります．今回のように，訪問看護ステーションなど（他職種）へ施設間情報連絡書を提供する際には，保険薬局との連携状況についても記載しています[13]．

特記事項の記載例　保険薬局（および訪問看護ステーション）あて

現在の TPN[9]
　中心静脈注射　1日1回　22時〜8時（10時間）[10]
　エルネオパ®NF2号輸液　1.5L 1キット
　中心静脈注射　1日1回　10時〜5時間（40.0kg）[11]
　イントラリポス®輸液20%　100mL 1袋※週1回（最終：X年Y月Z日）次回X年Z＋7日
※食事量低下を踏まえて上記の処方を継続中．退院後も継続予定です．
※日中は自由度を高めたいとの本人希望により夜間〜朝までの投与としています．

点滴セット[12]
　〇〇社　コアレスニードル　型番　商品コード
　輸液セット　フィルター付　型番
　プラネクタ　品番
　輸液セット　フィルター無　側注用　型番
　生食シリンジ10mL（ロック用）　1日1本

引き継ぎ事項
糖の投与速度からは夜間高血糖の懸念がありましたが，高血糖を認めずに経過しています．肝機能の異常も認めていません．
低血糖予防の観点から，投与終了1時間前には投与速度を半減に調整しています．
低血糖時にはブドウ糖を服用していただきます．
（〇〇薬局が週に1回患者宅に輸液と必要物品をお届けします．）[13]

> **特記事項に記載すべき事項**
> ・TPN に関する情報：投与薬剤（脂肪乳剤の有無など），投与経路・方法（持続投与か，間欠投与か），必要物品，在宅での点滴管理支援（誰がいつ，ポート管理のケアなど）
> ・保険薬局と連携した在宅療養体制

▶▶▶ワンポイントアドバイス

　在宅 TPN を見据えた場合，入院中に輸液製剤の簡略化（混注作業の少ないキット製剤の選択など）や生活スタイルに合わせた点滴スケジュールを検討する必要があります．今回のように，間欠投与を行う場合には，糖質は 0.5g/kg/h 以下の投与速度を守り，TPN中断直後は低血糖に注意する必要があります．早期から退院を見据えて目標カロリーへの到達を管理栄養士などと協力しながら計画し，リスクについても評価し情報共有するようにしましょう．

　退院後に家族が点滴管理を行う場合には，入院中に手技指導を行うため，退院後に使用物品が変わることがないよう，点滴ルートの情報についても記載することが大切です．

外来で治療を継続する場合（保険薬局薬剤師への情報提供）

　情報連携を行うことで保険薬局薬剤師へ期待することは，次回外来までの間に副作用の出現や悪化がないかをフォローしてもらい，重症化リスクのある副作用の早期発見や回避に貢献してもらうことです．また，がん化学療法は，副作用が生じた場合でもマネジメントしながら治療継続していくケースが多いため，病院と保険薬局双方の薬剤師による副作用モニタリング，情報共有が重要です．

> **症例 4**
>
> 　Dさん，56 歳，男性．
> 経過：進展型小細胞肺癌に対しアテゾリズマブ＋カルボプラチン＋エトポシド開始となった．現在は外来でアテゾリズマブ維持療法継続中．以前より，免疫チェックポイント阻害薬が原因と思われる瘙痒感・皮疹があり，K病院の皮膚科も併診している．X年Y月Z日，アテゾリズマブ維持療法11回目投与で外来受診．

外来化学療法センターのベッドサイドでの会話 ･･･････････

薬剤師　お久しぶりです．薬剤師の〇〇です．前回，点滴してから体調はいかがでしたか．

Dさん　これといって変わりないですね．

薬剤師　吐き気は大丈夫でしたか．

Dさん　吐き気はないですし，食欲もあります．

薬剤師　便秘や下痢になることはないですか．

Dさん　下痢はないですね．2〜3日に1回はしっかり排便もあります．

薬剤師　背中の痒みはいかがですか．塗り薬を継続いただいていますが，痒みの悪化はないですか．

Dさん　むずむずした感じは残っていますけど，寝ている間に掻くことはないから，ひどくはなってないですね．塗り薬は今も使っています．

　当院では，点滴終了から退室までの間に薬剤師がベッドサイドへ訪問し，患者記載の治療日誌を確認しながら，セルフケア状況の確認，副作用モニタリングを行います．その後，『有害事象共通用語規準 v5.0 日本語訳 JCOG 版』に基づく副作用の重篤度のスケール（Grade）をレジメンシール（お薬手帳用シール）へ記載し，お薬手帳へ貼付することで保険薬局へ情報提供し，連携充実加算を算定しています．なお，外来がん化学療法は，入院と違い時間に限りがあるため，時間短縮を目的にシステムを活用しており，後述する算定要件①③についてはカルテの情報を自動出力，それ以外についてはテンプレートを埋める形で作成できるようにしています．

　連携充実加算の算定要件は「化学療法の経験を有する医師又は化学療法に係る調剤の経験を有する薬剤師が，抗悪性腫瘍剤等の副作用の発現状況を評価するとともに，副作用の発現状況を記載した治療計画等の文書を患者に交付すること．※患者に交付する文書には，①実施しているレジメン[14]，②レジメンの実施状況[15]，③抗悪性腫瘍剤等の投与量[16]，④主な副作用の発現状況[17]，⑤その他医学・薬学的管理上必要な事項が記載されていること．」となっています．

レジメンシールの記載例

患者ID：		X年Y月Z日
D　様		
診療科：呼吸器内科　　医師：●●　●●	薬剤師：△△　△△	
生食注（生理食塩液）100mL（PG）　1瓶		

点滴注射：1日1回　ライン確保およびフラッシュ用

テセントリク®注　1,200mg

生理食塩液注　250mL（ソフトバッグ）　250mL

点滴注射：1日1回　インラインフィルターを使用

初回60分，忍容性よければ2回目以降30分に短縮可⑯

[レジメン名] Atezolizumab（維持療法）⑭ 11コース目⑮

食事量・食欲：Grade 0

吐き気：Grade 0

嘔吐：Grade 0

下痢：Grade 0

便秘：Grade 0

口内炎：Grade 0

疲労感：Grade 0

瘙痒感・皮疹：Grade 1〜2⑰

⇒瘙痒感残存も，就寝時に掻くことはなく，現在の塗り薬継続で皮膚症状は改善

特記事項に記載すべき事項

保険薬局薬剤師が患者介入にあたり最低限必要な情報

・実施しているレジメン　⇒　投与スケジュール（休薬期間）の確認

　　　　　　　　　　　　　　　治療目的の把握（治癒，延命・症状緩和）

・レジメンの実施状況　⇒　副作用発現時期の目安

・抗悪性腫瘍薬などの投与量　⇒　減量などの把握

・主な副作用の発現状況　⇒　状況に応じた患者指導により，未然〜軽微なうちに対処

・その他医学・薬学的管理上必要な事項　⇒　支持療法などの把握

▶▶▶ ワンポイントアドバイス

　保険薬局薬剤師が限られた時間の中で患者への聞きとりや指導ができるよう，端的かつ漏れがないように情報共有する必要があります．また，副作用についてはGrade評価で必ず記載し，可能な限り病院薬剤師と保険薬局薬剤師間で評価に違いが生じないようにする必要があります．

　現時点で副作用症状が出現している場合は，継続的なフォローが必要となるため，Grade評価とは別に明記するようにしましょう．

施設間情報連絡書には，薬剤管理指導業務の中で得た情報から必要なものを記載すればよく，薬歴や指導記録に記載している内容と違いはありません．普段から，連携することを想定しながら必要な情報を薬歴や指導記録に残すように心がけることが大切です．

　　一番重要なことは，施設間情報連絡書を受け取った医療従事者に正確に伝わることであり，退院後の治療継続へ貢献すると考えます．

引用文献

1）日本病院薬剤師会：「薬剤管理サマリー（改訂版）」の活用について，2018. Available at：〈https://jshp.or.jp/cont/18/0115-1.html〉
2）厚生労働省：令和2年度診療報酬改定の概要，2020. Available at：〈https://www.mhlw.go.jp/content/12400000/000691038.pdf〉
3）厚生労働省：高齢者の医薬品適正使用の指針（総論編），2018. Available at：〈https://www.mhlw.go.jp/content/11121000/kourei-tekisei_web.pdf〉

第3章

指導記録についての
Q & A

　筆者は新人薬剤師や学生への指導のとき，また研修会などで講演を行ったときに指導記録についてさまざまな質問を受けることがあります．読者のみなさんも同じような疑問や悩みをもっておられると思います．本章では代表的な質問や疑問に実例を交えて回答したいと思います．記録には答えはありません．今回のＱ＆Ａもすべてが読者のみなさんの施設に合う回答ではないかもしれませんが，よいと感じられたところを参考にしていただければ幸いです．

Q1 患者と話した S のまとめ方のコツを教えてほしい

第1章2「指導記録と SOAP」(p.10) 参照

Q1-1 たくさん患者と話をしたときの S のまとめ方のコツを教えてほしい

▶ まずは絶対に記載しなければいけないことは何か考えましょう.

　当然,その患者の問題点に関連した訴えは記載すべきです.それ以外では記載内容は薬の管理状況,症状,薬の効果の実感など,問題点となりそうなことを中心に記載しましょう.

▶ O A P と関連していることは記載しましょう.

　具体的には

> ・A で「排便コントロール良好」とすれば,S には「便は出ています」などと関連したことを記載する.
> ・P で「次回,服用状況確認」と記載すれば,S には「家ではたまに飲み忘れることもありました」などと関連したことを記載する.

などです.

▶ さまざまな訴えがあるかもしれませんが薬剤師として関われる訴えを書きましょう.

　ただし,医師や看護師などの他職種に伝えた方がよさそうな訴えは薬剤師の介入の有無にかかわらず記載しておきましょう.

Q1-2 毎回,同じ訴えを続ける患者の S のまとめ方のコツを教えてほしい

▶ 毎回同じ訴えでも,毎回同じように記載しましょう.

　同じ訴えといっても症状が改善していないので同じことを訴えている場合は悩まずに書いておけばよいでしょう.同じ訴えがあるということはそれ自体が問題点であり,薬剤師の介入すべき問題点かもしれませんので立ち止まって考えることも必要です.

　ただし,治療には関係のない身の上話やクレームなどの同じ訴えであれば,内容にもよりますが記載は不要でしょう.

Q1-3 訴えが正しいのかわからない患者の S のまとめ方のコツを教えてほしい

(具体的には,薬をちゃんと飲めていないのに「忘れずに飲んでいる」と訴えがあったとき,痛みがあるようなのに「痛みは大丈夫」と訴えがあったときなど)

▶ S は,訴えのとおり記載しましょう.

　ここはあまり悩む必要はありません.訴えのとおり S に書きましょう.そして A に S の情

報も交えた評価を記載すればいいでしょう．例えば

> **A**：薬は飲めているとの発言はあるが残薬がかなり多く，コンプライアンスは要注意．
> 入院中は看護師管理の方がよさそう．
>
> **A**：痛みは大丈夫との発言はあるが，我慢しているように感じる．看護師にも疼痛の状
> 況を確認しながら鎮痛薬の処方を検討する．

などのように**A**に「～という訴えがあるが，（薬剤師は）～と感じる（考える）」というように
記載しましょう．

Q2 話ができない患者のSはどのように記載するのでしょうか？

▶ **薬剤管理指導料を算定するかどうかが大きなポイントとなります．**

薬剤管理指導料を算定するためには「直接の服薬指導」が必要となります．

ただし，乳幼児や高齢者などで直接本人へ指導ができない場合は，必要に応じて，その家
族などに対して服薬指導などを行った場合でも算定できるとされています．その場合は，指
導した相手（例えば親，配偶者，介助者など）の発言を**S**としてください．記録には具体的
に誰の発言か記載しておく方がわかりやすいでしょう．例えば

> **S**：（母親）粉薬は特に嫌がるんです．
>
> **S**：（妻）脳梗塞になってからはすべて私が薬の管理をしています．

などです．**S**は "subjective ＝主観的情報" なので家族の訴えは主観的ではないと言われる
かもしれませんが，本人が話せないのであれば「本人の代弁者」という意味で**S**に記載すれ
ばいいでしょう．もちろん家族の発言なので客観的情報として**O**に入れても問題はありませ
んが，**S**が空欄になってしまいますよね．POSやSOAPはあくまでツールなので都合のいい
ように解釈して使えばもっと気楽に記録が書けると思います．

逆に薬剤管理指導料を算定しない場合は**S**（患者もしくは家族との直接の会話）がなくて
も問題ありません．

具体的には，病棟薬剤業務などで処方内容を確認したときや処方提案を行った場合などで
す．この場合，患者との会話や指導の有無は関係ありませんので，処方内容を確認したこと
や処方提案をした理由や内容が具体的に記載されていれば**S**は不要です（詳細は **Q11**［p.214］
で紹介します）．

Q3　◎には何をどこまで書けばいいのでしょうか？

▶答えはありませんが，可能な限り省略することをお勧めします．

　記録の記載は時間が勝負です．カルテを見ながら処方内容や検査値をただただ写すことは時間のロスです．記載することは悪いことはありませんが，カルテを見ればすぐにわかります．私たち自身もカルテで処方内容を確認するとなれば薬剤師の記録ではなく，薬歴や処方カレンダーなどを見るのではないかと思います．だからがんばって書き写してもあまり活用されないかもしれません．

　薬剤管理指導の算定要件においても「薬剤管理指導記録を診療録等とともに管理する場合にあっては，…中略…，重複する項目については，別途記録の作成を要しない．」となっていますので，処方内容や検査値，病名，既往歴などを重複して記載する必要はないということです．

　しかし，すべて省略するのではなく，記録は「伝わる」ものでないといけません．つまり必要なものや書いていればわかりやすいものは記載しておく方がよいでしょう．

　基本的には指導や介入の中でキーになる薬剤，検査値は記載しましょう．例えばハイリスク薬の服用に介入していればその投与量や関連する検査値を記載しておくということです．具体的には，

> ワルファリンカリウム錠　2mg/日　PT-INR 2.03（X 年 Y 月 Z 日）

のような感じです．もちろんほかにも薬が処方されていると思いますが，必要なもの以外は薬歴参照でよいでしょう．ほかにも計算した CCr，抗がん薬の投与量，TDM 時の薬剤の投与量と血中濃度など指導や介入の中でキーになる薬剤や検査値を書きましょう．それ以外でも「持参薬の再開指示」「医師，看護師からの情報」「病名，治療の予定」などカルテ記載と重複していても，「書いてあればわかりやすい」「次の指導の役に立つ」というものを記載しておけばと思います．

　◎もルールなどを意識しすぎずに可能な限り簡略化することと，伝わるかどうかを意識して書くようにしましょう．

Q4 アセスメントの書き方のコツを教えてほしい

Q4-1 「問題なし」という表現は適切でしょうか

▶ **A** の記載が「問題なし」「著変なし」でもまったく問題ありません.

　「問題なし」も大切なアセスメントです. いつも有害事象をみつけないといけないわけではありません. 薬剤師が「問題なし」と思っていることを他職種に伝えることも大切な情報提供なのです. 「何が」問題ないのかを明確に記載することがポイントです. 例えば

> ・薬剤の自己管理問題なし
> ・疼痛コントロール良好
> ・下剤を自己調整で排便コントロール良好
> ・ステロイドによる副作用はみられず
> ・血糖コントロール著変なし

などです. 有害事象なく薬物治療に関して問題がないことはいいことです. 問題がないかどうか確認することも薬剤師の大切な仕事です（第 1 章 3「薬剤師のアセスメント」[p.18] 参照）.

Q4-2 「〜不明 (因果関係不明)」という表現は適切でしょうか

▶ 「不明」であることもアセスメントの一つです.

　もちろん, 薬剤師としてわからなかったり, 判断できないことも多々あると思います. そのこともしっかり他職種に伝えることが必要です. 例えば

> ・薬剤 A, 薬剤 B に頻度不明ではあるが女性化乳房の報告があるが薬剤が原因であるかも含めてどちらの薬剤かは特定できない.
> ・薬剤 C を開始してから気分不良の訴えがあるが, 疾患 D の症状の可能性もあるので断定できない.

などです. ただ, 薬剤としてはこの薬剤が疑われるというような記載をすることで他職種への情報提供となります. 同じ不明でも薬剤師が疑う薬剤を挙げておくことで情報共有となります.

Q4-3　アセスメントに薬に関する薬剤師の考えを堂々と記載するのは気が引けるのですが…

▶ **アセスメントの最後に「？」がつくような表現で記載してはどうでしょうか.**

「思ったことを自信がないから書けない」と若手の薬剤師からよく言われます. 例えば

> ・薬剤 E を飲み始めてから気分不良があるが副作用なのか？
> ・薬を 1 回飲み忘れたことはノンアドヒアランスになる？
> ・疼痛コントロールに不安がある様子だが, 鎮痛薬は追加・変更する方がいいのだろう
> 　か？

などです. もちろん知識や経験によって違ったアセスメントになるのは当然です. よいアセスメントをするために知識をつけることが必要です. それはさておき, せっかく薬剤師が考えた（感じた）情報は他職種に伝えないと意味がありません. アセスメントに自信がなければ最後に「？」がつくような表現で記載してみるのはどうでしょうか. 実際に「？」をつけるのではなく「疑っているよ」というような表現です. 例えば

> ・薬剤 E を飲み始めてから気分不良があるが副作用なのか？
> 　⇒**A**：気分不良の原因は薬剤 E の副作用か.
> ・薬を 1 回飲み忘れたことはノンアドヒアランスになる？
> 　⇒**A**：飲み忘れは 1 回だけなので薬剤の自己管理は問題なさそうか.
> ・疼痛コントロールに不安がある様子だが, 鎮痛薬は追加・変更する方がいいのだろう
> 　か？
> 　⇒**A**：我慢できないような痛みはないが, 痛みに対する不安あり. 頓用の痛み止めが
> 　　　　ある方がよさそうか.

などです. このように断定せずに「疑っているよ」とか「薬剤師は○○と思うんだけど…」という表現でも他職種への情報提供になります. この方法であれば多少自信がなくてもアセスメントに記載できるのではないでしょうか. 記載しなければ「疑っている」ということが伝わりません.

Q5 薬剤師のしたこと（行動）はどこに入れますか？　**A**に入れているのですが…

▶ **筆者自身は薬剤師のしたことは P に入れています.**

薬剤師のしたことを**A**に書いても診療報酬上問題になるわけではありませんが, 薬剤師のアセスメント（考えや思ったこと）に薬剤師のしたことを入れるのは, 筆者の個人的な意見としてはおかしいと思っています.

SOAP についての書籍[1, 2]をみると「O に記載する」となっているものもあれば，「P に記載する」となっているものもあります．筆者は，**O**は客観的な情報の記載場所なので薬剤師のしたことは**P**に書く方がいいのではないかと思っています．

そのあたりは各施設でルールとして決めてはどうでしょうか？

くり返しになりますが**A**は薬剤師としての考えや評価を記載するところです．**A**に評価を記載せずに薬剤師の説明内容などを記載するだけでは他職種に薬剤師の考えが伝わらない記録になってしまいます．

Q6 SOAP を記載するときに A/P というようにアセスメントとプランを一緒に書いても構いませんか？

▶ 著者は**A**は単独でアセスメントを記載する方がよいと考えています．

A/Pというようにアセスメントとプランを一緒に書いても診療報酬上問題になるわけではありません．しかし，**A/P**で記載してしまうと「薬の説明をした」「処方の変更を依頼した」というような薬剤師の行ったことのみの記載で済ませてしまいがちです．**Q5**（p.208）と同様なのですが，**A**に薬剤師の行ったことのみを記載して，本来記載すべき薬剤師のアセスメントを記載せずに逃げてしまってはいけません．

筆者の個人的な見解にはなりますが，「アセスメント」は薬剤師の評価や考えを記載し，薬剤師の存在をアピールできる場であると思います．なので**A**は単独でアセスメントをしっかりと記載する方がよいと考えています．

ただ，記載している流れの中で

A：腎機能障害があるため，薬剤 F の減量を提案した．

など「腎機能障害あり」というアセスメントに続いて，「減量を提案した」という薬剤師の行ったことを合わせて記載する場合もあると思いますが，この場合はアセスメントが記載されているのでよいと思います．ポイントは薬剤師としてのアセスメントを記載しているかどうかです．

本書でここまで述べてきたように POS や SOAP はあくまでもツールです．**A/P**としてアセスメントとプランを一緒に書いてもよいかどうかより，どのような体裁で記載しても薬剤師としての「アセスメント」はしっかり記載することを意識してください．

Q7　Pはどこまで具体的に書けばいいのでしょうか？

▶明確な回答は難しいですが，◎と同様，可能な限り簡潔でわかりやすく伝わる記載であればよいと思います．

　Q5 でも述べたように，筆者の施設であれば薬剤師のしたことはPに入れています．具体的には説明内容や処方提案の内容の記載です．具体的かつ明確に記載する必要がありますが，説明した内容や介入した内容を一言一句すべて記載することはできません．「何を用いて何を説明した」ということだけはしっかり残しておきましょう．例えば

・薬品情報用紙を用いて薬効，用法・用量，副作用を説明し，退院処方をお渡しした．
・インフリキシマブの製薬企業のパンフレットを用いて，投与スケジュール，副作用について説明した．
・主治医にロキソプロフェン頓用の処方依頼をした．

などです．

　また，次回確認事項や申し送り事項は他職種にというより，自分自身を含めた薬剤師がその記載を見て行動できるかがポイントとなります．同じ病棟を担当する薬剤師の中で情報共有できる程度には記載しないといけません．また，必ず見てほしいポイントがあれば念押しという意味でも記載しておいた方がいいかもしれません．

　◎なども同じですが，例えば化学療法の副作用などでも確認すべき症状や検査値をすべて具体的に挙げた方がわかりやすいとはいえ，時間や労力もかかる上，確認してもらいたいポイントの焦点がぼやけてしまいます．例えば，

・次回，持参薬の服用状況確認．
　⇒次回，持参薬の服用状況確認．特に抗血栓薬の再開の有無を確認．
・次回，化学療法の副作用確認．
　⇒次回，化学療法の副作用確認．特に吐き気に注意．

というような感じに特に確認すべき項目を明確にしておくと，薬剤師だけでなく他職種へも薬剤師が気にしている点が伝わるのではないでしょうか．

▶ **まずは服用中の薬剤の効果や副作用，アドヒアランスを評価しましょう.**

　ずっと同じ処方内容が続いているから，患者と話すこともあまりないし，指導記録に何を書いていいかわからないという質問をよく受けます. 難しく考えずにまずは服用中の薬剤を確認しましょう. そして，その薬剤に関連する症状，検査値を確認し，評価しましょう. 例えば

・鎮痛薬を服用していたら…

　⇒痛みを確認し，アセスメントしてみましょう.

・血糖降下薬を服用していたら…

　⇒血糖値または糖尿病の症状を確認し，アセスメントしてみましょう.

・吸入剤を使用していたら…

　⇒吸入手技，喘息の症状を確認し，アセスメントしてみましょう.

などです.

　それ以外にも患者の訴えの多い，疼痛，排便，睡眠などについて確認することも患者との会話への足がかりになるでしょう.

同じ処方が続いているときの記録の記載のポイント

S：服用薬に関連した症状や現在の状況について聞き取り，記載する.

O：服用中の薬剤やその副作用に関連した検査値などを記載する.

　　（処方内容に関しては「do 処方」などとできる限り省略しましょう.）

A：服用状況（アドヒアランス）について評価する. 服用薬の効果や副作用について評価する.

　　Q3（p.206）のくり返しになりますが，同じ処方が続いている時点で症状や副作用に関しても「問題がない」ことがほとんどではないでしょうか. 記録も「問題なし」で OK ですが，何が「問題なし」なのかを明確に記載しましょう.

P：少しでも気になった点は次回確認事項として具体的に記載する.

　　特に何もない場合は今回アセスメントした項目を次回確認するように記載する.

#（問題点）：確認項目の中で特に重きを置いているものを挙げる.

　　疼痛の確認を毎回，行っている場合

　　⇒**#**：疼痛コントロール

　　特に副作用の出現などはないが長期にステロイドを服用している場合

　　⇒**#**：薬物治療管理：プレドニゾロン

　　など.

同じ処方が続く中でも薬剤師は処方内容が妥当であるかを確認し，患者に症状や薬の効果などを聞き取ることで小さな変化に気づき，副作用などを初期症状の段階で発見でき，対応できるかもしれません．その薬剤師の気づきが薬物治療への貢献につながっていくでしょう（第1章3「薬剤師のアセスメント」[p.18] 参照）．

Ｑ9 注射（点滴）のみの処方時の指導記録の記載のコツを教えてほしい

▶ **注射（点滴）のみでも患者の訴えや薬剤師の関わりは明確に記載しましょう.**

注射のみでも薬剤管理指導料は算定できます．しかし，TDM を行って処方提案をするだけでは薬剤管理指導料は算定できません．**Q2**（p.205）でも述べましたが薬剤管理指導料は直接の指導，つまり，患者もしくは家族に直接話をして指導をした場合にのみ算定できます．ここでは薬剤管理指導料の算定を意識した記録についてのポイントを紹介したいと思います．算定しない場合の記録については **Q11**（p.214）をご参照ください．

注射（点滴）のみの処方時の記録の記載ポイント

S：患者の入院時から比較した症状の変化の訴えを記載する．

O：キーになる輸液の量，電解質の値などを記載する．
抗菌薬の用法・用量，血中濃度，炎症所見，腎機能などを記載する．

A：注射剤の使用による効果，副作用の評価，腎機能，電解質などの評価を記載する．

P：注射剤に関して説明を行ったことは必ず記載する．
次回確認すべき症状や検査値（特に何をみるか）を明確に記載する．

記載例

#：薬物投与計画：バンコマイシン

S：熱は下がってきました．食事も少しずつですが食べられるようになってきました．

O：VCM　1回1g 1日2回
血液培養から MRSA，IE
推定 CCr 68.2mL/min，X 年 Y 月 Z 日トラフ 18.2μg/mL
CRP 17.2mg/dL，体温 37.2℃

A：VCM TDM 実施，腎機能，トラフ値から考えて現在の投与量の継続でよさそう．
CRP は依然高値であるが解熱してきており，食欲も出てきていることから VCM の効果は出ていると思われる．IE のため長期の VCM の使用となるため，定期的に腎機能とトラフ値の確認を行った方がよいだろう．

P：VCM の血中濃度を測定しながら投与量を調整していることを説明した．
担当医に VCM の投与量は変更なしで継続することを提案した．また，X 年 Y 月 Z ＋ 7 日に血中濃度を測定するように提案した．
CRP，腎機能，体温，VCM トラフ値を確認する．

　薬剤管理指導料の算定の有無は関係なく，注射だけであってもカルテや検査データの確認だけでなく，実際に患者のもとに行き，症状の変化や副作用の状況などを確認することが重要です．注射だけの患者であっても積極的に関わっていきましょう．

Q10 ハイリスク薬（「薬剤管理指導料 1」の算定）の指導記録の記載のコツを教えてほしい

▶ ハイリスク薬に対するアセスメントを特に明確に記載しましょう．

　「薬剤管理指導料 1」を算定するときはハイリスク薬の服薬指導のみならず，アドヒアランスの確認，副作用などの確認を含めて総合的に行わなければいけません．算定できるハイリスク薬の種類や注意事項は，第 2 章 4「ハイリスク薬の指導記録」（p.88）をご参照ください．ハイリスク薬だからといって難しく考える必要はありません．処方内容の確認，服用薬についての的確な指導，服用状況の確認，副作用や関連する検査値の確認，必要な処方提案など，どの薬剤においても薬剤師が基本的に実施することは変わりません．

「薬剤管理指導料 1」を算定するときの指導記録の記載ポイント

　「薬剤管理指導料 1」を算定するときはどの薬剤（ハイリスク薬）について介入し，算定しているのかを明確に記載しておくことが必要です．また，SOAP については該当薬剤に関することを中心に記載しましょう．

S：ハイリスク薬の効果や副作用，薬の服用状況についての発言を記載する．
変化がないことや問題がないという発言も明確に記載する．

O：ハイリスク薬は指導の中でキーになる薬剤です．ハイリスク薬の用法・用量など必要なものは記載する．また，該当のハイリスク薬の服用や使用に関連した確認すべき検査値については記載する．

A：ハイリスク薬の効果や副作用についての評価は必ず記載する．変化がない場合，問題がない場合も「問題なし」「副作用の発現なし」などと確認をしたということを明確に記載する．

P：ハイリスク薬について説明した内容を記載する．該当するハイリスク薬における次回確認すべき効果，副作用の具体的症状や検査値を明確に記載する．

#（問題点）：問題点に関してはハイリスク薬に関係したものを挙げなければならない

というわけではない．しかし，ハイリスク薬に関して介入していれば自然とハイリスク薬に関連した問題点になる．難しく考えずに「**#**：薬物治療管理：（薬剤名）」と挙げておけば，薬剤師がハイリスク薬に関わっていることが明確になる．

記載例

#：薬物治療管理：プレドニゾロン錠

S：薬は多いけどちゃんと飲んでいますよ．聞いていたような副作用は起こっていません．下痢や腹痛は落ちついています．手洗い，うがいもやっていますよ．

O：潰瘍性大腸炎，ステロイド導入（X年Y月Z日～）
　　プレドニゾロン錠5mg　　1回8錠　　1日1回　　朝食後
　　アサコール®錠400mg　　1回3錠　　1日3回　　毎食後
　　検査値（Y月Z＋5日）
　　AST 17U/L，ALT 16U/L，CCr 88mL/min

A：以前にアサコール®のノンアドヒアランスあったので服用状況は要注意．
　　現在，プレドニゾロンの副作用はなさそうだが，しばらくは服用継続予定なので注意していく．
　　肝機能，腎機能問題なし．

P：プレドニゾロンの服用状況，副作用を確認した．
　　次回，プレドニゾロンの服用状況，副作用を再確認．腹痛，下痢症状の確認．

　上記のように，ハイリスク薬（プレドニゾロン）の管理に薬剤師がどのように関わっているか，具体的にそして明確に記載しましょう．ハイリスク薬以外の薬剤に関しても同時に関わると思います．「薬剤管理指導料1」を算定する場合，記録はハイリスク薬中心に記載しますが，それ以外の薬剤についての関わった内容も，同じSOAPに記載すればよいでしょう．

Q11　薬剤管理指導料の算定に関係のない，処方内容の確認，処方提案，他職種との会話はどのように記録を残せばいいのでしょうか？

▶薬剤師の行ったことを他職種に伝わるように記載しましょう．

　本書でこれまで述べてきたように薬剤師の記録は「指導記録」だけではありません．薬剤師は指導記録，特に薬剤管理指導業務のような診療報酬の算定に必要な記録を記載することが薬剤師のメディカル・レコード（診療録）だと思ってしまっているような気がします．しかし，医療に関しての診療経過などを記録したものがメディカル・レコードということなので指導記録はあくまでもその一部にすぎません．

処方内容の確認や処方提案など薬剤師の行ったことは診療経過として残すことが望ましいでしょう．記載のポイントやコツといわれると難しいのですが，「確認した」「処方提案した」という事実を具体的に記載すればどのような形式でもよいでしょう．例えば

> ・体重 10kg．カルボシステイン DS 300mg/日，投与量問題なし．
> ・腎機能確認，定期処方内容問題なし．
> ・CCr 37mL/min，レボフロキサシン錠は初日 500mg，翌日からは 250mg の投与が望ましい．主治医に投与量変更を依頼．

のように他職種に薬剤師の行ったことが伝われば特に記載のルールなどはありません．記載内容に応じて下記のように SOAP のフォーマットを利用してもよいかと思います．

記載例

> **#**：薬剤性肝障害の疑い
> **O**：Y 月 Z 日より ボノプラザンフマル酸塩錠からエソメプラゾールマグネシウム水和物カプセルへ変更．
> AST 197U/L → 44U/L（X 年 Y 月 Z＋7 日）
> ALT 170U/L → 68U/L（X 年 Y 月 Z＋7 日）
> **A**：薬剤変更後，肝機能改善．
> 原因薬剤としてボノプラザンの可能性が高い．
> **P**：肝機能の経過観察

上記のように直接患者と関わらなくても（上記の記録は患者と直接会話をしていないため **S** がありません），薬剤師が処方内容を確認した時は「確認した」というだけではなく，処方内容に対してアセスメントした内容も記録に残しましょう．

また，他職種と話した内容（情報収集した内容や相談した内容など）に関しては誰からどのような情報を得たか簡潔に記載しましょう．例えば

> ・看護師より→家では奥さんが薬を管理していたとのこと．
> ・医師に持参薬の再開について確認．明日より血糖降下薬以外再開予定．
> ・主治医より→退院処方はなし．常用薬は退院後かかりつけ医を受診して処方してもらうとのこと．

などです．くり返しになりますが患者に直接指導をしていなくても，処方内容を確認したり，処方提案をしたり，他職種と話したときの記録に関しては特にルールはありませんので簡潔で相手に伝わることを意識して記載すればよいでしょう．

Q12 指導記録のフォーマットに，問題点#を書くところがないのですがどうすればよいでしょうか？

▶薬剤師が問題だと思っていることが伝われば問題点#の記載がなくても大丈夫です．

　問題点#を書く場所があっても他の人は問題点を書いていないし，自分だけ書くのはと思っている方もおられるでしょう．自分の所属先の記載方法を変えるのは難しいと思います．問題点を記載していなくても診療報酬上，問題があるわけではありませんので気にしなくても大丈夫です．

> ・書くところがなければ**A**に問題点だと思うことをしっかりと記載していればOKです．
> ・自分の心の中では必ず問題点を挙げ，自分が患者の何に関わり，どのように解決していくかは考えておきましょう．

記載例

S：痛みはありますね．痛みをとりたいので今は我慢せずに頓服を飲むことにします．便秘はありません．

O：オキシコドン塩酸塩水和物徐放錠5mg　2錠2×
　　　オキシコドン塩酸塩水和物散5mg　　　疼痛時
　　　CCr 39.4mL/min

A：オキシコドンを服用しているが疼痛コントロール不良．
　　　我慢せずにレスキューを服用してもらい定期服用の投与量の検討が必要．
　　　今後オピオイドの増量で便秘になる可能性もある．
　　　腎機能が悪いので下剤の選択には注意．

P：オキシコドン散の服用方法を説明した．
　　　疼痛コントロール，レスキュードーズの服用状況確認．
　　　オピオイドの副作用（便秘，吐き気，眠気）確認．

　この記録の場合，問題点として「#：オピオイドによる疼痛コントロール」と挙げたいところですが，記載していなくても，**A**に「オキシコドンを服用しているが疼痛コントロール不良」と記載していればオピオイドによる疼痛コントロールに薬剤師が関わっていることがわかります．

　第1章5「患者の問題点の抽出」（p.31）でも述べたようにアセスメントしたことが問題点になります．逆に言うとアセスメントしていなければ問題点は挙がりません．

　本書でくり返し述べていますが，記録の中で重要で必ず記載してもらいたいのはアセスメ

ントです．薬剤師の考えたことや問題点だと思っていることはアセスメントから他職種に伝わります．アセスメントをしっかり書いていれば問題点は記録を見る人に伝わります．

引用文献

1）木村 健：薬剤師のための POS の考え方と導入の仕方，p.47，じほう，2002．
2）早川 達：演習形式で学ぶ 使いやすい POS，p.44，じほう，2003．

第4章

指導記録の Audit

　本章では若手薬剤師の書いた記録からオーディットを行い，どのように記載すれば「伝わる」記録になるか，またケアについてはどのようにアドバイスをすればよいかをみなさんと一緒に考えていきたいと思います．オーディットについては第1章7（p.47）で詳細を解説しています．

　オーディットとはあくまで「ケア（患者との関わり）」の監査・修正であり，「指導記録」の監査・修正ではありません．本当にしっかりとしたオーディットを行うためには，患者との会話や医師や看護師へのアプローチの状況なども実際に確認することが必要になります．しかし，実際に薬剤師の関わりすべてを確認し，オーディットを行うことは時間的にも難しいかと思いますので，本章では簡単に取り組める「指導記録から確認する患者ケアのオーディット」について事例を交えて紹介します．

指導記録からの指摘事項

❶ Ｓで「便が出にくい」とあるがどのような便秘か？　いつからか？

❷ レスキューの使用状況はどうだったか？　疼痛の状況はもう少し詳しくＳに記載した方がよい．

❸ 排便の話が出ているのでＯに酸化マグネシウムの投与量を書いておいた方がよいか．

❹ 腎機能を確認しているが下剤は具体的にどのようなものを提案しようと考えているか？

❺ Ｓに食欲不振とあるが，吐き気はあるのか？　オピオイドによるものか？

❻ 導入間もないので吐き気や眠気の副作用の評価をした方がよい．

❼ 疼痛を確認するためのスケールを利用して評価しているか？

❽ Ｐに今回確認したことを明確に記載した方がよい．

　上記のように指導記録を見て気になった点を挙げて，実際に指導にあたった薬剤師と指摘事項についてディスカッションをします．実際に聞いてみると便秘の状況はもう少し聞き取れているようでしたし，食欲不振もオキシコドンの導入前からのようでした．レスキューのオキシコドン散は使用していないようだったので，「オピオイドによる疼痛コントロール」に関わっているため，「服用していない」ということも記載しておく方がよいと指摘しました．痛みのスケールに関しては，特に何も使っていないようだったので，看護師と同じツールで評価する方がわかりやすいことをアドバイスしました．_❼

修正した指導記録

#：オピオイドによる疼痛コントロール

Ｓ：痛みは落ち着いてきた．頓服の痛み止めは飲んでいません．❷
　　便は出にくいけど前からです．出ていないわけではありません．❶
　　食欲がないですが痛み止めが始まる前からです．吐き気や眠気はありません．❺

Ｏ：オキシコドン塩酸塩水和物徐放錠 5 mg 2 錠 2 ×
　　オキシコドン塩酸塩水和物散 5 mg 頓用（今のところ使用せず）
　　酸化マグネシウム 330 mg 3 錠 3 ×❸
　　CCr 41.2 mL/min

Ａ：疼痛コントロールまずまず．
　　吐き気はなくオキシコドン導入による食欲不振ではなさそうか．眠気はなし．❻
　　便秘は今後オピオイドの増量でさらに悪化する可能性もある．便秘の状況に応じて腎機能が悪いので酸化マグネシウムの増量より，センノシド，ピコスルファートなどを検討．❹

Ｐ：疼痛の状況，オキシコドンの副作用出現の有無を確認した．❽
　　次回，疼痛コントロール，食欲，排便状況確認．レスキュードーズの服用状況確認．

もともとの記録もシンプルに記載してあり，悪くはないと思います．修正した記録をみれば実際に関わったことを少し加えただけで，非常にわかりやすい「伝わる」記録になったと思います．オーディットする側はよいアドバイスをしようと難しく考えずに記録を見て，「こんなことは確認したのかな？」「こんな症状はなかったのかな？」と思ったことを尋ねてみましょう．そこで話した内容を指導記録に書き加えたら，今回の修正後の記録のようになるでしょう．記録の書き方に精通していなくても薬剤師として記録を見て感じたことを話すことで一緒に症例を振り返ることができ，アドバイスにつながると思います．

（症例提示協力：増川みなみ）

事例2

35歳，女性．

切迫早産にて入院．リトドリンの点滴で治療中．リトドリンの副作用の確認目的に薬剤師が訪問．貧血があり，鉄剤が処方された．

▶ 処方内容（X年Y月Z日）

乾燥硫酸鉄錠（105mg）　1回1錠　1日2回　朝・夕食直後　7日分

指導記録（修正前）

#：薬物治療管理：リトドリン

S：だいぶましになりました．お通じは毎日出ています．

O：妊娠29w 6d 切迫早産

　　　リトドリン塩酸塩点滴静注 50mg 2A＋5%Tz 500mL

　　　3日前から 15 → 13mL/h（42.5μg/min）

　　　X年Y月Z日

　　　乾燥硫酸鉄錠 105mg 1回1錠　1日2回　朝夕食直後　7日分

　　　AST 16U/L, ALT 14U/L, LDH 145U/L, Hb 9.8g/dL

A：リトドリンの流速問題なし．

　　　リトドリンの流速を減らしてから手の震え，動悸は落ちついており自制内．

　　　血圧コントロール問題なし．腎機能，肝機能障害なし．

　　　排便コントロール良好．

　　　乾燥硫酸鉄錠服用による気分不良はみられない．

P：副作用の発現に注意し，経過観察．

どのようにAuditする？

指導記録からの指摘事項

❶ **S**の記載が少ない．何が「だいぶマシになった」のか？

　動悸，手の振戦などの現状の発現はなかったか？ **A**には評価がありますが．

❷ **A**で腎機能異常なしとあるが，どの検査値から評価したのか．**O**には記載がない．

❸ リトドリンの流速が減っているが，おなかの張りなどの変化はあったか？

❹ 便秘のアセスメントをしているが下剤の服用はしているのか？

❺ 鉄剤による気分不良はないが貧血の症状の評価は？

❻ **P**に今回確認した内容を具体的に記載する．

❼ 経過観察する副作用をもう少し具体的に記載する．

　もともとの記録もアセスメントは比較的しっかりできていると思いましたが，何を聞き取り，何を見てそのアセスメントに至ったかの記載が不足しています．そのことを中心に，実際に指導にあたった薬剤師とディスカッションし，確認していくと，副作用など確認すべき項目は確認できていましたので，記録を見る人に伝わるように記載するようにアドバイスをしました．例えば，CCrの計算はしたものの，患者は若く120mL/min以上あったため記載しなかったとのことでした．「腎機能異常なし」と評価しているのですからCCrやeGFRなどを記載する方がわかりやすいとアドバイスしました．

修正した指導記録

#：薬物治療管理：リトドリン

S：おなかの張りはだいぶましになりました．お通じは毎日出ています．

　　手の震えやドキドキするのは気になるほどではありません．ふらつきもありません．❶

O：妊娠29w 6d 切迫早産

　　リトドリン塩酸塩点滴静注 50mg 2A＋5％Tz 500mL

　　3日前から 15 → 13mL/h（42.5μg/min）

　　X年Y月Z日

　　乾燥硫酸鉄錠 105mg 1回1錠　1日2回　朝夕食直後　7日分

　　AST 16U/L, ALT 14U/L, LDH 145U/L, Hb 9.8g/dL, CCr：124mL/min ❷

A：リトドリンの流速問題なし．減量後もおなかの張りは問題なし．❸

　　手の震え，動悸は落ちついており自制内．

　　腎機能，肝機能障害なし．

　　下剤の服用なしで排便コントロール良好．❹

　　乾燥硫酸鉄錠服用による気分不良はみられない．

　　Hb値は低いが貧血の自覚症状はなし．❺

P：リトドリンの効果と副作用（振戦，動悸，肝機能など），貧血，排便コントロールを確認した.⑥
次回も上記確認事項を確認する.

（症例提示協力：川崎紀香）

　事例1，2は，指導記録のみを見て，オーディットする人が思ったことや感じたことをピックアップして指導を担当した薬剤師とディスカッションする形でオーディットを行いました．やはり初めのうちはどのようなポイントを確認すればよいか悩みますし，一貫性をもってオーディットするためには指導記録を見ながらフリーに行うのは難しいと感じられたのではないでしょうか？特に指摘項目が少ないときはチェックすべき点がチェックできているかの判断が難しいと思います．また，チェックリストがあれば複数の評価者がいても最低限は同じポイントをチェックすることができます．

　事例3〜10では第1章7（p.47）で紹介したチェックリストを用いたオーディットの事例を紹介します.

オーディットチェックリスト

実施日：　　　病棟：　　　担当者：　　　　指導薬剤師：

指導記録確認項目
・S：記載に観察者の解釈が入っていないか？（できるだけ患者の言葉で記載しているか？ 簡潔に記載しているか？） 　ポイント：記載内容から患者の状態，状況，理解度などを把握することができるか？
・O：客観的な情報であるか？（必要な処方や検査値を簡潔に記載しているか？）→不要な記載はないか？ 　ポイント：SAP と関連づけた O 情報を記載しているか？
・A：SとOより理論的に導き出されているか？ 計画の実践を評価しているか？ 　ポイント：患者の理解度，薬剤の管理状況が評価できているか？ 　　　　　　処方内容を評価しているか？ 何が「問題ない」のか評価できているか？ 　　　　　　薬剤師としての意見や考えが他職種にも伝わるか？ 　　　　　　薬剤の効果や副作用に関する症状や検査値を評価しているか？
・P：指導内容を記載しているか？ 次回の計画は具体的であるか？ 　ポイント：指導（説明）した内容，処方提案の内容を具体的に記載しているか？ 　　　　　　次回確認事項が別の薬剤師にも伝わるか？
・問題点：表現は適切か？ 　ポイント：問題点の見落としはなかったか？（その他に挙げることができる問題点はなかったか？） 　　　　　　薬剤師が解決できない問題点を挙げていなかったか？
その他の確認項目（介入に対するアドバイス） ・情報収集に漏れはなかったか？（患者の症状，処方内容，検査値，副作用，アレルギーなど） ・処方内容に関するアセスメントの適否 ・患者指導内容，処方提案内容の適否 ・医師や看護師，その他職種との関わりについて
良かった点，頑張っていた点
指導薬剤師からのコメント

事例 3

70 代，女性．

子宮体癌の化学療法（DC 療法）目的で入院．TC 療法から DC 療法に変更になり初めての
クールであった．TC 療法の時は退院後の吐き気が一番つらかった様子．

抗がん薬投与後に薬剤師が訪問．

▶ 持参薬

ロスバスタチンカルシウム OD 錠 2.5mg　　1 回 1 錠　1 日 1 回　夕食後

▶ 処方内容（X 年 Y 月 Z 日）DC 療法レジメン

①デキサメタゾンリン酸エステルナトリウム注射液 16.5mg＋クロルフェニラミンマレイ
　ン酸塩注 5mg＋生理食塩液 100mL

②ファモチジン注射液 20mg＋生理食塩液 100mL

③パロノセトロン塩酸塩静注 0.75mg＋生理食塩液 100mL

④ドセタキセル点滴静注液 95mg＋5% ブドウ糖液 500mL

⑤カルボプラチン点滴静注液 366mg＋生理食塩液 500mL

⑥ブドウ糖加酢酸リンゲル液 500mL

指導記録（修正前）

#：薬物投与管理：DC 療法

S：点滴の時に気分が悪くなるのが嫌で治療をやめようと思っていました．でも点滴中は特に
何もなかったです．パンフレットを見ると心配になることばかり書いていてしんどくなり
ます．このあと前のように副作用が出てくるのかと思うとしんどいですね．

O：子宮体癌Ⅲ A 期
1st：TC → 2nd：DC
CCr　50.57mL/min

A：前回，退院後に倦怠感，吐き気が気になり，抗がん薬は投与したくないという気持ちがあ
るよう．今回の点滴の投与後に訪問したが，吐き気などの出現がなかったため一安心した
様子．状況を見ながら遅発性の吐き気への対応を検討していく．
持参薬は 1 剤だけであり，薬剤の管理は問題ない．

P：化学療法副作用モニタリング

どのように **Audit** する？

オーディットチェックリスト

指導記録確認項目

・S：記載に観察者の解釈が入っていないか？（できるだけ患者の言葉で記載しているか？ 簡潔に記載しているか？）
　ポイント：記載内容から患者の状態，状況，理解度などを把握することができるか？

・吐き気以外の副作用の訴えはなかったのか．
・どのような副作用に不安を持っているのか，具体的に何か言っていたのか．❶

・O：客観的な情報であるか？（必要な処方や検査値を簡潔に記載しているか？）→不要な記載はないか？
　ポイント：SとAと関連づけたO情報を記載しているか？

・他にみるべき検査値は？ 好中球や貧血の検査値は記載した方がよいか．
・投与量の確認に必要な指標は腎機能だけか？ ❷
・前回の化学療法時の吐き気に対してはどのような対応をしたのか．処方された薬剤はあったのか．❸

・A：SとOより理論的に導き出されているか？ 計画の実践を評価しているか？
　ポイント：患者の理解度，薬剤の管理状況を評価できているか？
　　　　　　処方内容を評価しているか？ 何が「問題ない」のか評価できているか？
　　　　　　薬剤師としての意見や考えが他職種にも伝わるか？
　　　　　　薬剤の効果や副作用に関する症状や検査値を評価しているか？

・投与前訪問時に投与量の確認はしていると思いますが，投与量が適正かの評価はしているのであれば記載した方がよい．❹
・吐き気にフォーカスを当てたアセスメントであるが，他の副作用のアセスメントも記載した方がよい．❺

・P：指導内容を記載しているか？ 次回の計画は具体的であるか？
　ポイント：指導（説明）した内容，処方提案の内容を具体的に記載しているか？
　　　　　　次回確認事項が別の薬剤師にも伝わるか？

・今回の指導で何を行ったかを具体的に記載しておきましょう．❻
・次回確認事項が「化学療法副作用モニタリング」とだけしか記載されていませんが，自分はわかっていると思いますが他の薬剤師や他職種にも伝わるようにもう少し具体的に記載しましょう．❼

・問題点：表現は適切か？
　ポイント：問題点の見落としはなかったか？（その他に挙げることができる問題点はなかったか？）
　　　　　　薬剤師が解決できない問題点を挙げていなかったか？

・吐き気や化学療法に対する不安などに絞ることもできるが，問題点としては「薬物投与管理：DC療法」と広く見るのも大事なのでよいと思います．

その他の確認項目（介入に対するアドバイス）

・情報収集に漏れはなかったか？（患者の症状，処方内容，検査値，副作用，アレルギーなど）
・処方内容に関するアセスメントの適否
・患者指導内容，処方提案内容の適否
・医師や看護師，その他職種との関わりについて

・吐き気に対して何か処方提案は考えているのか．
・不安への対応はどのようにしていくのか．

良かった点，頑張っていた点

・治療スケジュールや副作用の事前説明だけで終わらず，投与終了後に何度も足を運んでいるのはとてもよいと思います．

指導薬剤師からのコメント

・抗がん薬投与後は毎日訪問し，副作用の確認が行えておりとてもよい関わりができていると思います．
・副作用の出現の有無の確認にとどまらず，早い段階から退院後の吐き気対策を医師や看護師とも協議して考え，治療の継続を支援できるように関わっていきましょう．

この記録は抗がん薬投与後の副作用を確認するために訪問した時の記録です．少し言い方は悪いですが「薬剤管理指導料」を算定しないときの記録であり，算定しない記録としてはしっかり書けていると思います．実際に担当した薬剤師に話を聞くと，チェックリストで指摘したような検査値や副作用の確認は行っているようなので，少し記載を加えるだけでさらに「伝わる」記録になると思います．担当薬剤師は化学療法の後は毎日患者を訪問しています．しかし，ずっと毎日自分で担当できるならよいですが，休みや夜勤などで不在時もあるので，他の担当者が訪問することも考えて，次回確認すべき内容は具体的に記載しておくように指導しました．

修正した指導記録

#：薬物投与管理：DC 療法

S：点滴の時に気分が悪くなるのが嫌で治療をやめようと思っていました．でも点滴中は特に何もなかったです．パンフレットを見ると心配になることばかり書いていてしんどくなります．このあと前のように副作用が出てくるのかと思うとしんどいですね．心配はとにかく吐き気です．それ以外は特に気になるほどではなかった．❶

O：子宮体癌ⅢA 期

1st：TC → 2nd：DC

（X 年 Y 月 Z 日）ドセタキセル 95mg

　　　　　　　カルボプラチン 366mg

体表面積　1.38m^2

CCr 50.57mL/min

WBC 3,220/μL　PLT 13 万/μL　　NEUT 55.4%　Hb 13.6g/dL ❷

前回，退院時は制吐薬の処方はなし．❸

A：抗がん薬投与量確認→問題なし．❹

前回，退院後に倦怠感，吐き気が気になり，抗がん薬は投与したくないという気持ちがあるよう．今回の点滴の投与後に訪問したが，吐き気などの出現がなかったため一安心した様子．それ以外の副作用は特に見られないが，白血球，好中球がやや減少傾向か．❺状況を見ながら遅発性の吐き気への対応を検討していく．

持参薬は 1 剤だけであり，薬剤の管理は問題ない．⇒初回問診ですでに評価していたら不要

P：検査値確認（骨髄抑制関連），副作用の自覚症状（吐き気，食欲不振など）を確認した．❻次回，骨髄抑制，吐き気，食欲不振，治療に対する不安などを確認する．退院までに遅延性の吐き気に対する処方を検討する．❼

（症例提示協力：佐々木美緒）

70代，男性．

胸部圧迫感，呼吸苦を主訴に救急外来を受診．心房細動の既往があり，リバーロキサバン，ビソプロロールが処方されていたようであるが，2年前に通院を自己中断し現在内服はなし．両下腿に浮腫があり，心不全の可能性があるため入院となった．入院翌日に薬剤師が訪問した．

指導記録（修正前）

#：初回面談

S：薬は2年くらい前に血をサラサラにする薬を飲んでいましたが，痔からの出血がひどくて飲むのがつらくなって止めていました．痔は市販の薬を使っています．眼科で緑内障の点眼をもらっています．

息切れやめまいもがんばればどうにかなると思っていたけど，心臓に無理させていたんやね．10年前に仕事は退職したから，どの時間でも薬は飲めますよ．

O：#心不全　#貧血　#内痔核

持参薬：報告参照　点眼のみ

処方：フロセミド注20mg　1日1回

初回面談チェックシート
聞き取り：本人
持参薬関連：持参薬報告確認
中止薬：なし
入院前の管理状況：自己管理
入院前の管理方法：その他（内服薬なし　　　　　）
入院前のコンプライアンス：不良（自己中断歴あり　　　　　　　　　）
お薬手帳：あり
アレルギー・副作用：食品　なし
薬　　　なし
サプリメント・市販薬：なし

CCr 65.4mL/min，eGFR 61.8mL/min/1.73m^2，BP 136/90mmHg，Fe 28μg/dL

A：腎機能正常，薬剤の投与量問題なし

呼吸苦は改善も息切れは継続．緑内障の既往あり，薬剤処方時は注意．

Fe低値，入院前より痔の出血，息切れ，めまいの症状があった様子．

理解ぼちぼち．内服の中断歴あり．⇒怠薬というより不安感からの服用中断．

お薬手帳よりリバーロキサバン，ビソプロロールの服用歴あり．

今回は入院時より薬剤の必要性を感じられている印象．薬剤導入時は早めの指導，退院後の服薬継続に向けて支援していく．

P：初回面談実施．注射薬について説明．

自己中断歴あり，不安点を確認しながら，退院後の服薬継続に向けてフォローしていく．

次回，薬剤開始されれば指導，服用状況も確認していく．

どのようにAuditする?

オーディットチェックリスト

実施日：Ｙ／Ｚ　　　病棟：本館×階　　　担当者：北川香織　　　指導薬剤師：寺沢匡史

指導記録確認項目

・S：記載に観察者の解釈が入っていないか？（できるだけ患者の言葉で記載しているか？ 簡潔に記載しているか？）
　ポイント：記載内容から患者の状態，状況，理解度などを把握することができるか？

・しっかり記載できている．あえて言うなら現在の症状が記載があってもよいか．❶

・O：客観的な情報であるか？（必要な処方や検査値を簡潔に記載しているか？）→不要な記載はないか？
　ポイント：SAP と関連づけた O 情報を記載しているか？

・病名や既往歴は特になくてもよい．❷
・「お薬手帳よりリバーロキサバン，ビソプロロールの服用歴あり．」は A ではなく O に記載した方がよい．❸

・A：S と O より理論的に導き出されているか？ 計画の実践を評価しているか？
　ポイント：患者の理解度，薬剤の管理状況を評価できているか？
　　　　　　処方内容を評価しているか？ 何が「問題ない」のか評価できているか？
　　　　　　薬剤師としての意見や考えが他職種にも伝わるか？
　　　　　　薬剤の効果や副作用に関する症状や検査値を評価しているか？

・薬の管理はどうするか薬剤師目線でのアセスメントを記載してもよいかも．❹
・「薬剤導入時は早めの指導，退院後の服薬継続に向けて支援していく．」は P の記載と重複する点もあるので P にまとめ
　てはどうか．❺

・P：指導内容を記載しているか？ 次回の計画は具体的であるか？
　ポイント：指導（説明）した内容，処方提案の内容を具体的に記載しているか？
　　　　　　次回確認事項が別の薬剤師にも伝わるか？

・アセスメントと重複している点や同じ内容のくり返しの記載はまとめましょう．❻

・問題点：表現は適切か？
　ポイント：問題点の見落としはなかったか？（その他に挙げることができる問題点はなかったか？）
　　　　　　薬剤師が解決できない問題点を挙げていなかったか？

・「初回面談」より，薬剤の自己管理や服用継続の支援という問題点が明確であるので「服用意義の理解と継続した薬剤の
　服用」やもっと簡単に「アドヒアランスの維持」などでもよいかもしれません．❼

その他の確認項目（介入に対するアドバイス）
・情報収集に漏れはなかったか？（患者の症状，処方内容，検査値，副作用，アレルギーなど）
・処方内容に関するアセスメントの適否
・患者指導内容，処方提案内容の適否
・医師や看護師，その他職種との関わりについて

・アドヒアランス維持に向けて具体的にどのような関わりを考えているか．

良かった点，頑張っていた点

・記録からおおむねの患者の状況や介入状況はよくわかりました．今回は細かいところばかり指摘してしまいましたがわ
　かりやすい伝わる記録が記載できていると思います．

指導薬剤師からのコメント

・記録はわかりやすいですが記載に時間がかかっているかもしれませんね．もう少し削れるところは削り，まとめること
　ができるところはまとめてみましょう．そうすれば時間の短縮もできますし，さらに見やすい記録になると思います．
・アドヒアランスの維持に向けて患者にあった処方内容を医師と検討しましょう．

この事例は循環器内科での初回面談の事例です．担当の薬剤師は記録を丁寧に記載しており，もともとの記録もわかりやすい記録で，指摘した項目は細かいところが中心でした．しかし忘れてはいけないのは，オーディットは患者ケアについて考えることです．記録に記載されてある「フォロー」や「支援」は具体的にどのように介入していくことなのかを担当の薬剤師と話しました．実際には具体案というよりも本人も悩んでいる点が多いようで，後にカンファレンスでほかの病棟担当者と意見交換を行った事例でした．記録を見て終わりではなく，患者との関わりを一緒に考えることがオーディットの最も重要なポイントであることを意識して実施しましょう．

修正した指導記録

#：アドヒアランスの維持 ❼

S：おかげさまで呼吸は楽になりました．足はまだ浮腫んでいます．❶

薬は 2 年くらい前に血をサラサラにする薬を飲んでいましたが，痔からの出血がひどくて飲むのがつらくなって止めていました．痔は市販の薬を使っています．眼科で緑内障の点眼をもらっています．

息切れやめまいもがんばればどうにかなると思っていたけど，心臓に無理させていたんやね．10 年前に仕事は退職したから，どの時間でも薬は飲めますよ．

O：#心不全　#貧血　#内痔核 ❷
持参薬：報告参照　点眼のみ
処方　フロセミド注 20mg　1 日 1 回

> 初回面談チェックシート
> 聞き取り：本人
> 持参薬関連：持参薬報告確認
> 中止薬：なし
> 入院前の管理状況：自己管理
> 入院前の管理方法：その他（内服薬なし　　　　　）
> 入院前のコンプライアンス：不良（自己中断歴あり　　　　　　　　　　）
> お薬手帳：あり
> 　アレルギー・副作用：食品　なし
> 　　　　　　　　　　　　薬　　なし
> 　サプリメント・市販薬：なし

CCr 65.4mL/min，eGFR 61.8mL/min/1.73m^2，BP 136/90mmHg，Fe 28μg/dL
お薬手帳よりリバーロキサバン，ビソプロロールの服用歴あり．❸

A：腎機能正常，薬剤の投与量問題なし．
呼吸苦は改善も息切れは継続．緑内障の既往あり，薬剤処方時は注意．
Fe 低値，入院前より痔の出血，息切れ，めまいの症状があった様子．
内服の中断歴あり．→怠薬というより不安感からの服用中断であり，今回入院時より薬剤の必要性を感じられている印象で薬剤の自己管理は問題なさそう．❹

P：初回面談実施．注射薬について説明．

　不安点や服用状況を確認しながら，薬剤導入時は早めの指導，退院後の服薬継続に向けてフォローしていく．❺❻

（症例提示協力：北川香織）

事例5

　3歳，男性．

気管支喘息でモンテルカストナトリウム細粒，ブデソニド吸入で治療中．咳嗽増悪傾向のため，救急受診し入院となった．

入院後ステロイド点滴にて症状改善傾向，内服薬再開時に薬剤師が訪問した時の記録．

▶ 持参薬

| モンテルカストナトリウム細粒 | 1回4mg | 1日1回　寝る前 |
| ブデソニド吸入液（0.25mg） | 1回1管 | 1日2回 |

指導記録（修正前）

#：薬剤による喘息コントロール

S：アレルギーは卵白だけです．

　薬は問題なく飲めています．昼も薬があるんですね．保育園に行くけど大丈夫かな．

O：#気管支喘息

　X年Y月Z日〜

| チペピジンヒベンズ酸塩散 | 1回10mg | 1日3回　毎食後 |
| カルボシステインDS | 1回150mg | 1日3回　毎食後 |

　モンテルカストナトリウム細粒，ブデソニド吸入は持参分を使用

| メチルプレドニゾロンコハク酸 | 1回19mg | 1日3回　X年Y月Z日まで |

　エステルナトリウム注射用

　体重 15kg

A：小児薬用量確認→問題なし

　喘息症状は改善し，粉薬の内服も問題なくできている様子．

　ステロイド点滴による副作用は特に見られない．

P：薬情を用いて薬の効能・効果，用法・用量，副作用を説明した．

　薬剤の追加，変更があれば説明していく．

どのようにAuditする？

オーディットチェックリスト

実施日：Y／Z　　　病棟：本館□階　　　担当者：佐々木美緒　　　指導薬剤師：寺沢匡史

指導記録確認項目

・S：記載に観察者の解釈が入っていないか？（できるだけ患者の言葉で記載しているか？ 簡潔に記載しているか？）
　ポイント：記載内容から患者の状態，状況，理解度などを把握することができるか？

・誰の発言かを明確に．❶
・本人とは話さなかったのか．現在の症状はどうなのか．❷

・O：客観的な情報であるか？（必要な処方や検査値を簡潔に記載しているか？）→不要な記載はないか？
　ポイント：SAP と関連づけた O 情報を記載しているか？

・内服薬の中止していた？ 再開なのか明確に．❸

・A：SとOより理論的に導き出されているか？ 計画の実践を評価しているか？
　ポイント：患者の理解度，薬剤の管理状況を評価できているか？
　　　　　　処方内容を評価しているか？ 何が「問題ない」のか評価できているか？
　　　　　　薬剤師としての意見や考えが他職種にも伝わるか？
　　　　　　薬剤の効果や副作用に関する症状や検査値を評価しているか？

・S でお昼の薬の服用に対しての発言があるので何らかのアセスメントをした方がよいか．❹

・P：指導内容を記載しているか？ 次回の計画は具体的であるか？
　ポイント：指導（説明）した内容，処方提案の内容を具体的に記載しているか？
　　　　　　次回確認事項が別の薬剤師にも伝わるか？

・退院までに用法の検討が必要．❺

・問題点：表現は適切か？
　ポイント：問題点の見落としはなかったか？（その他に挙げることができる問題点はなかったか？）
　　　　　　薬剤師が解決できない問題点を挙げていなかったか？

・問題点の表現は特に問題なし．O の病名は不要．

その他の確認項目（介入に対するアドバイス）

・情報収集に漏れはなかったか？（患者の症状，処方内容，検査値，副作用，アレルギーなど）
・処方内容に関するアセスメントの適否
・患者指導内容，処方提案内容の適否
・医師や看護師，その他職種との関わりについて

・家での吸入の状況の確認はしたのか．吸入がうまくできていないことでの喘息の増悪はないか．

良かった点，頑張っていた点

・内服薬再開時に訪問し，服用状況をご家族にも確認できている点はよいと思います．
・記録は介入したことをわかりやすく記載できていると思います．

指導薬剤師からのコメント

・薬剤で喘息をコントロールしている事例で粉薬の服用に関して問題がなさそうであれば，ネブライザーを使った吸入の
　使用状況には問題はなかったのでしょうか？ もしかしたらうまく吸入ができていなかったことが喘息の悪化の原因に
　なった可能性もあるため，確認や対応が必要かもしれません．❻

　小児の気管支喘息の急性増悪の事例で内服薬再開時に訪問した時の記録です．その時の関わりを非常にコンパクトにわかりやすく記載できていると思います．担当薬剤師はこの事例の問題点を「薬剤による喘息のコントロール」と挙げました．しかし，粉薬は飲めているようでしたが，吸入ステロイドは正しく使用できていたのでしょうか？ 担当薬剤師に確認したところ，特に吸入ステロイドの使用状況は確認していないようでした．吸入ステロイドのノンアドヒアランスが原因で喘息が悪化する可能性があります．担当者が挙げた問題点を解決するためには喘息悪化の原因を精査し対応を検討することが必要であることを指導しました．

修正した指導記録

#：薬剤による喘息コントロール

S：父）アレルギーは卵白だけです．❶
　　　薬は問題なく飲めています．昼も薬があるんですね．保育園に行くけど大丈夫かな．
　　　本人）もうしんどくないよ．❷

O：X 年 Y 月 Z 日〜内服薬再開，下記処方追加 ❸

チペピジンヒベンズ酸塩散	1 回 10mg	1 日 3 回	毎食後
カルボシステイン DS	1 回 150mg	1 日 3 回	毎食後

　　　モンテルカストナトリウム細粒，ブデソニド吸入は持参分を使用
　　　メチルプレドニゾロンコハク酸　1 回 19mg　　　1 日 3 回　X 年 Y 月 Z 日まで
　　　　エステルナトリウム注射用
　　　体重：15kg

A：小児薬用量確認→問題なし
　　　喘息症状は改善し，粉薬の内服も問題なくできている様子．
　　　ステロイド点滴による副作用は特に見られない．
　　　お昼の内服について不安あり．服用時間をずらすか，1 日 2 回にできないか検討が必要．❹

P：薬情を用いて薬の効能・効果，用法・用量，副作用を説明した．
　　　退院後の薬の用法について医師に確認する．❺
　　　家での吸入ステロイドの使用状況を確認する．❻
　　　薬剤の追加，変更があれば説明していく．

（症例提示協力：佐々木美緒）

80代，女性．

透析導入，透析条件の調整目的に入院．3回目の透析後に薬剤師が訪問．

▶ **入院前服用薬**

カルベジロール錠（10mg）	1回0.5錠	1日1回	夕食後
ニフェジピンCR錠（40mg）	1回2錠	1日1回	朝食後
アジルサルタン錠（10mg）	1回1錠	1日1回	朝食後
ピタバスタチンカルシウム水和物錠（2mg）	1回1錠	1日1回	夕食後
ランソプラゾールOD錠（15mg）	1回1錠	1日1回	夕食後
アスピリン腸溶錠（100mg）	1回1錠	1日1回	朝食後
アゾセミド錠（60mg）	1回2錠	1日1回	朝食後
インダパミド錠（1mg）	1回0.5錠	1日1回	夕食後

指導記録（修正前）

#：透析導入による薬剤の調整

S：なんかしんどいわー．足が痛い．じっとしていたら大丈夫やけど立っていたり，歩いたり力を入れるとふくらはぎが痛いねぇ．ほかは大丈夫．薬は看護師さんが持ってきてくれる．減ったり増えたりでややこしい．

O：# CKDG5A3

透析（月水金）

透析導入後（X年Y月Z日～）処方変更

ニフェジピンCR錠　80mg/日→40mg/日　へ減量

アジルサルタン錠　　10mg/日→20mg/日　へ増量

上記以外は入院前からの処方を継続

CCr 7.46mL/min，クレアチニン 4.79mg/dL，HR 70/min，BP 160/70mmHg，UA 6.6 mg/dL，ALB 3.3g/dL，BUN 50.8mg/dL，IP 5.3mg/dL，Hb 8.8g/dL

A：透析開始後，ニフェジピン減量されたが血圧は高く，透析後の大幅な血圧低下も見られず．歩行時や立位で力が入ると疼痛あり．

家でもご家族が薬剤を管理しており，現在薬剤も調整中で変更が頻繁にあることを考えると看護師管理が無難か．変更点や注意事項をご家族にも説明する必要がある．

P：薬情をお渡しして現在の処方内容，用法・用量，副作用を説明した．

血圧コントロール，血液検査値確認．透析による倦怠感など，有害事象の出現の有無を確認．ご家族が来られているときに処方内容について説明する．

どのようにAuditする？

オーディットチェックリスト

実施日：Y／Z　　病棟：南館◆階　　担当者：吉田敏人　　指導薬剤師：寺沢匡史

指導記録確認項目

・S：記載に観察者の解釈が入っていないか？（できるだけ患者の言葉で記載しているか？　簡潔に記載しているか？）
　ポイント：記載内容から患者の状態，状況，理解度などを把握することができるか？
・「しんどい」とはもう少し具体的な訴えはなかったのか. ❶
・透析後の血圧の変動などの訴えはなかったのか. ❷

・O：客観的な情報であるか？（必要な処方や検査値を簡潔に記載しているか？）→不要な記載はないか？
　ポイント：SAP と関連づけた O 情報を記載しているか？
・病名は不要か. ❸
・検査値はいつの検査値か. ❹

・A：SとOより理論的に導き出されているか？　計画の実践を評価しているか？
　ポイント：患者の理解度，薬剤の管理状況を評価できているか？
　　　　　　処方内容を評価しているか？　何が「問題ない」のか評価できているか？
　　　　　　薬剤師としての意見や考えが他職種にも伝わるか？
　　　　　　薬剤の効果や副作用に関する症状や検査値を評価しているか？
・「歩行時や立位で力が入ると疼痛あり」とあるが何が原因か. ❺

・P：指導内容を記載しているか？　次回の計画は具体的であるか？
　ポイント：指導（説明）した内容，処方提案の内容を具体的に記載しているか？
　　　　　　次回確認事項が別の薬剤師にも伝わるか？
・足の疼痛に関しての対応も医師と相談した方がよいか. ❻
・処方内容だけでなく，薬剤の管理についてもご家族に説明した方がよい. ❼

・問題点：表現は適切か？
　ポイント：問題点の見落としはなかったか？（その他に挙げることができる問題点はなかったか？）
　　　　　　薬剤師が解決できない問題点を挙げていなかったか？
・問題点に関しては適切だと思います.

その他の確認項目（介入に対するアドバイス）
・情報収集に漏れはなかったか？（患者の症状，処方内容，検査値，副作用，アレルギーなど）
・処方内容に関するアセスメントの適否
・患者指導内容，処方提案内容の適否
・医師や看護師，その他職種との関わりについて
・足の痛みの原因やその対応についてもう少し考えていってもよいかと思います.
⇒整形的なものであっても透析患者であり，薬物治療を行う場合，薬剤師がしっかり介入する必要があります.

良かった点，頑張っていた点
・たくさん薬を服用されていますが，O 情報の記載は変更点を中心に記載されておりまとまっていた.
・今後の薬の管理のこともアセスメントして，家族への介入も含めて考えているところはよいと思います.

指導薬剤師からのコメント
・高齢のため症状の訴えが透析に関連するものか，不定愁訴的なものかわかりにくいと思います．こちらから「透析のあとはふらついたりはなかったですか？」など具体的に「いつ」「どのような症状が」というように質問してもよいかもしれません.
・いつどのような症状が出る可能性があるかなどはご家族にも情報共有できるようにしておきましょう.

　高齢患者での透析導入の事例で，担当者に話を聞くと訴えの症状が透析に起因するものか不定愁訴的なものかわかりにくいということでした．「しんどい」というのも具体的にどこがというより「何かしんどい」「だるい」といった感じであったようで，足の痛みに関しても透析導入前からの症状のようでした．足の痛みに関しては透析導入が関係なくても，薬物治療を行う場合は薬剤の選択には注意が必要であり，薬剤師の介入が求められるところです.

　薬剤管理指導をはじめとする患者指導は薬を自分で管理でき，症状を自分で正確に訴えることが

できる人以外に行うことも多いと思います．すべて教科書通りにはいかないところにこそ，オーディットとして先輩薬剤師からのアドバイスが必要となるのではないでしょうか．

修正した指導記録

#：透析導入による薬剤の調整

S：なんかしんどいわー．足が痛い．じっとしていたら大丈夫やけど立っていたり，歩いたり力を入れるとふくらはぎが痛いねぇ．足は入院する前からずっとです．❶ ほかは大丈夫．透析のあと？ ふらつきとかなかったけど．❷ 薬は看護師さんが持ってきてくれる．減ったり増えたりでややこしい．

O：# CKDG5A3 ❸
透析（月水金）
透析導入後（X 年 Y 月 Z 日〜）処方変更
ニフェジピン CR 錠　80mg/日 → 40mg/日　へ減量
アジルサルタン錠　　10mg/日 → 20mg/日　へ増量
上記以外は入院前からの処方を継続
検査値（X 年 Y 月 Z＋5 日）❹
CCr 7.46mL/min, クレアチニン 4.79mg/dL, HR 70/min, BP 160/70mmHg, UA 6.6mg/dL, ALB 3.3g/dL, BUN 50.8mg/dL, IP 5.3mg/dL, Hb 8.8g/dL

A：透析開始後，ニフェジピン減量されたが血圧は高く，透析後の大幅な血圧低下も見られず．歩行時や立位で力が入ると疼痛あるが透析が原因ではない様子．❺
家でもご家族が薬剤を管理しており，現在薬剤も調整中で変更が頻繁にあることを考えると看護師管理が無難か．変更点や注意事項をご家族にも説明する必要がある．

P：薬情をお渡しして現在の処方内容，用法・用量，副作用を説明した．
血圧コントロール，血液検査値確認．透析による倦怠感など，有害事象の出現の有無を確認．
足の疼痛に関しては医師に確認の上，薬物療法も検討する．❻
ご家族が来られているときに処方内容，薬剤の管理について説明する．❼

（症例提示協力：吉田敏人）

事例 7

50 代，男性．

S 状結腸癌の手術目的で入院．

入院時（X 年 Y 月 Z 日）に薬剤師が持参薬の確認もかねて初回面談を行った時の記録．

既往歴：急性心筋梗塞，高血圧，糖尿病．

▶ 持参薬

アムロジピン OD 錠（5 mg）	1 回 1 錠	1 日 1 回	朝食後
アジルサルタン錠（20mg）	1 回 1 錠	1 日 1 回	朝食後
アスピリン腸溶錠（100mg）	1 回 1 錠	1 日 1 回	朝食後
エソメプラゾールマグネシウム水和物 カプセル（20mg）	1 回 1 カプセル	1 日 1 回	朝食後
イニシンク® 配合錠	1 回 1 錠	1 日 1 回	朝食後
アトルバスタチンカルシウム水和物錠（10mg）	1 回 1 錠	1 日 1 回	朝食後
ダパグリフロジンプロピレングリコール 水和物錠（5 mg）	1 回 1 錠	1 日 1 回	朝食後
イコサペント酸エチル粒状カプセル（600mg）	1 回 1 包	1 日 3 回	毎食後

指導記録（修正前）

#：初回面談

S：お通じは硬めです．だいたい 1 日 1 回くらい．

　　イコサペント酸エチルは今やめています．明日からやめる薬も聞いています．

O：＃ S 状結腸癌

　　X 年 Y 月 Z ＋ 2 日　腹腔鏡下 S 状結腸切除

処方　クエン酸マグネシウム	1 回 50g	1 日 1 回	14 時
センノシド錠（12mg）	1 回 2 錠	1 日 2 回	14 時，20 時
カナマイシン一硫酸塩カプセル（250mg）	1 回 1 カプセル	1 日 4 回	毎食後・寝る前
メトロニダゾール錠（250mg）	1 回 1 錠	1 日 4 回	毎食後・寝る前
グリセリン浣腸	60mL　手術前		
注射　CMZ			

　　持参薬：持参薬報告参照

　　休薬指示：X 年 Y 月 Z － 5 日〜　イコサペント酸エチル粒状カプセル

　　　　　　　X 年 Y 月 Z ＋ 1 日〜　アジルサルタン

　　　　　　　X 年 Y 月 Z ＋ 2 日〜　イニシンク®，ダパグリフロジンプロピレングリコール水和物

CCr 83.91mL/min, eGFR 55.05mL/min/1.73m², クレアチニン 1.09mg/dL

初回面談チェックシート

聞き取り：本人

持参薬関連：持参薬報告確認

インスリン持参なし

入院直前になくなった薬の有無を確認済み

中止薬：あり（中止できている）

入院前の管理状況：自己管理

入院前の管理方法：PTP シート

入院前のコンプライアンス：良好

お薬手帳：あり

　アレルギー・副作用：食品　なし

　　　　　　　　　　薬　　あり（キシロカイン（体動困難），ホスホマイシン（蕁麻疹））

　サプリメント・市販薬：あり（ヒビケア軟膏使用中）

A：腹痛や気分不良なし．手指のあかぎれで市販薬のヒビケア使用中．

理解良好，イコサペント酸エチル中止できていることを確認．

明日からアジルサルタン，手術当日から DM 薬休薬予定．

術後の内服管理も自己管理可能．

腎機能問題なし．

P：初回面談実施．薬情をお渡しし，手術前後に使用する薬剤について説明した．

次回，術後疼痛確認．内服状況確認．

どのように Audit する？

オーディットチェックリスト

実施日：Y／Z　　　病棟：南館△階　　　担当者：吉田敏人　　　指導薬剤師：寺沢匡史

指導記録確認項目

・S：記載に観察者の解釈が入っていないか？（できるだけ患者の言葉で記載しているか？　簡潔に記載しているか？）
　ポイント：記載内容から患者の状態，状況，理解度などを把握することができるか？

・腹痛や気分不良がないことが記載されているが何か聞き取ったのか. ❶
・副作用歴に関して何か聞き取りはしなかったのか. ❷
・市販薬については何か聞いたのか. ❸

・O：客観的な情報であるか？（必要な処方や検査値を簡潔に記載しているか？）→不要な記載はないか？
　ポイント：SAP と関連づけた O 情報を記載しているか？

・処方はいつ服用する処方か．CMZ の投与量や投与期間は？ ❹
・検査値はいつの検査値か. ❺

・A：SとOより理論的に導き出されているか？　計画の実践を評価しているか？
　ポイント：患者の理解度，薬剤の管理状況を評価できているか？
　　　　　　処方内容を評価しているか？　何が「問題ない」のか評価できているか？
　　　　　　薬剤師としての意見や考えが他職種にも伝わるか？
　　　　　　薬剤の効果や副作用に関する症状や検査値を評価しているか？

・中止薬，市販薬に関してはアセスメントではない，O と重複しているので不要. ❻
・腎機能を確認しているので薬剤の投与量を評価を記載する方がよい. ❼
・血圧や血糖の評価は？　入院当日なので測定していないかもしれないが. ❽

・P：指導内容を記載しているか？　次回の計画は具体的であるか？
　ポイント：指導（説明）した内容，処方提案の内容を具体的に記載しているか？
　　　　　　次回確認事項が別の薬剤師にも伝わるか？

・次回の確認事項はもう少し具体的に記載する．（持参薬の再開，血圧・血糖コントロール，アレルギー・副作用の出現の
　有無などの確認）❾

・問題点：表現は適切か？
　ポイント：問題点の見落としはなかったか？（その他に挙げることができる問題点はなかったか？）
　　　　　　薬剤師が解決できない問題点を挙げていなかったか？

・術前，術後で中止薬や再開，それに伴う血圧や血糖コントロールなどへの介入も必要だと思うので「手術前後の薬物投
　与管理」などとしてはどうでしょうか. ❿

その他の確認項目（介入に対するアドバイス）

・情報収集に漏れはなかったか？（患者の症状，処方内容，検査値，副作用，アレルギーなど）
・処方内容に関するアセスメントの適否
・患者指導内容，処方提案内容の適否
・医師や看護師，その他職種との関わりについて

・入院当日の検査値が出る前だったと思いますが，肝機能なども見ておけばよいと思います.
・中止薬の再開の目安や指示は出ていたのでしょうか？
・合剤もありの DM 薬の再開は食事の状況などにも注意が必要. ⓫

良かった点，頑張っていた点

・中止薬の確認や対応は入退院支援センターの薬剤師と連携してスムーズに行えておりよかったです.
・入退院の多い外科病棟で多くの患者に対応しながら確認すべき点はしっかり確認できていると思います.

指導薬剤師からのコメント

・外科系の病棟では多くの初回面談を行いその後のフォローは大変だと思いますが，この症例のように降圧薬や血糖降下
　薬の管理に関わることは薬剤師に求められるところだと思いますので，術後は早い段階で関わるようにしましょう.

これは外科手術前の初回面談の記録です．もっといろいろ話していると思いますが，**S**の記載が少し少ないという印象です．担当した薬剤師に話を聞くとおおむねチェックリストに記載されているような内容は確認できていたようでした．外科病棟は入退院が多く，多くの患者に効率よく関わり記録を記載しないといけません．薬剤管理指導の算定の有無に関係なく，術後の中止薬の再開や内科疾患のフォローも薬剤師に求められるところだと思います．多くの患者に関わるためには重複して記載している内容はできる限り1ヵ所に集約し，効率よく記録を書くことが必要です．病名や手術日などは記載する必要はないですが，この事例の場合，術前薬の記載や中止薬の再開についての検討も必要であるため，記載があればわかりやすいのではないかと思い残しています．

修正した指導記録

#：手術前後の薬物投与管理 ⑩

S：症状は何もないです．便が出にくいくらいかな．お通じは硬めです．だいたい1日1回くらい．昔，手術をしたときだったかな，薬が合わなかったことがあります．その2つ以外 ① はいろいろ飲んでいるけど大丈夫です．② あかぎれにドラッグストアで買った軟膏を塗っています．③

　イコサペント酸エチルは今やめています．明日からやめる薬も聞いています．家ではそんなに血圧は高くなかったですよ．

O：＃S状結腸癌

X年Y月Z＋2日　腹腔鏡下S状結腸切除

処方（X年Y月Z＋1日のみ）

クエン酸マグネシウム	1回50g	1日1回	14時
センノシド錠（12mg）	1回2錠	1日2回	14時，20時
カナマイシン一硫酸塩カプセル（250mg）	1回1カプセル	1日4回	毎食後・寝る前
メトロニダゾール錠（250mg）	1回1錠	1日4回	毎食後・寝る前
グリセリン浣腸	60mL　手術直前に使用		
注射　CMZ	1回1g　手術当日は1日3回，手術翌日は1日2回 ④		

持参薬：持参薬報告参照

休薬指示：X年Y月Z－5日〜　イコサペント酸エチル粒状カプセル

　　　　　X年Y月Z＋1日〜　アジルサルタン

　　　　　X年Y月Z＋2日〜　イニシンク®，ダパグリフロジンプロピレングリコール水和物

CCr 83.91mL/min，eGFR 55.05mL/min/1.73m^2，クレアチニン 1.09mg/dL（X年Y－1月Z＋1日）⑤

初回面談チェックシート

聞き取り：本人

持参薬関連：持参薬報告確認

　　　　　　　インスリン持参なし

　　　　　　　入院直前になくなった薬の有無を確認済み

中止薬：あり（中止できている）

入院前の管理状況：自己管理

入院前の管理方法：PTP シート

入院前のコンプライアンス：良好

お薬手帳：あり

　アレルギー・副作用：食品　なし

　　　　　　　　　　　薬　　あり（キシロカイン（体動困難），ホスホマイシン（蕁麻疹））

　サプリメント・市販薬：あり（ヒビケア軟膏使用中）

A：腹痛や気分不良なし．

理解良好，中止薬は指示通り，中止できており，薬剤の自己管理は問題なさそう．⑥

腎機能確認，薬剤の投与量問題なし．⑦

降圧薬，血糖降下薬は中止されるので，術後の再開と血圧，血糖コントロールには注意が必要．⑧

P：初回面談実施．薬情をお渡しし，手術前後に使用する薬剤について説明した．

次回，術後疼痛確認．持参薬の再開，血圧・血糖コントロール，アレルギー・副作用の出現の有無の確認．⑨

血糖降下薬は合剤もあるので食事の状況にも注意しながら再開を確認する．⑪

（症例提示協力：吉田敏人）

20代，男性．

難治性潰瘍性大腸炎でステロイドで加療中，顆粒球吸着療法（GCAP）目的で入院となる．

薬剤師が薬剤の服用状況，副作用確認のために訪問した時（X年Y月Z日）の記録．

▶ **処方内容**

ラベプラゾールナトリウム錠（10mg）	1回2錠	1日1回 朝食後
スルファメトキサゾール・トリメトプリム錠	1回1錠	1日1回 朝食後
メサラジン腸溶錠（1,200mg）	1回4錠	1日1回 朝食後
アザチオプリン錠（50mg）	1回1錠	1日1回 朝食後
アレンドロン酸ナトリウム水和物錠（35mg）	1回1錠	1日1回 起床時 週に1回土曜日
プレドニゾロン錠（5mg）	1回朝3錠，昼2錠	1日2回 朝・昼食後
ナジフロキサシンクリーム1％	1日2回	ざ瘡に塗布

指導記録（修正前）

#：薬物投与管理：プレドニゾロン

S：めちゃくちゃ調子よくなりました．トイレに行く前のお腹の痛みがなくなってよかったです．副作用ですか？ 早めにお腹が空きますがそれくらいですね．あとは顔ににきびができたんですけど，軟膏をもらって塗っていたらよくなってきているので，このまま続けていこうと思っています．

O：#：難治性潰瘍性大腸炎（全大腸型）

処方変更点

　　X年Y月Z－3日　アザチオプリン錠（50mg）　1回1錠　1日1回　朝食後　開始

　　X年Y月Z－1日　プレドニゾロン錠25mg/日に減量

　　HR 92/min，BP 111/64mmHg，BT 37.1℃，CCr 96.78mL/min

A：排便前の腹痛消失し，調子よくなったと笑顔見られる．

アザチオプリン開始となっているため，感染症対策をさらに気をつけるよう指導．

顔のざ瘡はナジフロキサシンクリームにて改善傾向．

昨日よりプレドニゾロン減量．早めにお腹が空くとのことだがそれ以外に自覚する副作用症状なし．

食事摂取良好．最終排便X年Y月Z－2日．

P：薬情をお渡しし，薬効，用法・用量，副作用について説明．

経過観察．

どのように**Audit**する？

オーディットチェックリスト

実施日：Y ／ Z　　　病棟：南館◆階　　　担当者：山村真依子　　　指導薬剤師：寺沢匡史

指導記録確認項目

・S：記載に観察者の解釈が入っていないか？（できるだけ患者の言葉で記載しているか？ 簡潔に記載しているか？）
　ポイント：記載内容から患者の状態，状況，理解度などを把握することができるか？

・薬の服用状況（アドヒアランス）について聞き取ったか．❶

・O：客観的な情報であるか？（必要な処方や検査値を簡潔に記載しているか？）→不要な記載はないか？
　ポイント：SAP と関連づけた O 情報を記載しているか？

・病名を入れるなら，GCAP で治療していることも入れておくか❷．病名は特になくても問題ない．
・検査値は他の検査値も見ているか．具体的には貧血や感染関連は見ておいた方がよいか．❸
・食事摂取や排便の状況は A より O に入れた方がよいか．❹

・A：S と O より理論的に導き出されているか？ 計画の実践を評価しているか？
　ポイント：患者の理解度，薬剤の管理状況を評価できているか？
　　　　　　処方内容を評価しているか？ 何が「問題ない」のか評価できているか？
　　　　　　薬剤師としての意見や考えが他職種にも伝わるか？
　　　　　　薬剤の効果や副作用に関する症状や検査値を評価しているか？

・アドヒアランスの評価がない．❺
・感染対策の指導をしたことは P．記載するなら感染徴候はないかの評価．❻

・P：指導内容を記載しているか？ 次回の計画は具体的であるか？
　ポイント：指導（説明）した内容，処方提案の内容を具体的に記載しているか？
　　　　　　次回確認事項が別の薬剤師にも伝わるか？

・「経過観察」では簡単すぎるか．せめて「アザチオプリン，プレドニゾロンの副作用確認」くらいは記載しておく方がよい．❼

・問題点：表現は適切か？
　ポイント：問題点の見落としはなかったか？（その他に挙げることができる問題点はなかったか？）
　　　　　　薬剤師が解決できない問題点を挙げていなかったか？

・このままでもよいが，アザチオプリンも追加になってそのフォローも必要か．「薬物投与管理：潰瘍性大腸炎治療薬」などにまとめてもよいか．❽

その他の確認項目（介入に対するアドバイス）

・情報収集に漏れはなかったか？（患者の症状，処方内容，検査値，副作用，アレルギーなど）
・処方内容に関するアセスメントの適否
・患者指導内容，処方提案内容の適否
・医師や看護師，その他職種との関わりについて

・ステロイドやアザチオプリンの副作用はどこまで聞いたり，記載するかもポイントになりますが，副作用の初期症状などは見落とさないようにしましょう．

良かった点，頑張っていた点

・S で患者が話した言葉で記載しているので，患者の状態や雰囲気が伝わりやすかった．
・若い患者さんではあるがよい雰囲気で話してくれているのではないでしょうか？

指導薬剤師からのコメント

・自覚症状のわかりにくい副作用について，どのように確認するか．実際に出ていない副作用でも患者さんが初期症状などを理解できているか確認しておきましょう．

潰瘍性大腸炎で年齢の若い患者を対応した記録ですが，コミュニケーションは比較的うまくとれているという印象を受けました．初めての訪問ではなく，ステロイドを長く服用されており，薬剤については副作用も含めある程度理解されていると思います．検査値についてはどこまで確認するか難しいところです．下血で貧血があるなら貧血に関する検査値を見ないといけませんし，感染徴候に関しても白血球やCRPを見た方がいいかもしれません．しかし炎症性疾患でもあり，ステロイドを服用しているので1つの検査値だけでの評価はなかなか難しいかもしれません．継続して確認し，その経過や症状を含めて評価していかなければいけませんので，この1回の記録だけでは何とも言えませんが，この症例をきっかけに一緒に考える機会になればと思います．今回の事例も白血球やCRPも確認はしたようですが，特に悪い値でもないため記載はしなかったようです．どこまで記載するかの答えはありません．記録の書籍の割には歯切れの悪いコメントにはなりますが，この事例のオーディットでは記載しているか，していないかの議論ではなく，何をもって評価するかの議論やアドバイスができればいいのではないかと思います．

Ｐに関しても「経過観察」だけではなく，「アザチオプリン，プレドニゾロンの副作用確認」くらいは記載した方がよいと思います．さらに細かくどんな症状や検査値を確認するかも記載すればわかりやすいかもしれませんが，時間や手間も考えながらどのように介入していくかを議論したり，アドバイスできればと思います．

修正した指導記録

#：薬物投与管理：潰瘍性大腸炎治療薬❽
S：めちゃくちゃ調子よくなりました．トイレに行く前のお腹の痛みがなくなってよかったです．副作用ですか？　早めにお腹が空きますがそれくらいですね．あとは顔ににきびができたんですけど，軟膏をもらって塗っていたらよくなってきているので，このまま続けていこうと思っています．1種類薬が増えましたけどプレドニゾロンは減りましたね．ちゃんと飲んでいますよ．❶
O：#：難治性潰瘍性大腸炎（全大腸型）⇒ GCAP　週に2回実施❷
処方変更点
　　Ｘ年Ｙ月Ｚ−3日　アザチオプリン錠（50mg）　1回1錠　1日1回　朝食後　開始
　　Ｘ年Ｙ月Ｚ−1日　プレドニゾロン錠25mg/日に減量
　　Ｘ年Ｙ月Ｚ日　HR 92/min, BP 111/64mmHg, BT 37.1℃
　　Ｘ年Ｙ月Ｚ−2日　WBC 8,070/μL, CRP 0.17mg/dL, Hb 10.3g/dL, CCr 96.78mL/
　　　　　　　　　　min❸
　　食事摂取良好．最終排便Ｘ年Ｙ月Ｚ−2日．❹
A：アドヒアランスは良好．❺
　　排便前の腹痛消失し，調子よくなったと笑顔見られる．

顔のざ瘡はナジフロキサシンクリームにて改善傾向.

昨日よりプレドニゾロン減量. 早めにお腹が空くとのことだがそれ以外に自覚する副作用症状なし. 感染徴候も見られず.

P：薬情をお渡しし，薬効，用法・用量，副作用について説明.

アザチオプリン開始となっているため，感染症対策をさらに気をつけるよう指導.

アザチオプリン，プレドニゾロンの副作用確認.

（症例提示協力：山村真依子）

80代，男性．

かかりつけのクリニックを2型糖尿病，脂質異常症，狭心症，高血圧で通院中．今後，整形外科での手術（頸椎症性脊髄症）も控えており，HbA1cの値が高値のため，I病院に糖尿病教育入院となっていた．今回の入院でインスリンが導入された．

教育入院の退院前日（X年Y月Z日）に薬剤師が退院指導を行った時の記録．

▶ **退院処方内容**

カンデサルタンシレキセチル錠（10mg）	1回1錠	1日1回	朝食後
ロスバスタチンカルシウム錠（2.5mg）	1回1錠	1日1回	朝食後
メトホルミン塩酸塩錠（250mg）	1回2錠	1日2回	朝・夕食後
シタグリプチンリン酸塩水和物錠（50mg）	1回1錠	1日1回	朝食後
アスピリン腸溶錠（100mg）	1回1錠	1日1回	朝食後
ノボラピッド® 注フレックスタッチ®	1日3回	朝食直前6単位，昼食直前2単位，夕食直前4単位	
トレシーバ® 注フレックスタッチ®	1回3単位	1日1回	寝る前

指導記録（修正前）

#：退院時指導

S：インスリンはちゃんと自分で使えているよ．
　　保管は冷蔵庫ですよね．ワインセラーだとちょっと温度が高いかな．
　　アスピリンは手術の前に10日ほど中止せなあかんと言われている．
　　朝の袋からとらなあかんねんな．別にしてくれてるの？
　　血糖の飲み薬は2個だけか？

O：退院時処方：カルテ参照　28日分　アスピリン以外の朝食後の薬剤は1包化
　　DM薬：メトホルミン500mg×2　シタグリプチン50mg×1
　　ノボラピッド®：6-2-4　トレシーバ®：3（寝る前）
　　CCr 54.92mL/min, eGFR 63.44mL/min/1.73m^2, BP 110/58mmHg, BS 109-151-186-264mg/dL

A：未開封のインスリンは2～8℃で保管することになっているためワインセラーより冷蔵庫での保管を推奨．
　　低血糖なし．

P：薬情を用いて薬効，用法・用量，副作用について説明した．
　　退院時服薬指導書をお渡しした．

どのようにAuditする？

オーディットチェックリスト

実施日：Y／Z　　病棟：南館×階　　担当者：檜沢由衣　　指導薬剤師：寺沢匡史

指導記録確認項目

・S：記載に観察者の解釈が入っていないか？（できるだけ患者の言葉で記載しているか？ 簡潔に記載しているか？）
　ポイント：記載内容から患者の状態，状況，理解度などを把握することができるか？

・低血糖症状の有無などは聞き取ったか．❶

・O：客観的な情報であるか？（必要な処方や検査値を簡潔に記載しているか？）→不要な記載はないか？
　ポイント：SAP と関連づけた O 情報を記載しているか？

・処方内容は参照でよいと思うが，今回の入院での薬剤の変更点などを記載してはどうか？ ❷
・処方内容の用量・用法の表記．❸
・検査値はいつの検査値か？ ❹

・A：S と O より理論的に導き出されているか？ 計画の実践を評価しているか？
　ポイント：患者の理解度，薬剤の管理状況を評価できているか？
　　　　　　処方内容を評価しているか？ 何が「問題ない」のか評価できているか？
　　　　　　薬剤師としての意見や考えが他職種にも伝わるか？
　　　　　　薬剤の効果や副作用に関する症状や検査値を評価しているか？

・アセスメントが薄い．薬に対する理解度やインスリン手技に対する評価を記載した方がよい．「ワインセラーより冷蔵庫
　での保管を推奨．」というのも理解度の評価として記載すれば不要か．❺
・血糖値や血圧のアセスメントをもう少ししっかりと記載する．特に血糖値は入院後に変化があったかなどを評価す
　る．❻

・P：指導内容を記載しているか？ 次回の計画は具体的であるか？
　ポイント：指導（説明）した内容，処方提案の内容を具体的に記載しているか？
　　　　　　次回確認事項が別の薬剤師にも伝わるか？

・インスリンの手技の確認，保管方法の確認，説明を行ったのであれば記載する．❼
・術前の休薬に関する確認はしたのか？ ❽

・問題点：表現は適切か？
　ポイント：問題点の見落としはなかったか？（その他に挙げることができる問題点はなかったか？）
　　　　　　薬剤師が解決できない問題点を挙げていなかったか？

・今回は「退院時指導」のため，特に問題点を挙げる必要はないので問題なし．

・その他の確認項目（介入に対するアドバイス）
・情報収集に漏れはなかったか？（患者の症状，処方内容，検査値，副作用，アレルギーなど）
・処方内容に関するアセスメントの適否
・患者指導内容，処方提案内容の適否
・医師や看護師，その他職種との関わりについて

・上記にも記載しましたが，インスリンの手技確認は行ったのか？
・手術休薬の指示の確認はできたのか？

良かった点，頑張っていた点

・患者の話は傾聴できていたのではないかと思います．

指導薬剤師からのコメント

・記録からだけではどこまで指導されているのかわからない部分もあります．特に退院時指導では指導内容を明確に記載
　しておきましょう．また S でいろいろ聞き取っているので，それに対してアセスメントするようにしていきましょう．

退院時指導の事例です．記録を見たときは**A** **P**の内容が薄いかなと感じました．実際に担当した薬剤師に話を聞くとチェックリストで指摘したポイントの確認や説明などは行っているようでした．しっかり確認したり，説明したり，アセスメントしているのであれば記録に記載しておかないと他職種に伝わりません．もとの記録では「薬剤師さんはインスリンの手技を確認してくれたのかな？」と思われてしまう可能性がありますよね．**O**で血糖値や血圧を確認しているということは頭の中では何らかの評価をしているはずです．そのことをしっかり**A**に記載しておきましょう．

今回の記録でもう一つのポイントは薬剤の用法・用量の表記です．特に薬剤の変更点を記載するのであれば，規格の違いや1回の服用錠数などもわかるような表記がよいかと思います．今回は事例のため，処方箋の表記などに合わせた記載にしましたが，わかりやすく統一性があるものであればよいと思います．例えば「メトホルミン錠250mg　4T　2×」などでもよいかと思います．わかりやすさだけでなく効率化も考えながら記録を書くようにしましょう．

修正した指導記録

#：退院時指導

S：インスリンはちゃんと自分で使えているよ．低血糖？何もないけどね．❶
　　保管は冷蔵庫ですよね．ワインセラーだとちょっと温度が高いかな．
　　アスピリンは手術の前に10日ほど中止せなあかんと言われている．
　　朝の袋からとらなあかんねんな．別にしてくれてるの？
　　血糖の飲み薬は2個だけか？

O：退院時処方：カルテ参照　28日分　アスピリン以外の朝食後の薬剤は1包化
　　持参薬からの変更点❷
　　ピオグリタゾン錠（15mg）　　　1回1錠　1日1回　朝食後❸
　　シタグリプチン錠（50mg）　　　1回1錠　1日1回　朝食後❸
　　グルベス®配合錠　　　　　　　1回1錠　1日3回　毎食直前❸
　　↓
　　メトホルミン錠（250mg）　　　1回2錠　1日2回　朝・夕食後❸
　　シタグリプチン錠（50mg）　　　1回1錠　1日1回　朝食後❸
　　ノボラピッド®：6-2-4（毎食直前）❸
　　トレシーバ®：3（寝る前）❸
　　CCr 54.92mL/min，eGFR 63.44mL/min/1.73m² （X年Y月Z−10日）❹
　　BP 110/58mmHg，BS 109-151-186-264mg/dL （X年Y月Z−1日）❹

A：インスリン手技は特に問題はない．保管方法についても再度説明し，理解された様子．
　　整形外科の手術は他院で実施予定のため，休薬指示は他院からのものであるが理解されている．❺

インスリン導入後，血糖はコントロールできてきている．低血糖はなし．

血圧はコントロールできている．
⑥

P ：インスリン手技，保管方法について説明書を用いて再確認した．
⑦

薬情を用いて薬効，用法・用量，副作用，処方内容の変更点について説明した．

術前の休薬については手術する病院の指示に従うように説明し，アスピリンは1包化して

いないことを説明した．
⑧

退院時服薬指導書をお渡しした．

（症例提示協力：檜沢由衣）

60 代，男性．

無症候性心筋虚血で過去に 2 回 PCI 歴があり，今回も PCI 目的で入院となった．

3 泊 4 日の短期入院の入院初日（X 年 Y 月 Z 日）に薬剤師が初回面談を行った時の記録．

既往歴：高血圧，脂質異常症，糖尿病

▶ **常用薬**

アスピリン腸溶錠（100mg）	1 回 1 錠	1 日 1 回	朝食後
プラスグレル塩酸塩錠（3.75mg）	1 回 1 錠	1 日 1 回	朝食後
エソメプラゾールマグネシウム水和物カプセル（20mg）	1 回 1 ｶﾌﾟｾﾙ	1 日 1 回	朝食後
アトルバスタチンカルシウム水和物錠（10mg）	1 回 1 錠	1 日 1 回	朝食後
カルベジロール錠（2.5mg）	1 回 1 錠	1 日 1 回	朝食後
アジルサルタン錠（10mg）	1 回 1 錠	1 日 1 回	朝食後
メトホルミン塩酸塩錠（500mg）	1 回 1 錠	1 日 2 回	朝・夕食後
リナグリプチン錠（5 mg）	1 回 1 錠	1 日 1 回	朝食後

指導記録（修正前）

#：初回面談

S：前に造影剤を使って直接それが原因かわからないけど吐いてしまって．注射の薬を使ってくれるんですね．わかりました．

O：#無症候性心筋虚血　X 年 Y 月 Z＋1 日 PCI

　　メトホルミン　X 年 Y 月 Z＋1 日〜中止指示あり

　　内服処方（X 年 Y 月 Z＋1 日〜2 日分）

　　　セファレキシンカプセル（250mg）1 回 1 ｶﾌﾟｾﾙ　1 日 3 回　毎食後

　　注射処方（X 年 Y 月 Z＋1 日）

　　　造影剤投与前に

　　　メチルプレドニゾロンコハク酸エステルナトリウム注射用 125mg＋生食 100mL

　　　ポタコール®R 500mL

初回面談チェックシート

聞き取り：本人

持参薬関連：持参薬報告確認

　　　　　　　インスリン持参なし

　　　　　　　入院直前になくなった薬の有無を確認済み

中止薬：あり

入院前の管理状況：自己管理

入院前の管理方法：PTP シート

入院前のコンプライアンス：良好

お薬手帳：あり

　アレルギー・副作用：食品　なし

　　　　　　　　　　　薬　　あり（造影剤で気分不良）

　サプリメント・市販薬：なし

X 年 Y 月 Z−13 日検査値　CCr 101.13mL/min，eGFR 75.77mL/min/1.73m^2

A：腎機能正常．薬剤の投与量問題なし．

理解良好，ややお薬にこだわりがある印象．

造影剤で気分不良があったのでステロイドの前投与で対応．

他院より DAPT 処方があるので，新規処方は不要．→当院処方は中止依頼．

DAPT による出血傾向はみられず．

P：初回面談＋薬情を用い使用薬剤の薬効，用法・用量，副作用（発疹，下痢など），輸液（造影剤腎症予防のため）について説明．

次回，副作用確認．薬剤変更あれば指導を行う．退院前にメトホルミンの再開を確認する．

どのように**Audit**する？

オーディットチェックリスト

実施日：Y／Z　　病棟：本館×階　　担当者：北川香織　　指導薬剤師：寺沢匡史

指導記録確認項目

・S：記載に観察者の解釈が入っていないか？（できるだけ患者の言葉で記載しているか？ 簡潔に記載しているか？）
　ポイント：記載内容から患者の状態，状況，理解度などを把握することができるか？

・メトホルミンの中止の状況など常用薬の服用状況は聞き取ったか. ❶

・O：客観的な情報であるか？（必要な処方や検査値を簡潔に記載しているか？）→不要な記載はないか？
　ポイント：SAP と関連づけた O 情報を記載しているか？

・他の検査値は問題なかったか. ❷

・A：SとOより理論的に導き出されているか？ 計画の実践を評価しているか？
　ポイント：患者の理解度，薬剤の管理状況を評価できているか？
　　　　　　処方内容を評価しているか？ 何が「問題ない」のか評価できているか？
　　　　　　薬剤師としての意見や考えが他職種にも伝わるか？
　　　　　　薬剤の効果や副作用に関する症状や検査値を評価しているか？

・どのようにこだわりが強いのか. ❸

・P：指導内容を記載しているか？ 次回の計画は具体的であるか？
　ポイント：指導（説明）した内容，処方提案の内容を具体的に記載しているか？
　　　　　　次回確認事項が別の薬剤師にも伝わるか？

・ステロイドの前投与についての説明を入れた方がよい. ❹

・問題点：表現は適切か？
　ポイント：問題点の見落としはなかったか？（その他に挙げることができる問題点はなかったか？）
　　　　　　薬剤師が解決できない問題点を挙げていなかったか？

・短期入院なので「初回面談」でもよいが，「PCI 前後の薬物投与管理」の方がわかりやすいか. ❺

その他の確認項目（介入に対するアドバイス）
・情報収集に漏れはなかったか？（患者の症状，処方内容，検査値，副作用，アレルギーなど）
・処方内容に関するアセスメントの適否
・患者指導内容，処方提案内容の適否
・医師や看護師，その他職種との関わりについて

・メトホルミンの再開については指示は出ていなかったのか.

良かった点，頑張っていた点

・P の記載の説明内容などが詳しく記載されておりよかったと思います.
・持参薬の内容を確認の上，DAPT が当院処方と重複していることも確認できており，中止依頼が迅速にできていてよかったです.

指導薬剤師からのコメント

・短期入院でタイミングによってはこの 1 回だけの関わりになるかもしれません. メトホルミンの再開に関しては今回は指示が出ていなかったようですが再開はいつになるかは基本的には決まっているのですか？ 決まっているのであれば医師との申し合わせが必要とは思いますが，患者の理解がよければ初回面談時に再開のタイミングの指導をしてもいいかもしれません.
・再開のタイミングを説明書に加えるなど，指導が漏れないようにしましょう. ❻

　3泊4日の短期入院の事例でタイミングによっては初回面談しか関われない可能性もあります．1回の指導になる可能性もあるので必要な確認事項や説明はしっかりできており，記録も比較的しっかりと書けていると感じました．2回目の指導ができなかった場合のためにも，メトホルミンの再開については決まっているのであれば説明書の記載に加えてはどうかなどを担当者と話しました❻．この事例の患者との関わりだけでなく，今後同じような事例に関わるときの修正点になってもよいと思いますので，事例を通じていろいろな話ができればよいのではないかと思います．

　また，薬剤に対してのこだわりは何なのか担当者に尋ねてみると，こだわりというよりも造影剤で気分不良が起こるのは嫌だということを強く言われていたようでした．こだわりと言うと少しクセのある患者なのかなという印象を受けてしまうかもしれないので，修正点として挙げました❸．

修正した指導記録

#：PCI 前後の薬物投与管理❺

S：薬は長く飲んでいるしよくわかっています．糖尿病の薬は今日は飲むんですよね．前に造影剤を使って直接それが原因かわからないけど吐いてしまって．注射の薬を使ってくれるんですね．わかりました．❶

O：#無症候性心筋虚血　X年Y月Z＋1日PCI

　　メトホルミン　X年Y月Z＋1日〜中止指示あり

　　内服処方（X年Y月Z＋1日〜2日分）

　　　　セファレキシンカプセル（250mg）1回1カプセル　1日3回　毎食後

　　注射処方（X年Y月Z＋1日）

　　　　造影剤投与前に

　　　　メチルプレドニゾロンコハク酸エステルナトリウム注射用 125mg＋生食 100mL

　　　　ポタコール®R 500mL

初回面談チェックシート

聞き取り：本人

持参薬関連：持参薬報告確認

　　　　　　インスリン持参なし

　　　　　　入院直前になくなった薬の有無を確認済み

中止薬：あり

入院前の管理状況：自己管理

入院前の管理方法：PTP シート

入院前のコンプライアンス：良好

お薬手帳：あり

　アレルギー・副作用：食品　なし

　　　　　　　　　　薬　　あり（造影剤で気分不良）

　サプリメント・市販薬：なし

X年Y月Z−13日検査値　CCr 101.13mL/min, eGFR 75.77mL/min/1.73m^2,

AST 16U/L, ALT 16U/L, T-CHO 128mg/dL, BS 147mg/dL ❷

A：腎機能正常．薬剤の投与量問題なし．

理解良好，造影剤の投与に関して以前の吐き気の経験から不安が強い印象．❸

造影剤で気分不良があったのでステロイドの前投与で対応．

他院より DAPT 処方があるので，新規処方は不要．→当院処方は中止依頼．

DAPT による出血傾向はみられず．

P：初回面談＋薬情を用い使用薬剤の薬効，用法・用量，副作用（発疹，下痢など），輸液（造影剤腎症予防のため）について説明．

造影剤による気分不良の予防のためにステロイドを投与することを説明．❹

次回，副作用確認．薬剤変更あれば指導を行う．退院前にメトホルミンの再開を確認する．

（症例提示協力：北川香織）

まとめ

　本章では記録からその患者への関わりについてオーディットを行うことを紹介しました．オーディットは何となく難しそうで特別なものと思われている方もおられると思います．そこは難しく考えなくても構いません．

　ほかの薬剤師が書いた記録を見ると「この症状は聞き取ったのか」「この検査値はチェックしたのか」などと思う点が多々あるでしょう．しかし，直接指導を担当した薬剤師に尋ねると大抵の場合，聞き取っていたり，確認したりできています．記録を見た人に伝わらなかったということから，記録の不足している点に気づくことができます．ただし，話したことや確認したこと，説明したことをすべて記載すればいいというものでもありません．記録を読む人に伝えるべき情報は何かということを考えながら，省略できるところは省略することも必要です．

　また，記録をきっかけにその症例だけでなく，指導の仕方や説明書の内容など病棟業務（患者指導）のさまざまなことを話したり，考えたりする機会にもなると思います．

　オーディットは先輩，後輩，同僚と気軽にやってみるとよいと思います．オーディットという形で実施しなくても，ほかの薬剤師の記録を見るだけであれば簡単に実施できます．ほかの薬剤師の記録を見ることで記録から患者との関わりが伝わるかということを考える機会となり，自分自身が記録を記載するときの参考にもなります．「伝わる記録」を書くためのヒントやコツを得るために，ほかの薬剤師の記録を見る機会を作ってみてはいかがでしょうか．

症例提示協力

　明石医療センター 薬剤科

　増川みなみ，檜沢由衣，川崎紀香，北川香織，山村真依子，吉田敏人，佐々木美緒

おわりに

　序文でも述べましたが，初版を出版後，コロナ禍ということもあり，医療を取り巻く環境，患者（一般の人）の医療や病気への考えは大きく変わり，たくさんの新しい薬剤や治療も登場しました．今後も働き方改革や診療報酬の改定などで医療の環境は変化を続け，薬剤師の業務の範囲はますます広がっていくと思います．

　そのような中で第2版の改訂作業をしながら，求められる記録はどのようなものかあらためて考えてみると，やはり「伝わる」記録が求められることは変わらないということを確信しました．本書で紹介したPOSやSOAPのルールから逸脱した記録でも診療報酬上，問題があるわけではありません．記録によって伝えたいことが正しく伝わらなければ治療に貢献できないどころか，医療事故につながる可能性もあります．多様化される医療の中で「記録」というツールで同職種，他職種を問わず情報共有することは今後さらに重要となるでしょう．

　初版を読まれた方は気づかれていると思いますが，本書の根本である記録に対する考え方や記載のコツの部分はほとんど変えていません．変わったのは症例やその中に登場する薬剤です．診療報酬の算定の有無にかかわらず，薬剤師の活動の範囲が広がり，さらなる活躍が求められることはこれからも増えていくでしょう．その薬剤師の活躍を示し，足跡を残すためにも記録を残していくことは重要であると思います．私が薬剤師になった20年以上前に比べて，薬剤師が何らかの記録を残すことは当たり前になってきたと思います．しかし，薬剤師が日々記録を書くようになった現在でも記録の記載は多くの薬剤師にとって悩みの種であることはあまり変わらないようです．本書は少しでも記録に対しての苦手意識がなくなることを大きな目標の一つとして執筆してきました．症例も専門知識に精通した薬剤師の関わりではなく，みなさんが普段関わるような身近な症例をもとに書いた記録を紹介することにこだわって改訂しました．ほかの薬剤師の記録には「伝わる記録」を書くためのヒントやコツがたくさんあると思います．どのように記録を記載しようか悩んだ時やほかの薬剤師ならどのように書くのだろうかと思った時に，本書がみなさんのお役に立つことができればと思い執筆しました．

　記録は「簡潔でわかりやすく，読む人に伝わる」ことを意識して記載し，薬剤師の書いた記録が少しでも他職種への情報提供となり，治療への貢献につながればと願っています．また，本書を通じて「薬剤師の関わりを記録に残す」ことの大切さを学ぶとともに記録は特別で難しいものではないということを理解していただければ幸いです．

　最後になりましたが，本書の執筆にご協力をいただいた著者の先生方，日々の症例を一緒に考え，事例提示にご協力をいただいた明石医療センター薬剤科のスタッフ，そして執筆，編集に際しサポートいただいた南山堂編集部の根本英一氏に深く感謝いたします．

2023年1月

寺沢 匡史

索　引

シンプルでわかりやすい 薬歴・指導記録の書き方

2019 年 11 月 1 日　　1 版 1 刷	©2023
2020 年 11 月 20 日　　　　2 刷	
2023 年 2 月 1 日　　2 版 1 刷	

編著者
てらさわまさし
寺沢匡史

発行者
株式会社 南山堂　代表者 鈴木幹太
〒113-0034　東京都文京区湯島 4-1-11
TEL 代表 03-5689-7850　　www.nanzando.com

ISBN 978-4-525-70662-3

A7066210201-A